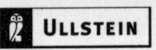

Das Buch

Die Wechseljahre verursachen vielen Frauen schwere psychische und physische Probleme. Die Psychologin Lonnie Barbach hat sich dieser Frauen angenommen und hilfreiche Antworten auf folgende Fragen gefunden:

- Wie können Angst, Gereiztheit und Depressionen überwunden werden?
- Wie hilft die Hormontherapie? Welche Vorteile, welche Risiken birgt sie?
- Welche alternativen Behandlungsmöglichkeiten gibt es?
- Welchen Einfluß haben Ernährung und aktive körperliche Betätigung auf das Wohlbefinden?
- Wie kann der Partner mit der Herausforderung umgehen?

Die Autorin läßt betroffene Frauen zu Wort kommen, reflektiert ihre eigenen Erfahrungen und informiert gründlich über die Menopause. Die richtige Lebenshilfe für alle, die den neuen Lebensabschnitt bewußt annehmen und meistern wollen.

Die Autorin

Dr. Lonnie Barbach ist Klinische Psychologin. Für ihre wissenschaftlichen Arbeiten über die Sexualität erhielt sie zahlreiche Auszeichnungen. Sie ist an der klinischen Fakultät der University of California Medical School in San Francisco und in einer Privatpraxis tätig. Mit ihrer Familie lebt sie in Mill Valley, Kalifornien.

In unserem Hause sind von Lonnie Barbach bereits erschienen:
For yourself
50 Wege zu neuer Lust
Welche Farbe hat die Lust?
Wildkirschen
Der einzige Weg, Oliven zu essen
Fühlst du mich?

Lonnie Barbach

Die dritte Weiblichkeit

Frauen in den Wechseljahren

Aus dem Amerikanischen von Ute und Helmut Böhme

Ullstein

Der Ullstein Taschenbuchverlag ist ein Unternehmen
der Econ Ullstein List Verlag GmbH & Co. KG, München
© 2000 für die deutsche Ausgabe
by Econ Ullstein List Verlag GmbH & Co. KG, München
© 1994 für die deutsche Ausgabe by Ullstein Verlag GmbH, Frankfurt/M. – Berlin
© 1993 by Lonnie Barbach
Titel der amerikanischen Originalausgabe: The Pause (Penguin Group, USA)
Übersetzung: Ute und Helmut Böhme
Umschlagkonzept: Lohmüller Werbeagentur GmbH & Co. KG, Berlin
Umschlaggestaltung: Bauer + Möhring, Berlin
Titelabbildung: photonica/Masatoski Makino
Die Ratschläge in diesem Buch sind von der Autorin und dem Verlag sorgfältig
erwogen und geprüft, dennoch kann eine Garantie nicht übernommen werden.
Eine Haftung der Autorin bzw. des Verlages und seiner Beauftragten für Personen-,
Sach- und Vermögensschäden ist ausgeschlossen.
Druck und Bindearbeiten: Clausen & Bosse, Leck
Printed in Germany
ISBN 3-548-35960-4

Für meine liebe Freundin Jeri Marlowe,
die mich zu diesem Buch anregte.

Inhaltsverzeichnis

EPILOG

Männer: Partner in der Menopause   291

ANHANG

Danksagung

Dieses Buch hätte ohne die Hilfe zahlreicher medizinischer Experten nie geschrieben werden können. Als erstes möchte ich dem Gynäkologen und Spezialisten für die Menopause John Arpels, M. D., danken, der mir viele Stunden seiner Zeit widmete, um mir geduldig alle Verfahren – von den einfachsten bis zu den kompliziertesten – zu erklären. Seine einzigartigen Kenntnisse auf diesem Gebiet kommen in den Kapiteln zum Tragen, die sich mit traditionellen medizinischen Heilmethoden befassen.

Ganz besonders danken möchte ich auch Harriet Beinfield, L. Ac., Akupunkteur, San Francisco; Bruce Ettinger, M. D., Spezialist für Osteoporose, Kaiser Permanente, San Francisco; JoAnn Hattner, R. D., Spezialistin für klinische Diät, Stanford Medical School; Anna Harvey, D. C., Chiropraktikerin und Kräuterheilkundige, Mill Valley, Kalifornien; Ifeoma Ikenze, M. D., Homöopathin, Kentfield, Kalifornien; Patricia T. Kelly, Ph. D., medizinische Genetikerin, Los Angeles; Efrem Korngold, L. Ac., O. M. D., Akupunkteur, San Francisco; Victoria Maclin, M. D., Spezialistin für reproduktive Endokrinologie, Rush Medical College, Chicago; Norma McCoy, Ph. D., Psychologin, San Francisco State University; Scott Nelson, Ph. D., Psychologe, Mill Valley, Kalifornien; Martin L. Rossman, M. D., Akupunkteur, Mill Valley, Kalifornien; Richard Schmidt, M. D., Urologe, University of California, San Francisco; Barbara Sherwin, Ph. D., Psychologin, McGill University, Montreal, Quebec; Meir Stampfer, M. D., Ph. D., Epidemiologe, Harvard Medical School, Boston, und Dana Ullman, M. P. H., Homöopathin, Berkeley, Kalifornien. Sie alle waren jederzeit bereit, meine Fragen zu beantworten und die betreffenden Stellen in meinem Manuskript zu überprüfen.

Weiterhin standen mir mit ihrer Zeit und ihrem Wissen hilfreich zur Seite: Gloria Bachmann, M. D.; Patricia Baldwin, R. N., N. P.; Stanley Birge, M. D.; Sharon de Buren, N. P.; Graham Colditz, M. D. P. H.; Winnifred B. Cutler, Ph. D.; Barbara Drinkwater, Ph. D.; Frederika Ebel-Riehl; Ricardo Fernandez, M. D.; Julie Freiberg, N. P., L. Ac.; Jan Gibbs, R. N.; Mark Glasser, M. D.; Sadja Greenwood, M. D.; Sonia Hamburger, B. A.; Joel Hargrove, M. D.; Jordan Horowitz, M. D.; Jifan Hu, Ph. D.; Greggory Johnson, P. T.; Helen Singer Kaplan, M. D., Ph. D.; Michael Klaper, M. D.; Albert Kligman, M. D.; Fredi Kronenberg, Ph. D.; Sandra Leiblum, Ph. D.; Edward M. Lichten, M. D.; Roger Lobo, M. D.; Chris Longcope, M. D.; Ed Lufkin, M. D.; Robert Marcus, M. D.; William Masters, M. D.; Bruse McEwen, M. D.; Kathryn Morris, M. D.; Mary Moss, R. N., N. P.; Lila Nachtigall, M. D.; Frederick Naftolin, M. D.; Morris Notelowitz, M. D., Ph. D.; Robert Phelps, M. D.; Malcom Powell, M. D.; Quentin Regestein, M. D.; Jacqueline Sa; Susan Schiffman, Ph. D.; David Shefrin, N. D.; Leon Speroff, M. D.; Sandra Swain, M. D.; Maida Taylor, M. D.; Wolf Utian, M. D.; Joyce Venis, R. N. C.; Roland Young, M. D., und Ed Zelniker, Ph. G. Ohne sie hätte ich das Buch nicht schreiben können.

Seine Lebensnähe verdankt das Buch tatsächlich aber den vielen Frauen, die sich die Zeit nahmen und mit mir die persönlichen Freuden und auch die schwere Zeit teilten, als sie durch ihre Menopause gingen. Viele von ihnen riefen mich sogar weiterhin in regelmäßigen Abständen an, um mich über die Ergebnisse ihrer jüngsten Erfahrungen auf dem laufenden zu halten.

Meiner liebe Freundin Donna Rosenthal, die das Buch für mich redigierte, danke ich für ihre hervorragenden Anmerkungen und ihre Kritik. Marilyn Anderson, die jede Fassung des Manuskripts tippte und das ganze Referenzmaterial besorgte, war von Anfang bis Ende mit Enthusiasmus dabei. Großzügig verzichtete sie auf ihre Wochenenden und tat dabei ihren Augen keinen guten Dienst, nur um das Projekt mit zu beenden. Ebenfalls danken möchte ich Carolyn Rice, die alle meine Interviews mit unglaublicher Geschwindigkeit und Genauigkeit aufgeschrieben hat, und Don Ciccone, der unentwegt auf der Suche nach medizinischer Fachliteratur war.

Ich bedanke mich herzlich bei Carole DeSanti, meinem Redakteur bei Dutton, und Rhoda Weyr, meiner Agentin, die mir beide wertvolle Hinweise gaben und mir Mut machten.

Ohne die Unterstützung durch David L. Geisinger, der großen Liebe meines Lebens, hätte ich dieses Buch nie mit Sinn und Verstand beenden können. Seine Geduld war unerschöpflich, seine Mahlzeiten hervorragend und seine Kapitelüberschriften beflügelnd. Und natürlich darf ich unsere Tochter Tess nicht vergessen, die selbst jene Tage erhellte, an denen die Arbeit am schwersten fiel.

Vorwort der amerikanischen Ausgabe

In den kommenden zehn Jahren werden mehr Frauen die Menopause durchleben, in diese Jahre der hormonellen Umstellung eintreten, als je zuvor in der Geschichte. In kaum mehr als dreißig Jahren werden die Frauen über Fünfzig insgesamt 25 Prozent der Weltbevölkerung stellen.

Dieses Buch wurde speziell für sie geschrieben. In gewissem Sinne ist es sogar *von ihnen* geschrieben worden. Die hier festgehaltenen Äußerungen aller Freundinnen und Patientinnen von Lonnie Barbach bilden einen einzigen großen Chor der Nöte, der Ängste und Hoffnungen – ein deutlicher Ausdruck für die Erfahrungen, die Frauen an diesem Wendepunkt in ihrem Leben machen. Die Übergangsphase durch die Menopause ist real vorhanden. Die Symptome sind echt, das Unbehagen keine Einbildung, die Beklommenheit ernst zu nehmen. Zwar wird diese Reise von 49 Prozent der Bevölkerung nicht unternommen – von uns Männern, die die Spitzenpositionen der Wirtschaft und die Elfenbeintürme der Medizin einnehmen –, doch verdienen es die Frauen, gehört und für diese Reise mit Tatsachen ausgestattet zu werden. Einen besseren Tatsachenbericht als *Die dritte Weiblichkeit* gibt es nicht.

In diesem einzigartigen Buch finden Sie Antworten auf alle Fragen, die Sie stellen möchten, und alle Symptome, die Sie verspüren. Möglicherweise sind die Antworten nicht vollständig, da man die Frauen erst seit kurzem ernst genug genommen hat, um die erforderlichen Studien durchzuführen. Wir müssen noch viel lernen, doch wissen wir auch schon eine Menge. Dieses Buch repräsentiert den gegenwärtigen Stand des Wissens in einer verständlichen und kompakten Form, die alle Frauen anspricht.

Die Diskussion um das Prämenstruelle Syndrom (PMS) und die Darstellung der vielfältigsten Einflußnahmen weiblicher Hormone in die verschiedenen Gehirnfunktionen widerspiegeln den neuesten Stand der Forschung. Dazu zählen aktuelle Forschungsergebnisse, die zeigen, daß die Funktionen der Schaltstellen im Gehirn, die die Emotionen, das Gedächtnis, den Sexualtrieb und die Körpertemperatur steuern, auf Östrogene angewiesen sind. Lonnie Barbach hat aus psychologischen Studien Daten gesammelt, die nachweisen, daß Frauen bei Östrogenmangel durch eine abgestimmte Östrogensubstitution ihre Stimmung und ihr Gedächtnis wesentlich verbessern können. Sie hat diese Befunde mit den neuesten Erkenntnissen der Neuroendokrinologie ausgewertet.

Das Ergebnis ist die wohl nirgendwo sonst zu findende fortgeschrittenste, klinisch relevante Diskussion zu dem Problem, warum Frauen sich wohl fühlen, wenn sich ihre Hormone im Gleichgewicht befinden, und warum sie sich elend fühlen, wenn dieses Gleichgewicht gestört ist.

Die dritte Weiblichkeit enthält Informationen zu den neuesten medizinischen Forschungen, die – wie wir hoffen – in nutzbringende Heilmittel für alle Frauen in der Menopause umgesetzt werden. Das Buch erläutert nicht nur, was sich in diesen Jahren des Übergangs abspielt, sondern auch, *warum* diese unangenehmen Prozesse ablaufen. *Die dritte Weiblichkeit* bietet Ihnen das beste Wissen überhaupt: die Gewißheit, daß Sie gesund sind, und das Verständnis dessen, was in Ihnen vor sich geht.

Gleichermaßen einzigartig ist Lonnie Barbachs sanfte Mischung aus Behandlungen, die sowohl aus der konventionellen Medizin als auch aus der Ganzheitsmedizin wie der Homöopathie, Akupunktur und Kräuterkunde stammen.

Schließlich richtet *Die dritte Weiblichkeit* einige weise Worte an die Männer. Denn die beste Medizin aller Zeiten ist immer noch ein einfaches »Ich verstehe« von einem mitfühlenden Partner, Familienmitglied oder Freund.

Wie Sie aus den Einschätzungen der Frauen erfahren werden, die in diesem Buch zu Wort kommen, kann die Menopause eine Zeit neuer und beeindruckender Leistungen einleiten. Während dieser elementaren Übergangsperiode in Ihrem Leben werden sich die mit *Die dritte Weiblichkeit* gewonnenen Einblicke als unschätzbar erweisen.

John C. Arpels, M. D.
Gründungsmitglied der
North American Menopause Society,
Außerordentlicher Professor,
Sektion für Frauenheilkunde,
University of California, San Francisco

Vorwort der deutschen Ausgabe

Das Buch, das Sie jetzt aufschlagen, ist ein besonderes Buch. Sicher ist das keine sehr originelle Feststellung für einen Verlag, der diese hohe Meinung ja eigentlich von allen seinen Titeln haben müßte, wenn er sich zu deren Veröffentlichung entschließt. Und dennoch. Dies ist ein Sonderfall!

Eine weltberühmte Roman- und Sachbuchautorin, Lonnie Barbach, nimmt sich eines medizinischen Sachthemas an. Sie erteilt Ratschläge, formuliert Empfehlungen, propagiert Verhaltensweisen zur Bewältigung einer belastenden biologischen Situation, die man bei uns oft als ausschließlichen Einflußbereich von Haus- und vor allem Frauenärzten betrachtet. Es geht um das Klimakterium, die Wechseljahre, und um die Befindlichkeit der Millionen Frauen, die diesen Einschnitt in ihrem Leben durchstehen. Und es geht um die Bewertung von Empfindungen, die Lonnie Barbach, seinerzeit 47jährig, auch selbst erlebte und verarbeitete. Was sie empfand, wie sie mit sich selbst umzugehen lernte, wie sie die neue, die dritte Weiblichkeit ausgestaltet – die Sachlichkeit der klinischen Psychologin, die Sensibilität der Künstlerin und die Ausdruckskraft der Schriftstellerin geben diesem trockenen Thema eine völlig neue Dimension. Ein Blick in das Vorwort der Autorin überzeugt: Sie hat sich mit erstaunlich vielen Experten beraten. Sie kennt die wissenschaftlichen Hintergründe. Aber sie reflektiert das mit dem Blick der betroffenen Frau, die viel besser weiß, was und wie sie empfindet, als das wissenschaftlich noch so anerkannte männliche Experten je könnten.

Lonnie Barbach erlebte, was sie schreibt und schreibt, was sie erlebte. Daraus resultiert die außerordentliche Lebensnähe und der Praxisbezug des Buches.

Es ist ein amerikanisches Buch. Das ist nicht abwertend gemeint. Manche Spezifik der Lebensweise und des medizinischen Alltags, mancher Rat und manches Therapiekonzept lassen die amerikanische Handschrift – bewußt – erkennen. Auch die Terminologie (die Autorin spricht häufig von der »Pause«) wurde zwar angepaßt, aber nicht in sprachliche Korsetts gezwängt. Die wissenschaftliche Grundposition sowie die Ratschläge und Empfehlungen entsprechen durchaus unseren Gepflogenheiten.

Ein besonderes Buch einer besonderen Autorin zu einem sehr alltäglichen Thema!

Dr. med. Dolf Künzel

»Die Pause« - Was ist das?

Wissen ist Macht

Es war im September 1987, einen Monat vor meinem 43. Geburtstag. Mein Leben verlief in geordneten Bahnen. Unsere Tochter war fast zwei Jahre alt, und von ihrem unberechenbaren Schlafverhalten einmal abgesehen, war sie der reinste Sonnenschein. David war ein hilfreicher, wundervoller Partner. Ich war aufgeregt, weil mein erstes Video, *Falling in Love Again,* kurz vor der Fertigstellung stand – als ich den Boden unter den Füßen verlor.

Plötzlich fühlte ich mich so erschöpft, daß ich mich nachmittags immer hinlegen mußte. Sicherlich zehrt es an den Kräften, zu arbeiten und gleichzeitig ein zweijähriges Kind zu versorgen, doch diese Erschöpfung war anders. Sie erinnerte mich an die ersten drei Monate meiner Schwangerschaft – doch damals kannte ich die Ursache. Zusätzlich zu der Erschöpfung stellte sich noch ein merkwürdiges Herzklopfen ein, und des Nachts wachte ich drei-, vier- oder fünfmal auf und mußte meine Blase entleeren. Einer meiner Fingernägel fühlte sich ständig kalt an, und ein Halswirbel war verdächtig empfindlich geworden.

Am Morgen der letzten Aufnahmen für das Video war mir überhaupt nicht nach Feiern zumute, ich hätte mich am liebsten in ein Loch verkrochen. Mir war wirklich nicht klar, wie ich den Tag durchstehen sollte. Ich wußte nur, daß irgend etwas in mir ganz fürchterlich durcheinander war.

Im folgenden Jahr lief ich von einem Arzt zum anderen, da ich die Ursache für diese seltsamen Beschwerden herausfinden wollte. Ein Arzt meinte, ich litt unter einem chronischen Müdigkeitssyndrom, ein anderer vermutete eine systemische Candidose (Pilzerkrankung, hervorgerufen durch Hefepilze). Da ich gegen ein chronisches Müdigkeitssyndrom nichts ausrichten konnte, akzeptierte ich die systemische Candidose als Diagnose und befolgte peinlichst eine strenge Diät ohne Hefe, Weizen und Zucker. Innerhalb von vier Monaten hatte ich fast 7 Kilo abgenommen, sah schrecklich aus und fühlte mich immer noch elend.

Der nächste Arzt diagnostizierte eine Schilddrüsenunterfunktion. Meine Blutuntersuchungen hatten ergeben, daß sich meine Werte an der unteren Grenze des Normalen befanden. Also erhielt ich Schilddrüsenmedikamente, die Minimaldosis. Doch selbst als ich diese Dosis halbierte oder sogar viertelte, fand ich in der Nacht nicht mehr als drei Stunden Schlaf und zitterte, als ob ich zuviel Kaffee getrunken hätte. An der Schilddrüse konnte es also nicht liegen.

In jenem Jahr hatte sich mein Menstruationszyklus von den üblichen 31 bis 33 Tagen auf 28 Tage verkürzt. Einige Zyklen waren nur 26 Tage und einer sogar nur 21 Tage lang. Doch ich hielt diese Regelstörung für eine Folge meiner geheimnisvollen Krankheit und nicht für ihre Ursache. Ständig hatte ich das Bild der Gilda Radner vor Augen, die an Eierstockkrebs (Ovarialkarzinom) starb und deren Ärzte die Diagnose erst gestellt hatten, als es zu spät war.

Meine Verwirrung und Niedergeschlagenheit sollten noch länger als ein Jahr andauern. Dann machte ich eines Morgens einen Spaziergang mit einer zwei Jahre älteren Freundin. Sie eröffnete mir, daß die seltsamen Symptome, die sie durchlebt hatte, die Menopause waren und daß dies auch mein Problem sein könnte.

Menopause? Ich? Lächerlich! Bei mir mußten ganz andere Dinge vor sich gehen – dafür war ich noch zu jung. Ich hatte keine Ahnung, daß die Begleiterscheinungen vor dem 50. Lebensjahr einsetzen konnten. Zudem wußte ich nicht, daß es neben den Hitzewallungen noch andere Symptome gab – und Hitzewallungen hatte ich nicht.

Sofort dachte ich voller Angst, daß meine produktiven Jahre jetzt vorbei wären. Nicht in sexueller Hinsicht. Doch ich liebe meine Arbeit als Psychologin, Autorin und Dozentin. Ich konnte mir nicht vorstellen, daß das nun alles zu Ende sein sollte. In den nächsten Wochen machte ich mir einige ernsthafte Gedanken zu diesem Problem. Bis zur Rente waren es noch mindestens zwei Jahrzehnte, was bedeutete, daß ich noch genauso viel produktive Jahre vor mir hatte wie hinter mir lagen. Ja, meine gewachsene Lebenserfahrung machte meine Arbeit nur noch effektiver und besser. Angesichts dieser Überlegungen wurde mir klar, daß die Menopause nicht das Ende bedeuten konnte. Statt dessen war es möglich, sie als Zeichen für den Beginn eines aktiven und schöpferischen Lebensabschnitts zu werten. Tatsächlich befand ich mich auf dem Höhepunkt meiner Laufbahn.

Wie ich feststellen mußte, wurde nicht nur ich von dieser Angst und Unwissenheit geplagt. Eine erfolgreiche Fernsehproduzentin berichtete mir, daß sie mit 46 unter merkwürdigen Beschwerden litt. Ihre Periode war so heftig, daß sie einen »Maxi«-Tampon und zwei Vorlagen brauchte. Außerdem stellten sich starke Krämpfe und Müdigkeit ein, und sie war oft mürrisch und fast wütend. Doch als ich meinte, ihre Symptome könnte auf das Einsetzen der Menopause deuten, war sie genau wie ich damals entsetzt: »O nein. Dafür bin ich noch nicht alt genug«, erwiderte sie. »Ich habe mir noch soviel vorgenommen, und mein Leben ist einfach herrlich.« Auf meine Frage, welche Zeit ihres Lebens die beste gewesen sei, lautete die Antwort: »Ohne jeden Zweifel die letzten Jahre, sowohl in meiner Ehe als auch im Beruf.« Mit der Menopause, so fürchtete sie, würde all das der Vergangenheit angehören.

Meine persönlichen Erfahrungen veranlaßten mich, *Die Pause*[1] zu schreiben. Ich wollte ein realistisches Bild der Menopause zeichnen und dazu beitragen, die Befürchtung zu zerstreuen, daß die Frauen mit dem Eintreten der Menopause erschöpft und ausgebrannt sind. Auch wollte ich über die Vielzahl der frühen Anzeichen und Begleiterscheinungen der Menopause informieren, damit andere Frauen nicht diese Phase der Angst durchleben müssen, die meine Unwissenheit mir beschert hatte.

Und schließlich hatte ich mir vorgenommen, jene Frauen, die von solchen unangenehmen Symptomen betroffen sind, für traditionelle und alternative Behandlungsmethoden zu interessieren. Im Grunde genommen schrieb ich das Buch, das ich mir selbst als Vorbereitung auf diesen Übergang in den neuen Lebensabschnitt gewünscht hätte.

Mit einem solchen Leitfaden und der richtigen Vorbereitung kann die Menopause genauso aufregend sein wie eine Schwangerschaft. Dieser Abschnitt in unserem Leben ist in der Tat mit einem neuen Reifen vergleichbar, das in der eigenen Wiedergeburt mündet. Es ist eine Zeit der *Erneuerung*, nicht der Anfang vom Ende. Aus diesem Grund möchte ich zu Beginn dieser Phase im Leben einer Frau einen neuen Namen geben. Es ist notwendig, die negativen Empfindungen, die sich mit dem Wort »Menopause« verbinden, abzustreifen. Doch wie sollten wir diese Zeit nennen?

---

[1] Das Buch heißt im amerikanischen Original »the pause« – Die Pause. Weil sich die Autorin in ihrem Buch immer wieder auf diesen Begriff bezieht und diese Bezeichnung für die Wechseljahre ihre Schöpfung ist, haben wir den Begriff in der deutschen Übersetzung belassen.

Die »Wechseljahre« – dieser Begriff drängt sich hier auf. Er könnte jedoch als Wechsel vom Leben zum Tod mißverstanden werden. »Perimenopause«, wie die Mediziner diese Jahre der hormonellen Veränderungen unmittelbar vor der Menopause bezeichnen, klingt etwas schwerfällig. Ich kann mir einfach nicht vorstellen, mit einer Freundin über meine »perimenopausalen« Erfahrungen zu sprechen. Zwar gefällt mir die Bedeutung des Begriffs »Klimakterium« (ein kritischer Punkt oder eine entscheidende Phase), doch ist er recht unhandlich und erinnert irgendwie an einen Höhepunkt, der noch aussteht.

Für mich überträgt *Die Pause* wirklich die positivsten Aspekte dieses Lebensabschnitts. Dieser Begriff kennzeichnet eine Unterbrechung, eine Zeit des Nachdenkens. Der Übergang von unseren gebärfähigen Jahren zur nächsten Phase des Lebens, in der unsere eigenen Bedürfnisse eine zentrale Rolle spielen können, verspricht aufregend zu werden.

Es ist, als ob Sie auf Ihrem Videorecorder die »Pause«-Taste drücken: Sie haben einige Minuten Gelegenheit, auf das Klingeln des Telefons zu reagieren oder einen Joghurt zu essen. In diesem kurzen Zwischenspiel haben Sie Zeit für eine Menge Dinge, doch letztendlich erwarten Sie, dort weiterzumachen, wo Sie angehalten haben. Oder vergleichen Sie diese Periode mit einem Studienurlaub. Sie gewinnen Abstand von der Routine des Alltags. Sie machen neue Erfahrungen – die Sie häufig Ihre bisherigen Ansichten überdenken lassen. Dann kehren Sie wieder zum Alltag zurück – Sie sind der gleiche Mensch wie vorher, und doch hat dieses Erlebnis Sie irgendwie verändert. Die *Pause* mag zwar eine Periode der Unausgeglichenheit, des körperlichen Unbehagens sein, doch kündigt sie ein neues Gleichgewicht, eine Phase der wiedergewonnenen Energie und oftmals auch ein neues Selbstwertgefühl an.

Ich verwende den Begriff »*Die Pause*« zur Bezeichnung der Zeit des Unbehagens, die dem letzten Menstruationszyklus vorausgeht und oft noch einige Monate bis Jahre danach andauert. Der Begriff »Menopause« dagegen kennzeichnet ganz *speziell* den Zeitpunkt der letzten Menstruation und »Postmenopause« die Jahre nach diesem Datum.

Viele Mediziner wollen einfach nicht verstehen, daß der Übergang zur Menopause unter Umständen ein jahrelanger Prozeß ist. Die *Pause* kann bereits Ende Dreißig oder Anfang Vierzig einsetzen. Es ist erstaunlich, wie viele Frauen mir berichteten, daß ihre Gynäkologen die Menopause als Ursache für die geschilderten Symptome ausschlossen, einfach weil die Patientinnen die Fünfzig noch nicht erreicht hatten.

»Bei meiner jährlichen Untersuchung wollte ich mehr über die Menopause wissen. Als Antwort erhielt ich einen beruhigenden Klaps auf den Rücken und ein ›Oh, darüber machen Sie sich mal erst Gedanken, wenn Sie fünfzig sind‹.«

»Als ich fünfundvierzig war, litt ich furchtbar unter Kopfschmerzen, der Abstand zwischen der Regel wurde immer länger, und ich lief fast aus. Ich fragte, ob es nicht einen Test gäbe, um herauszufinden, ob es die Menopause ist. Der Arzt sagte mir jedoch, das bilde ich mir alles nur ein und daß ich zu jung dafür sei.«

»Anfang Vierzig stellten sich bei mir diese schrecklichen Stimmungsschwankungen ein, und da habe ich meinen Gynäkologen gefragt. Doch er meinte lediglich, ich hätte nicht das Alter für die Menopause und sollte einfach nicht mehr daran denken.«

Zwei bis zehn Jahre *vor* der letzten Menstruation und ungefähr noch ein Jahr danach verspüren viele Frauen die stärksten körperlichen und emotionalen Beschwerden. Wenn Sie zwischen 38 und 45 Jahre alt sind und sich in dieser Übergangsphase befinden, werden Sie zumeist von den Ärzten nicht ernst genommen – Sie fühlen sich vielleicht elend, ohne zu wissen warum.

»Ich war 42. Bei mir begannen diese ungewöhnlichen Kopfschmerzen, eine Art Taubheit in einem Finger und eine unglaubliche Müdigkeit. Ich wußte nicht, was es war, und kein Arzt schien zu einer Diagnose fähig. Was mich damals wirklich ängstigte, war, daß diese Symptome für einen Gehirntumor charakteristisch waren. Es war die Menopause.«

Mehr als alles andere ist es die Unwissenheit, die die Frauen der Angst ausliefert. Hätte ich damals gewußt, daß meine körperlichen Beschwerden die klassischen Symptome der Menopause waren, hätte ich viel Zeit, Geld und Kummer bei meinen Arztbesuchen gespart. Da ich die Ursache der Symptome nicht kannte, war es viel schwieriger, damit fertig zu werden. Aus diesem Grund habe ich den Kapiteln »Das Auf und Ab der Gefühle« bis »Spieglein, Spieglein an der Wand« die verschiedenen Konstellationen von emotionalen und physischen Beschwerden beschrieben, die in der *Pause* auftreten können. Neben der Beschreibung der unterschiedlichen Symptome führe ich, wo es sich anbietet, traditionelle und alternative Behandlungsmethoden an. Im Kapitel »Aus für die Liebe?« beschäftige ich mich speziell mit den sexuellen Veränderungen in diesem Lebensabschnitt.

Wir wissen wenig über den Prozeß, der im Körper *jeder* Frau, die die Mitte Fünfzig erreicht, abläuft. In Kapitel 2 werden diese Vorgänge in einfacher und verständlicher Form dargestellt. Die Frau leidet nach der Menopause genausowenig an Hormonmangel wie ein sechsjähriges Mädchen, bei dem sich noch keine Brüste entwickelt haben. Jeder Zustand ist für sich genommen normal für eine Frau dieses Alters. Wie die Pubertät und die Entbindung – die jede ihre eigenen Probleme und Freuden bringt – ist auch die Menopause eine normale und natürliche Übergangsphase.

Wir sollten uns der *Pause* und dem Abschnitt danach auf gleiche Weise nähern, wie wir auch die Zeit der Fortpflanzung betrachten. Wir sehen die Schwangerschaft schließlich nicht als Krankheit an, obwohl wir ärztliche Hilfe und Führung während dieser Zeit benötigen. Wenn wir Probleme haben, ist ein Eingriff von außen durchaus angebracht.

Doch muß nicht jede Frau ärztlich behandelt werden, wenn sie die *Pause* durchlebt? Viele von ihnen werden keine Beschwerden oder höchstens ein leichtes Unwohlsein verspüren. Leiden wir jedoch unter Symptomen, die auf die *Pause* zurückzuführen sind, wissen wir häufig nicht, an wen wir uns wenden sollen. Ein wesentliche Frage ist, ob wir Hormone nehmen sollten oder nicht.

In der Entscheidung für oder gegen die Einnahme von Hormonen kommt unsere eigene Einstellung zur Gesundheit zum Ausdruck. Das Für und Wider dieser sehr persönlichen Entscheidung wird in Kapitel 8 behandelt. In diesem Kapitel sind darüber hinaus die neuesten wissenschaftlichen Erkenntnisse aus den Jahresversammlungen der North American Menopause Society und Forschungsergebnisse aus Fachzeitschriften aufgeführt. Trotz der großen Anzahl von Frauen, die die Menopause durchlaufen, widmet ihr die Medizin erst seit kurzem wirkliche Aufmerksamkeit. Erst seit vier Jahren organisiert die North American Menopause Society jährliche Treffen, um neue wissenschaftliche Erkenntnisse auszutauschen. Daher herrscht unter den Experten zu einer Reihe von Problemen noch Uneinigkeit, und vieles ist noch gar nicht geklärt.

Neben der Standard-Hormonsubstitutions-Therapie werde ich auf die positiven und negativen Aspekte von niedrigdosierten Antibabypillen und der ergänzenden Zuführung von Östrogenen in Tablettenform, dem Östrogenpflaster und der Östrogencreme eingehen – die für noch menstruierende Frauen in den Vierzigern angebracht sein könnten. Ebenfalls besprechen werde ich neue Progesteron-Mittel. Ihr Arzt, vor allem, wenn er oder sie sich nicht auf die Menopause spezialisiert hat, kennt unter Umständen einige dieser alternativen Therapieformen nicht.

Doch Hormone sind nicht die einzige wirksame Methode zur Linderung des Unwohlseins in der *Pause*. Manche Frauen trauen den Hormonen nicht über den Weg, lehnen sie gänzlich ab, oder bestimmte Risikofaktoren verbieten ihnen die Einnahme. Andere wiederum ziehen es vor, sowenig wie möglich von außen einzugreifen und sich der *Pause* so natürlich wie möglich zu nähern. So werden Sie vielleicht zuerst gar nichts unternehmen oder höchstens Vitamintabletten nehmen wollen. Doch selbst bei lückenhafter oder völlig fehlender Forschung vertrauen einige Frauen intuitiv auf alternative Therapien – Kräuter, Homöopathie oder Akupunktur – mehr als auf die westliche Schulmedizin.

Das Kapitel »Alternativen im Blickpunkt« stellt eine Reihe von alternativen Heilmethoden vor. Kräuter, die den Hormonhaushalt ausgleichen oder Pflanzenhormone enthalten, können schon Ihre Beschwerden lindern. Ein Homöopath ist ein geschulter Mediziner mit einer Spezialausbildung. Er kann Ihnen mit speziell angefertigten niedrigdosierten Zubereitungen aus Kräutern, Mineralien oder tierischen Flüssigkeiten helfen. Durch mechanische oder elektrische Reizung bestimmter Körperpunkte und vielfach unter Einsatz chinesischer Kräuter wollen Akupunkteure den ausgewogenen Fluß der Energie im Körper wiederherstellen und Beschwerden lindern. Jede dieser alternativen Therapien erfordert die Behandlung durch einen Spezialisten. Das Kapitel verweist auf den Nutzen und die Grenzen dieser Heilmethoden.

Ich persönlich bevorzuge weder die eine noch die andere Behandlungsmethode. Jede hat ihre Vorzüge, und ich habe die meisten mit einigem Erfolg ausprobiert. Letzten Endes erfolgt Ihre Entscheidung auf der Grundlage Ihrer persönlichen Risikofaktoren und der Reaktion Ihres Körpers auf Hormone, homöopathische Zubereitungen, Akupunktur oder Kräuter. Wichtig ist auch, was Sie selbst von den verschiedenen Methoden halten, davon, täglich Pillen einzunehmen oder sich statt dessen lieber Akupunkturnadeln in den Körper pieken zu lassen.

Keine Behandlung ist ohne Risiko. Jedesmal, wenn auf Ihren Körper von außen eingewirkt wird, können Nebenwirkungen auftreten. Doch nichts zu tun kann ebenfalls gefährlich sein, denn dann verweigern Sie Ihrem Körper das, was er vielleicht gerade braucht. Und keine Heilmethode hilft gegen alle Beschwerden und alle Zeit. Die eine Frau spricht auf die eine Methode besser an, die andere Frau auf die nächste. Doch Linderung *ist* möglich. Wer wissend unter verschiedenen Alternativen auswählen kann, der gestaltet seinen Weg bewußter mit.

»*Ich habe wirklich keine Angst vor dem Alter oder davor, keine Kinder mehr bekommen zu können. Trotzdem hatte ich meine Probleme mit der Menopause. Wenn ich gewußt hätte, daß ich mit Vitaminen oder der Homöopathie und anderen Therapieformen die Dinge hätte ändern können, wäre es mir besser gegangen. Doch wenn Ihnen das Wissen fehlt, haben Sie keine Alternativen.*«

Die meisten von uns wollen die *Pause* so beschwerdefrei wie nur möglich durchleben, und viele sorgen sich genauso um ihre Gesundheit in den Jahren danach. Im Kapitel »Nach der Pause« erfahren Sie, was Sie vorbeugend gegen Herzinfarkt und Osteoporose tun können. Die Rolle der Hormone, einer gesunden Ernährung und körperlicher Betätigung wird besprochen. Ernährung und Sport werden auch in anderen Kapiteln entsprechend berücksichtigt.

Mit dem vorliegenden Buch beabsichtige ich, Sie über angemessene Alternativen im Umgang mit den Beschwerden – den leichten und den starken – zu informieren und auch über Möglichkeiten der Vorbeugung, um möglichst keine gesundheitlichen Probleme zu bekommen. Diese Kenntnisse werden Ihnen die Kraft geben, nach der Betreuung zu suchen, die Sie brauchen. Ohne diese wissen Sie nicht, welche Fragen Sie stellen müssen, und sind dem Wohlwollen Ihres Arztes ausgeliefert. Nur auf der Grundlage Ihres möglichst umfangreichen Wissens können Sie einschätzen, ob Ihnen auch die bestmögliche Fürsorge zuteil wird.

Für den Großteil der Frauen wird sich die *Pause* als nicht so problematisch darstellen, wie sie es erwartet haben. Es ist wie bei einer steilen Skiabfahrt – von oben sieht alles viel schlimmer aus. Haben Sie aber den halben Weg hinter sich, kommen Sie auch gut unten an. Forschungen haben ergeben, daß Frauen, die sich der *Pause* mit Bedauern oder gemischten Gefühlen näherten, in den meisten Fällen zu einer positiven Einstellung fanden. Und jene, die von Anfang an Erleichterung empfanden, *behielten* dieses Gefühl während der *Pause* bei.

Auch wenn der Übergang schwierig ist, er lohnt sich. Einige der reizvollsten Landschaften bekommt man erst nach einem mühsamen Aufstieg zu Gesicht.

Oder wie mir eine Frau sagte: »Wenn ich es kurz zusammenfassen müßte, würde ich sagen: ›Ich habe die Menopause geschafft.‹ Das hat seine Bedeutung. Ich sehe es als eine Form der Leistung an. Ich habe sie auf meine Art durchlaufen und bin auf der anderen Seite angekommen. Sie hat mich weiter vorangebracht.«

Die Menopause bedeutet nicht das Ende Ihres Lebens, sondern der Beginn einer neuen Lebensphase. Das Wissen um das Kommende kann Sie in die Lage versetzen, diese Phase zu der schönsten Ihres Lebens werden zu lassen. In Kapitel »Vorwärts und immer weiter« werde ich Ihnen Frauen vorstellen, die genau das vollbracht haben.

»Die Pause« als Prozeß

Sie fühlen sich also seit kurzem etwas übermüdet. Vielleicht, weil Sie nachts einige Male aufgewacht sind und dann schlecht wieder einschlafen konnten. Oder Sie fühlen sich nicht so richtig gut. Genau sagen, was Ihnen fehlt, können Sie nicht, Sie sind nur etwas abgespannt oder gereizt. Möglicherweise ärgern Sie sich eben nur leichter über alles. Und jetzt, wo Sie darüber nachdenken, fällt Ihnen auf, daß sich auch Ihre Periode etwas verändert hat. Nicht viel, eigentlich kaum zu merken. Doch Ihr Zyklus *ist* ein bißchen länger oder kürzer und die Blutung etwas schwächer oder stärker als sonst.

Doch Sie sind ja erst Anfang oder Mitte Vierzig, oder sogar erst Ende Dreißig. Das kann nicht die *Pause* sein, oder? O ja, sie könnte!

Während die Periode in den seltensten Fällen ganz abrupt ausbleibt, werden die meisten Frauen feststellen, daß der Prozeß der *Pause* sich durchschnittlich über zwei bis zehn Jahre hinzieht und mitunter sogar 15 Jahre andauern kann. Bei einer von mir befragten Frau setzte im Alter von 36 Jahren ein unregelmäßiger Zyklus ein. Alle zwei bis drei Wochen bekam sie ihre Regel, die dann 10 bis 14 Tage anhielt. Es schien, als ob sie die ganze Zeit nur blutete. Die Hormonwerte lagen alle in der Norm. Eine Ausschabung (Kürettage) der Gebärmutter wurde vorgenommen. Diese werden häufig gemacht, wenn unerklärliche Blutungen auftreten. Der Gynäkologe hoffte, daß durch die Entfernung der obersten Zellschichten von der Gebärmutterinnenwand die Ursache der Blutung beseitigt und die Blutung selbst gestoppt werden würde. Als ein Arzt sie einmal *wirklich* auf die Menopause hin ansprach, verließ sie verärgert sein Behandlungszimmer. Sie wollte es einfach nicht wahrhaben, daß das auch nur im entferntesten als Möglichkeit in Betracht kommt. Im Alter von 48 Jahren blieb die Regel dann gänzlich aus. Für sie war die Menopause ein komplizierter und langwieriger Prozeß.

Genauso wie jede Frau die Schwangerschaft unterschiedlich empfindet, so durchlebt auch jede Frau die *Pause* auf ihre Weise. Manche Frau übersteht die Schwangerschaft »mit links« und macht uns dann noch mit nur drei Stunden Wehen inklusive Entbindung neidisch. Andere haben zwar zu Beginn der Schwangerschaft keine Probleme, verbringen jedoch die letzten drei Monate im Bett oder müssen einen Kaiserschnitt über sich ergehen lassen. Wieder andere fühlen sich vom Augenblick der Empfängnis an schlecht und werden auch nach der Entbindung noch von Depressionen geplagt. Es gibt Frauen, die neben dem Aufhören ihrer Regel praktisch keinerlei Symptome bemerken, und Frauen, deren Beschwerden das alltägliche Leben ernsthaft durcheinanderbringen.

Viele der Reaktionen sowohl auf die Schwangerschaft als auch auf die *Pause* stehen mit der Intensität der hormonellen Veränderungen in Verbindung und mit unserer Empfindlichkeit darauf. So sind bei jedem von uns die Hormonspiegel in unserem Körper unterschiedlich und bewirken Menstruationszyklen von 26 bis 32 Tagen. Daneben prägen die Unterschiede in der Ernährung, der körperlichen Betätigung und der Lebensgestaltung mit zunehmendem Alter jede Persönlichkeit anders. Wenn man jetzt noch die unterschiedlichen hormonellen Veränderungen während dieser Lebensphase, die von einem abrupten Auf und Ab bis zu einem allmählichen Absinken der Hormonproduktion reichen, berücksichtigt, wird klar, daß der Ablauf der *Pause* unendlich vielfältig sein kann.

Darüber hinaus reagieren manche Frauen stärker auf die Hormonschwankungen als andere. Die gleiche absolute Hormonveränderung, die bei der einen Frau zu Beschwerden führt, wird von der anderen kaum bemerkt. Genauso wird eine Frau bei bestimmten Symptomen ärztliche Hilfe in Anspruch nehmen, während eine andere bei den gleichen physischen Beschwerden die Zähne zusammenbeißt und nicht zum Arzt geht.

Ob die *Pause* uns leicht- oder schwerfällt, hängt schließlich noch von weiteren Faktoren ab, wie Streß, Ernährung, Rauchen, genetischen Unterschieden und individuell oder kulturell bedingten Einstellungen zur Menopause. Japanische Frauen bekommen beispielsweise keine Hitzewallungen, dafür aber steife Schultern. Frauen bei den Mayas klagen praktisch überhaupt nicht über körperliche Beschwerden. Demgegenüber berichten Frauen einiger afrikanischer Stämme über Symptome, die denen der Frauen in der westlichen Welt sehr ähneln.

Leider werden jene Frauen am wahrscheinlichsten mit Problemen in der Menopause zu kämpfen haben, die am Prämenstruellen Syndrom (PMS) oder an einer Wochenbettdepression gelitten haben. Diese Frauen reagieren tendenziell stärker auf Hormonschwankungen.

»Mit 16 kam ich öfter von der Schule nach Hause, weil ich schrecklich niedergeschlagen war und solche schlimmen Krämpfe hatte, daß ich mich ganz krank fühlte. Ich erinnere mich noch, sie sagten mir immer: ›Wenn du älter wirst, wird

alles besser.‹ Dann sagten sie mir: ›Wenn du Kinder hast, geht das vorbei.‹ Na ja, ich bin älter geworden, ich habe Kinder bekommen, und es ist nicht weggegangen. Jetzt bin ich in der Menopause und habe immer noch diese Beschwerden.«

Anscheinend durchleben 10 bis 15 Prozent der Frauen die *Pause* praktisch ohne die geringsten Schwierigkeiten.

»Ich bin 52, und für mich war die Menopause eigentlich nie ein Thema. Ich habe keine Regel mehr. Sie hat mit 49 aufgehört. Anfangs war die Periode unregelmäßig, sie kam einfach nicht pünktlich. Doch so geblutet wie manch andere Frau, habe ich nie. Richtige Probleme hatte ich nicht. Gelegentlich bekomme ich Hitzewallungen, die ich jedoch überhaupt nicht beachte.«

»Nächste Woche werde ich 48. Ich stehe am Anfang der Menopause, denn die Regel bleibt ab und zu mal aus. Auch merke ich, daß ich mehr Sport treiben muß, um nicht zuzunehmen, und ich glaube nicht, daß das auf veränderte Eßgewohnheiten zurückzuführen ist. Doch mehr habe ich wirklich nicht feststellen können.«

Bei weiteren 10 bis 15 Prozent der Frauen treten solche schwerwiegenden Symptome auf, daß sie nicht arbeiten können.

»Normalerweise bin ich ein ausgeglichener Mensch, doch dann setzten psychotische Phasen ein. Ich wurde wütend, verlor die Beherrschung. Alle zwanzig Minuten – Tag und Nacht – kamen Hitzewellen, die wie Panikanfälle wirkten. Ich konnte nicht arbeiten. Die meiste Zeit konnte ich nicht einmal unter Menschen sein.«

»Ich bin ein Mensch, der immer gesund war. Doch in den letzten fünf oder sechs Jahren ist es schlimm. Ich habe sogar gedacht: ›Wozu lebst du eigentlich?‹, denn meine Lebensqualität hat sich so verschlechtert – ich kämpfe ständig mit mir, mit meinem Körper.«

Frauen, die eine schwere Menopause durchmachen, gelten häufig als neurotisch oder hypochondrisch. Unglücklicherweise akzeptieren viele von uns diese Einschätzung, vor allem, wenn wir niemanden kennen, der ähnlich leidet.

»Früher meinte ich, daß die Frauen, die mit der Menopause Probleme haben, sich das alles nur einbilden. Für mich, das war klar, würde sie ein Kinderspiel sein. Mann, war ich überrascht, als sich diese häßliche aufsteigende Hitze und die unglaublichen Stimmungsumschwünge einstellten. Das hat mir meine Überheblichkeit ausgetrieben.«

Über welche Beschwerden berichten die Frauen im allgemeinen während der *Pause*?

Dazu zählen: nächtliches Aufwachen, Kopfschmerzen, Gelenkschmerzen, ungewöhnliche Empfindlichkeit der Haut, Müdigkeit, Gereiztheit, Übellaunigkeit, Gedächtnisverlust, geistige Trägheit, Hitzewallungen und nächtliche Schweißausbrüche. Mitunter auch ein Nachlassen des sexuellen Verlangens, eine trockenere Vagina und Schmerzen beim Geschlechtsverkehr. Die gute Nachricht ist, daß es unwahrscheinlich ist, daß Sie *alle* diese Symptome haben. Die schlechte Nachricht ist, daß mit keiner der Beschwerden zu spaßen ist. Doch vergessen Sie nicht, bei den meisten Frauen verlaufen diese Begleiterscheinungen leichter, so daß der Tagesablauf nicht ernsthaft gefährdet ist.

»Es ist fast unmerklich, es schleicht sich richtig an dich heran. Nachts konnte ich kaum schlafen. Ich hatte Hitzewallungen und wachte völlig durchgeschwitzt auf. Und mein Interesse am Sex ließ auch etwas nach.«

Vielleicht sollte man bei der Erklärung, warum wir diese Symptome verspüren, am besten mit einer Beschreibung der Vorgänge beginnen, die in unserem Körper in den Jahren davor ablaufen, und dann die Veränderungen beim Eintreten in die *Pause* aufzeigen.

»Das ist wie beim Popcorn«, sagte Dr. Jordan Horowitz, Geburtshelfer und Gynäkologe in San Francisco. »Stellen Sie sich das Ei als Maiskorn vor und die Hormone als die Wärmequelle. In der Pubertät sind die Eier schon alle da. Doch erst wenn die Hormone wirken, setzt auch die Periode ein. Die meisten Mädchen haben eine Zeitlang einen unregelmäßigen Eisprung, etwa so, wie die ersten Popcorn-Körner stoßweise aufplatzen. In der Mitte des voll geschlechtsreifen Lebens der Frau, wie auch in der Mitte bei unserem Popcorn-Vergleich, erfolgt der Eisprung regelmäßig. Doch wenn später nur noch wenig Körner übrig sind, platzen sie wieder unregelmäßig. Und bis dann alle Maiskörner weg sind, gibt es durchaus noch eine ruhige Phase, in der Sie glauben, es ist vorbei. Dann platzen plötzlich doch noch ein paar Körner. Genau das geschieht, wenn Sie sich der Menopause nähern. Da gibt es möglicherweise ein paar Monate ohne Eisprung, und plötzlich setzt die Regel wieder ein, bis schließlich nichts mehr da ist, was noch ›platzen‹ könnte. Dann haben Sie die Menopause erreicht.«

Die Symphonie der Hormone

Jetzt wollen wir uns einmal ansehen, wie die Hormone in diesen Popcorn-Vergleich passen. Im Grunde genommen regulieren sich die Hormone gegenseitig in einem komplexen Rückkopplungssystem, das man mit einem Thermostat vergleichen könnte. Wenn die Temperatur in Ihrem Haus einen bestimmten Wert unterschreitet, signalisiert der Thermostat, daß die Heizung angeschaltet werden muß. Ist die Temperatur auf den richtigen Wert gestiegen, schaltet der Thermostat die Heizung ab. Ihre Hormone senden sich auf ähnliche Weise Signale zu. Es gibt in der Tat viele verschiedene Hormone, die im Menstruationszyklus eine Rolle spielen, doch um die Sache nicht zu kompliziert zu machen, werden wir uns auf die Hauptbeteiligten konzentrieren: Östrogen, Progesteron, FSH (Follikelstimulierendes Hormon) und LH (Luteinisierendes Hormon).

Nehmen wir einmal einen Zyklus von 28 Tagen an. Am 1. Tag setzt die Blutung ein. Der Östrogen- und der Progesteronspiegel sind am niedrigsten. Haben diese Hormone ihren Tiefstand erreicht, schaltet sich der »Thermostat« ein und signalisiert der Hypophyse (Hirnanhangsdrüse) mit der Produktion des FSH, des Follikelstimulierenden Hormons, zu beginnen. Das FSH regt die Follikel im Eierstock zur Reifung an. Ein Follikel ist eine Eizelle, die von einer Schicht hormonproduzierender Zellen umgeben ist.

Anfangs bewirkt das FSH die Entwicklung mehrerer Follikel, doch im allgemeinen wird nur eines, das dominierende Follikel (Graaf-Follikel) bis zum Eisprung (Ovulation) reifen. (Reift mehr als ein Ei, können wir Zwillinge oder Drillinge bekommen.) Im Laufe dieser Entwicklung schütten die Follikel Östrogen aus. Das Östrogen führt unter anderem zu einer verstärkten Durchblutung der Gebärmutterschleimhaut, um sie so auf die Einbettung des Eies vorzubereiten.

In den ersten zwölf Zyklustagen steigt der FSH- und der Östrogenspiegel an. Ist der Östrogenspiegel hoch genug, signalisiert der »Thermostat« der Hypophyse, die Produktion des FSH einzustellen und mehr LH, das luteinisierende Hormon, auszuschütten. Dieser LH-Anstieg zur Zyklusmitte gibt das Ei aus dem Graaf-Follikel frei. Das ist der Eisprung, der ungefähr am 14. Tag erfolgt.

Den leeren Follikel nennt man jetzt Corpus luteum oder Gelbkörper. Der Gelbkörper sondert selbst Östrogen und Progesteron ab. Das Progesteron ist das Hormon, das die vom Östrogen gebildete Gebärmutterschleimhaut reifen läßt und sie auf die Schwangerschaft vorbereitet. Ein weiterer »Thermostat« greift jetzt ein und signalisiert der Hypophyse, wenn das Progesteron einen ausreichend hohen Spiegel erreicht hat, die LH-Produktion einzustellen.

Doch auch nachdem kein FSH und LH mehr produziert wird, sondert der Gelbkörper bis zum 22. Tag weiterhin Östrogen und Progesteron ab. Dann degeneriert er. Hat eine Befruchtung stattgefunden, beginnt die befruchtete Eizelle selbst, Hormone zu produzieren. Ohne Befruchtung sinken der Progesteron- und der Östrogenspiegel weiter ab. Dieser rasche Abfall im Östrogen und Progesteron, der etwa fünf bis sieben Tage vor dem Einsetzen der Menstruation eintritt, löst bei vielen Frauen prämenstruale Beschwerden aus.

Ohne Östrogen und Progesteron verkrampfen sich die Blutgefäße in der Gebärmutterwand (die auf die Aufnahme des befruchteten Eies vorbereitet waren) und ziehen sich zusammen. Dadurch verfällt die Gebärmutterschleimhaut, Blutzellen und Schleim werden abgestoßen. Die Blutung setzt ein.

Jetzt sind wir wieder beim 1. Tag, an dem die niedrigen Östrogen- und Progesteronspiegel den »Thermostat« auslö-

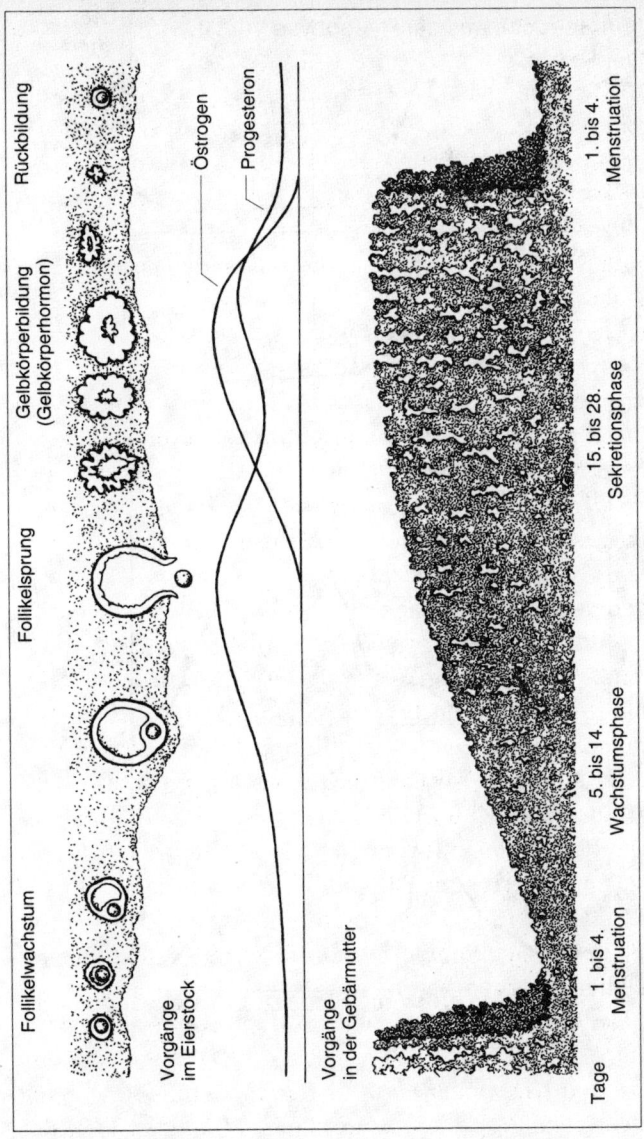

Abb. 1: Normaler Monatszyklus

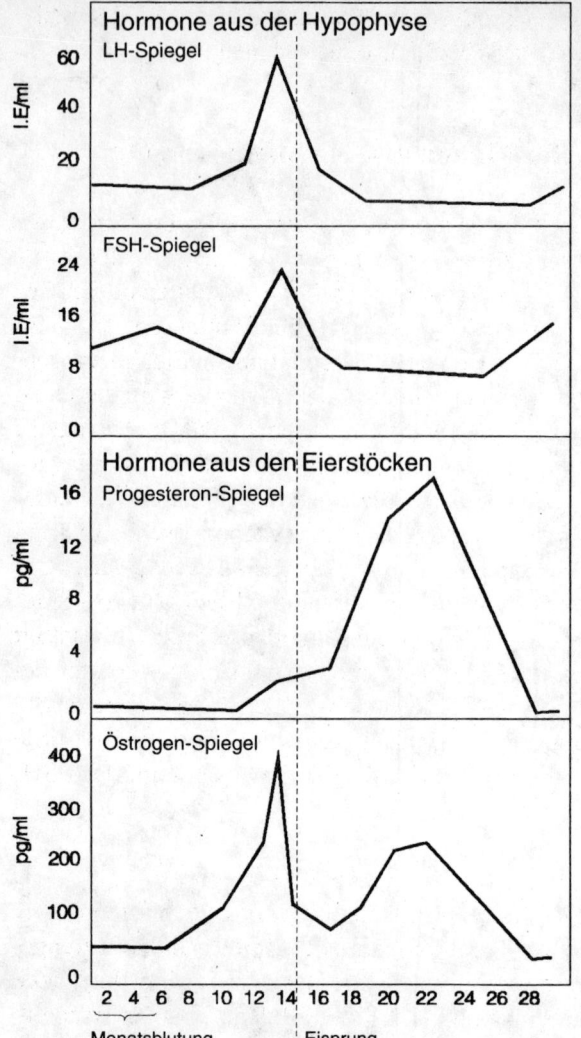

Abb. 2
Hormon-
verände-
rungen
während
des Zyklus

Hormone aus der Hypophyse
LH-Spiegel

FSH-Spiegel

Hormone aus den Eierstöcken
Progesteron-Spiegel

Östrogen-Spiegel

Monatsblutung   Eisprung

sen und der Hypophyse die Ausschüttung des FSH signalisieren – der Zyklus beginnt somit von neuem.

Der Menopause ein Stück näher

Wenn Sie sich der Menopause nähern, verändert sich dieser Zyklus auf vielfältige Weise. Erstens verringern sich mit zunehmendem Alter die Follikel, und zweitens reifen immer weniger. Die Hypophyse produziert immer mehr FSH, um die Follikel zur Produktion eines eisprungfähigen Eies anzuregen. (Es ist so, als ob man bei der Popcorn-Herstellung die Hitze erhöht, um die letzten Maiskörner zum Platzen zu bewegen.)

Dieser hohe Spiegel des FSH ist letztendlich ausschlaggebend für die hormonelle Diagnose der Menopause. Leider ist aber der FSH-Test oftmals keine diagnostische Hilfe, da viele Frauen lange vor dem Ansteigen des FSH-Wertes bereits unliebsame Anzeichen verspüren. Liegt Ihr FSH-Spiegel jetzt über 40 – womit die Menopause offiziell bestätigt wird –, werden Sie bereits vorher ausreichend Symptome bemerkt haben, und Ihre Periode wird schon so unregelmäßig sein, daß dieser Test sicher nur noch das bestätigt, was Sie selbst schon wissen. Nach der Menopause bleibt der FSH-Spiegel noch einige Jahre erhöht.

Das gestörte Gleichgewicht

Während der Pause, also während jener zwei bis zehn Jahre vor der letzten Regelblutung, ist Ihr hormonelles Gleichgewicht gestört. Befinden sich Ihre Hormone im Gleichgewicht, fühlen Sie sich blendend. Ist diese Balance jedoch durcheinandergeraten oder fällt das Östrogen unter einen bestimmten Wert – der für jede Frau anders ist und von ihrem Gehirn erkannt wird –, stellen sich Beschwerden ein.

Ihr Körper reagiert auf den Entzug von Östrogen, denn er ist in gewissem Sinne vom Östrogen abhängig, etwa so, wie der Körper eines Drogensüchtigen das Heroin braucht. Ihr zentrales Nervensystem und andere Körperfunktionen haben sich daran gewöhnt, mit einer gewissen Östrogenkonzentration zu arbeiten. Sinkt die Östrogenkonzentration unter diesen Wohlfühl-Wert, Ihrem individuellen Östrogen-Normalwert, stellen sich bei Ihnen die Symptome ein, wie es auch bei einem Drogensüchtigen der Fall ist, dem man das Heroin entzieht. Haben Sie sich jedoch erst auf den niedrigeren Östrogenspiegel eingestellt (genau wie ein Drogensüchtiger nach einer Entziehungskur), hören die Beschwerden auf.

Das Problem besteht nur darin, daß Sie nicht gleichmäßig und schrittweise vom Östrogen entwöhnt werden. So können Sie einige Monate lang in der *Pause* einen »guten« Eisprung haben, und Ihr Östrogenspiegel schnellt in die Höhe, so als wenn bei einem Drogensüchtigen die Entziehungskur von Zeit zu Zeit mit einem »Schuß« unterbrochen wird. Das zusätzliche Östrogen wird in Stoffwechselvorgänge eingebaut. Fehlt plötzlich wieder Östrogen, werden Beschwerden ausgelöst.

Gemeinsame Merkmale

Es gibt eine Anzahl recht häufiger Konstellationen im gestörten Hormonhaushalt, die Symptome hervorrufen können.

In der ersten Konstellation ist der Östrogenspiegel im Verhältnis zum Progesteronspiegel zu hoch. Das tritt üblicherweise in der Zyklusmitte auf, wenn die FSH- und LH-Konzentration gesteigert wurde, um einen Follikel zur Ovulation anzuregen. Da die Follikel »schwach« sind, muß eine größere Anzahl stimuliert werden, von denen ein jeder Östrogen produziert. Dieser Anstieg in der Östrogenproduktion kann in der Zyklusmitte zu einer druckempfindlichen Brust, zu Kopfschmerzen, Übelkeit und Völlegefühl führen. Unter Umständen kommt es auch zu starken Blutungen, oder die Reifung einer Eizelle dauert weit länger als die üblichen 14 Tage, wodurch sich der Zyklus verlängern kann.

Eine weitere häufige Konstellation entsteht in der zweiten Hälfte des Menstruationszyklus, wenn der Progesteronspiegel im Vergleich zum Östrogenspiegel erhöht ist. Das ist der Fall, wenn das Östrogen schneller absinkt als das Progesteron. In diesem Fall bemerken wir solche Symptome wie PMS, Stimmungsumschwünge, Gedächtnisverlust, Heißhunger (vor allem auf Süßigkeiten) und Hitzewallungen.

Mit dem allmählichen Absinken der Hormone ist es nicht ausgeschlossen, daß sich vorübergehend das richtige Gleichgewicht zwischen ihnen wieder einstellt (allerdings auf niedrigerem Niveau). Dann fühlen Sie sich wie neugeboren, die Beschwerden verschwinden für einige Monate oder sogar Jahre. In dem Maße, wie beispielsweise die Anzahl der eisprungfähigen Follikel abnimmt, bleiben weniger für eine Östrogenproduktion übrig, und der Anstieg der Östrogene in der Zyklusmitte flacht ab. Der Progesteronspiegel sinkt ebenfalls in den Monaten, in denen kein Eisprung erfolgt – den anovulatorischen Zyklen –, da es keinen Gelbkörper gibt, der in der zweiten Zyklushälfte Progesteron ausschütten könnte.

Besonders wenn vorübergehend die Beschwerden abklingen, zweifeln die Frauen oft, daß ob es sich wirklich um die Menopause handelt. Eine Frau, die diese Unterbrechung erlebte, schlußfolgerte: »Meine Hormone können es nicht sein, denn jetzt fühle ich mich wohl. Vielleicht war es doch nur der Streß.« Ein paar Monate danach begann das Grübeln von neuem.

Wenn Sie schließlich der Menopause immer näher gekommen sind, bleiben nur noch ganz wenige zum Reifen fähige Follikel übrig – die letzte Phase bei unserem Popcorn-Vergleich. Da der Östrogenspiegel weiter absinkt, wird während eines größeren Abschnitts des Zyklus Ihr Östrogen-Normalwert unterschritten. Anfangs ist es vielleicht nur in der letzten Woche des Zyklus, später während der ganzen zweiten Hälfte. Und Frauen, die auf die Änderung ihres Östrogen-Normalwertes empfindlich reagieren, können in dieser Zeit Beschwerden haben.

Nach einiger Zeit, in der keine weiteren Eisprünge stattfinden und der Östrogenspiegels nicht sporadisch hochschnellte, werden Sie sich auf die niedrigeren Hormonkonzentrationen einstellen, und die Symptome verschwinden gänzlich.

Vorzeitige und operativ bedingte Menopause

Die von mir beschriebenen Vorgänge beziehen sich auf die natürlich einsetzende Menopause. Im allgemeinen beginnt sie in der Mitte der vierziger Jahre, allerdings kann es auch früher geschehen. Die meisten Frauen haben die Menopause zwischen 45 und 55 *abgeschlossen*. Das Alter, in dem Ihre Mutter durch die Menopause gegangen ist, kann als Anhaltspunkt für Ihr eigenes Menopause-Alter dienen. Ungeachtet dessen sind jedoch einige Faktoren zu berücksichtigen, die eine frühere Menopause bewirken könnten. Bei Frauen, die nie schwanger waren oder denen die Gebärmutter entfernt wurde, sowie bei Frauen, die längere Zeit vegetarisch gelebt haben, an Unterernährung oder Magersucht litten, setzt die Menopause wahrscheinlich ein bis vier Jahre früher ein. Doch wie sich herausgestellt hat, ist das Rauchen die *Hauptursache* für eine vorzeitige Menopause. Das Nikotin führt zu einer vorzeitigen Alterung des ganzen Körpers und wirkt toxisch (giftig) auf die Eierstöcke.

Bei etwa einem Prozent der Frauen kommt es zur sogenannten »vorzeitigen Ovarialinsuffizienz«, das heißt, ihre Regel hört *vor* dem 40. Geburtstag gänzlich auf. Eine Schädigung der Eierstöcke durch Strahlung oder Chemotherapie oder durch bestimmte Störungen des Autoimmunsystems und genetische Fehlbildungen sind der Hauptgrund für das vorzeitige Ausbleiben des Eisprungs.

Wenn die Regel selbst über einen längeren Zeitraum aussetzt, so bedeutet das nicht sofort eine vorzeitige Menopause. Physische und emotionale Belastungen können und werden sich auf unseren Menstruationszyklus auswirken. Wir wissen, daß die Anorexia nervosa (Magersucht) und außergewöhnliches sportliches Training wie der Marathonlauf, ja selbst das Überschreiten von Zeitzonen, die Menstruation hemmen können. Emotionale Belastungen, wie eine quälende Scheidung oder der Tod eines nahen Angehörigen, können die gleiche Wirkung haben. Im allgemeinen wird der Menstruationszyklus jedoch wieder einsetzen, wenn man die schwere Zeit überstanden hat.

In einigen Fällen tritt die Menopause nach einer operativen Entfernung der Eierstöcke ein. Hier handelt es sich um eine operativ bedingte Menopause. Wird nur die Gebärmutter entfernt, erlebt die Frau die ganz natürliche Menopause zur gegebenen Zeit, obwohl sie dies möglicherweise nicht sofort bemerkt, denn ohne Gebärmutter hat sie ja keine Regelblutung und somit keine Möglichkeit mehr, eine Veränderung im Menstruationszyklus als Indiz für die Menopause zu werten.

Wenn die Eierstöcke entfernt werden, kommt es zu einer abrupt herbeigeführten Menopause. Der FSH- und LH-Spiegel steigen in kurzer Zeit drastisch an, da alle von den Eierstöcken produzierten Hormone schlagartig ausbleiben. Als Folge dessen stellen sich vielfach sehr starke Symptome ein, die den ganzen Bereich von heftigen Hitzewallungen bis zu einem jähen Nachlassen des sexuellen Verlangens umfassen.

Obwohl ihre Funktion stark eingeschränkt ist, schütten die Eierstöcke noch lange nach der Menopause weiterhin Hormone aus. Das ist einer der Gründe, warum die Eierstöcke nur dann entfernt werden sollten, wenn es unbedingt notwendig ist. Zusammen mit der Nebenniere bilden die Eierstöcke Androgene. Eines dieser Androgene, das Testosteron, ist hauptsächlich für unseren Sexualtrieb (Libido) verantwortlich.

Das Androstendion, ein weiteres in den Eierstöcken und der Nebenniere produziertes Androgen, wird zum großen Teil in unseren Fettzellen in Östrogen umgewandelt. Die Fettzellen fungieren als Minifabriken, die Androgene in Östrogen verwandeln. Frauen mit etwas mehr Fettgewebe haben auch mehr Östrogen. Auch aus diesem Grund sind schlanke Frauen von den Begleiterscheinungen der *Pause* im allgemeinen stärker betroffen. Mit zunehmendem Alter läuft der Prozeß der Umwandlung von Androgenen in Östrogene in den Fettzellen immer effektiver ab. Selbst nach der Menopause sind die Hormone nicht unbedingt erschöpft. Bei vielen Frauen werden auch weiterhin ausreichend Hormone erzeugt, so daß sie sich in jeder Hinsicht wohl fühlen. Andere Frauen wiederum haben sexuelle Probleme oder bekommen im Alter eine Herzerkrankung oder Osteoporose.

Ein neuer Anfang

Ist die Menopause dann natürlich eingetreten oder sind zumindest einige Jahre nach dem letzten Menstruationszyklus vergangen, werden sich die meisten Frauen auf den niedrigeren Östrogenspiegel eingestellt haben, und bis auf wenige Ausnahmen sind die außerhalb des Sexualbereichs aufgetretenen Beschwerden verschwunden. In der Tat fühlen sich viele Frauen nach der Menopause wunderbar. Und sie berichten von weniger physischen und psychischen Beschwerden als zuvor.

»Bemerkt habe ich vor allem den Unterschied in meinem Leistungsvermögen. Es ist kaum zu glauben. Es gibt keine Hochs und Tiefs mehr, die ich noch jeden Monat hatte, als sich die Regel näherte. Jetzt ist alles ausgeglichen. Das ist mir am meisten aufgefallen – und das ist das schönste.«

Die Menopause ist wie ein Tunnel. Manche Frauen durchqueren ihn mühelos. Andere prallen ständig gegen die Wand. Doch letzten Endes kommen alle durch. Während der ganzen Zeit sollten Sie nie vergessen, daß dort ein Licht am Ende des Tunnels ist. Die Menopause hört einmal auf, und auf der anderen Seite des Tunnels warten positive Veränderungen auf uns.

BESCHWERDEN UND IHRE BEHANDLUNG

Das Auf und Ab der Gefühle

Wieviel von der Menopause ist nur Einbildung, nur eine psychische Reaktion auf die physischen Veränderungen, die wir erleben? Und wieviel davon ist auf die direkte Wirkung der sich verändernden Hormone auf unser Gehirn und das Zentralnervensystem zurückzuführen?

Ganz eindeutig hat die Vorstellung von der Menopause eine große psychische Auswirkung. Das Ausbleiben der Regel, obwohl man nicht schwanger ist, keinen Streß hat und auch nicht auf Reisen ist, markiert eine unmißverständliche Wende im Leben. Dadurch werden wir auf sehr reale und unbestreitbare Weise mit unserer eigenen Sterblichkeit konfrontiert.

»Als ich erkannte, daß es die Menopause ist, war ich der Meinung, ich würde jetzt bald sterben oder alt und runzelig werden.«

»Man glaubt, daß man austrocknet, nicht mehr begehrenswert ist, daß das Leben vorbei ist und man nichts mehr hat, worauf man sich noch freuen könnte. Es ist wie der Anfang vom Ende, und man muß sich mit all dieser Sterblichkeit befassen.«

Es ist interessant, daß wir uns unbewußt an die Vorstellung klammern, die Menopause bedeute das Ende des Lebens, obwohl die meisten von uns in Wirklichkeit doch noch mitten im Leben stehen. Wer heute um die Vierzig ist, hat eine Lebenswartung von etwa 81 Jahren.

Doch in einer Zivilisation, in der die Jugend bewundert und das Alter gefürchtet ist, wird die Menopause zum Stigma.

»Als ich jünger war, hielt ich die Menopause für etwas, weswegen man sich schämen mußte. Mir wurde ›unter dem Siegel der Verschwiegenheit‹ erzählt, daß bei einer Frau die Menopause begonnen hatte, und ich antwortete: ›Das ist ja furchtbar.‹ Ich wußte nicht, wovon ich redete, meinte aber, es müßte schrecklich sein.«

Unsere eigene Angst vor dem Älterwerden und die negative Einstellung der heutigen Gesellschaft zur Menopause kann dazu führen, daß wir die Anzeichen verleugnen und nach einer anderen Erklärung für die von uns erlebten Veränderungen suchen.

»Ich habe es wirklich verdrängt, ein Art klassische psychologische Selbstverleugnung. Ich wollte es nicht wahrhaben. Mein Gynäkologe mußte sich irren. Ich glaubte, dafür müßte man mindestens fünfzig sein. Nein, bei mir war es nicht die Menopause. Es war der Streß oder etwas anderes, und meine Regel würde sich schon wieder einstellen. Erst als es ganz offensichtlich wurde und ich Hitzewallungen bekam sowie meine Regel über fünf Monate ausgeblieben war, akzeptierte ich die Symptome als das, was sie auch waren.«

Manche Frauen sind auch der Auffassung, daß, wenn sie die *Pause* ignorieren, so tun, als ob nichts passiert, diese schließlich wieder verschwindet. Kürzlich traf ich auf einer Party eine Freundin, die von ihren prämenstruellen Stimmungsschwankungen erzählte, die sich immer stärker ausprägten. Wenige Tage zuvor hatte sie sich bei ihrer Arbeit so aufgeregt, daß sie in Tränen ausbrach und sich über die Treppen zwölf Etagen nach unten schlich, damit ihre Kolleginnen nicht ihr verquollenes Gesicht sahen, als sie nach Hause ging. Ich riet ihr, ein Tagebuch mit ihren Symptomen zu führen, doch sie erwiderte: »Das kann ich nicht machen. Dann müßte ich mich ja jeden Tag darauf konzentrieren, dabei will ich daran nicht einmal denken.«

Die Forschung hat gezeigt, daß Frauen vor der Menopause eine deutlich negativere Haltung zu dieser Sache einnehmen als Frauen, die diese Phase bereits durchlebt haben. Nach der Menopause entdecken die Frauen, daß es nichts gibt, wovor man Angst haben müßte. Sie sind nicht alt und runzelig geworden, sie haben ihre Lebensfreude nicht verloren. Im Gegenteil, der Großteil der Frauen erkennt darin nur eine weitere Übergangsphase, die weder leichter noch schwerer ist als viele andere in ihrem Leben. Nachdem Sie die Menopause erfahren haben, stellt sie kein Geheimnis mehr dar. Mit dem Wissen kommt die Kraft, und die Angst vergeht wie von selbst.

Die Sorgen, die sich mit der Menopause verbinden, sind in den einzelnen Kulturen ganz unterschiedlich. Eine Studie kam zu dem Ergebnis, daß moslemische arabische Frauen besorgt waren, für ihren Partner sexuell weniger anziehend zu sein, weil sie keine Kinder mehr bekommen könnten. Im Nahen Osten befürchten Jüdinnen eine Verschlechterung des physischen Gesundheitszustandes, während europäische und amerikanische Frauen angstvoll auf ihr Seelenleben blicken. Sie befürchten, daß durch die Menopause ihre Emotionen außer Kontrolle geraten und sie hysterisch und unvernünftig werden.

Prämenstruelles Syndrom und Menopause

Emotionale Höhen und Tiefen sind eine häufige Begleiterscheinung der *Pause*. Das Ungleichgewicht in den Hormonen kann vielfach auch zu einem gestörten emotionalen Gleichgewicht führen. Das Prämenstruelle Syndrom (PMS) steht für ein bestimmtes Zusammentreffen von emotionalen und physischen Symptomen, von denen ungefähr 60 Prozent der Frauen leicht bis mittelschwer betroffen sind. Weitere 15 bis 20 Prozent leiden so sehr darunter, daß ihre Tätigkeit im Beruf und im Haushalt ernsthaft beeinträchtigt ist.

In emotionaler Hinsicht äußert sich das Prämenstruelle Syndrom in Stimmungsschwankungen, Niedergeschlagenheit, Gereiztheit. Sie sind oftmals ärgerlicher oder trauriger als sonst. Diese Symptome werden entweder durch einen relativ hohen Progesteronspiegel oder durch ein Absinken des Östrogenspiegels verursacht, der zum Ende des Zyklus auftritt.

»Bei mir war es schon lange, bevor die Menopause anfing. Etwa eine Woche vor der Regel bekam ich furchtbar schlechte Laune. Das dauerte nur ein oder zwei Tage, doch wenn ich das bemerkte, wußte ich, die Regel kommt. Ich war wirklich gereizt, ohne Grund auf alles wütend, und das ist eigentlich nicht meine Art.«

»An meiner Stimmung kann mein Mann mir immer sagen, wann meine Regel anfängt. Ab etwa eine Woche vor der Periode werde ich richtig gehässig. Ich kann scheinbar gar nichts dagegen machen.«

Mit der sich nähernden Menopause entwickelt sich das PMS auch bei vielen Frauen, die bisher davon verschont geblieben waren. Und diejenigen, die bereits seit Jahren damit zu kämpfen hatten, stellen fest, daß sich die Symptome noch verstärken.

»Vor Beginn meiner Regel hatte ich mich immer deprimiert gefühlt. Doch im letzten Jahr fing es an, noch schlimmer zu werden.«

»Seit letztem Jahr bin ich vor meiner Regel immer richtig mürrisch. Ich habe den Punkt erreicht, daß ich am Tag davor völlig ohne Hoffnung bin. Das hatte ich vorher nie so erlebt.«

»Zeitweise hatte ich Sorge, daß die Niedergeschlagenheit nicht wieder weggeht. Sie dauerte eine Woche, und ich wachte morgens weinend auf. Als ich gerade zu einem Arzt gehen wollte, wurde ich morgens wach und fühlte mich prächtig. Und da stellte sich die Regel ein.«

»Meine Periode war immer mit Schmerzen verbunden. In meinem Fall war das wirklich wie eine Geißel. Und jetzt ist es die Menopause. Ich habe die Nase ziemlich voll von diesen Stimmungsschwankungen – ich schreie meinen Mann an und bin zänkisch mit den Kindern.«

PMS-Symptome haben die Eigenschaft, regelmäßig aufzutreten. Man schaut auf den Kalender und kann sich darauf einstellen. Doch wenn der Zyklus unregelmäßiger wird, wissen Sie oft nicht, woher diese Launen kommen, und Sie fühlen sich ihnen noch mehr ausgeliefert.

»Zwei Tage vor der Regel hatte ich immer sehr heftige PMS-Beschwerden. Jahrelang kamen sie ganz regelmäßig. Jetzt

aber, bei den unregelmäßigen Zyklen, sind meine Emotionen weniger berechenbar, und ich weiß nicht, ob es meine Hormone sind oder nicht.«

Diese Stimmungsschwankungen sind mehr oder weniger direkt auf den verringerten Östrogenspiegel zurückzuführen. Dr. John Arpels führte dazu aus: »Immer wenn der Östrogenspiegel unter den vom Gehirn benötigten Normalwert fällt, können emotionale Störungen auftreten. Ist die Frau 28 Jahre alt, nennen wir das PMS. Ist sie vierzig Jahre, sagen wir dazu Perimenopause. Doch es sind die gleichen Prozesse. Die Frau verspürt diese Symptome dann nur über einen größeren Teil des Zyklus, je weiter die Perimenopause in die Menopause übergeht.«

Niedergeschlagenheit, Gereiztheit und Wut

Sich ein paar Tage vor der Regel niedergeschlagen zu fühlen, ist schon lästig. Doch eine Reihe von Studien sagt aus, daß mindestens die Hälfte der Frauen in den USA den größten Teil oder sogar während des gesamten Zyklus lang über Stimmungsschwankungen, Angstgefühle, Gereiztheit und sogar sporadische Wutanfälle klagen, je weiter sie sich der Menopause nähern. Wir alle wissen, daß Mädchen in der Pubertät, schwangere Frauen und Frauen in der *Pause* sehr emotional reagieren. In diesen drei Lebensphasen treten die stärksten Hormonschwankungen auf.

»Ich habe diese unvorhersehbaren Stimmungsumschwünge. Erst fühle ich mich blendend, und von einer Minute zur anderen finde ich mein Leben fürchterlich und kann einfach nichts Gutes mehr daran finden.«

»Beim geringsten Anlaß fange ich an zu heulen.«

Die von mir befragten Frauen beschrieben ihre Gefühle häufig mit den Worten »Ungeduld«, »Gereiztheit« und »Wut«.

»Ich werde schneller mürrisch und wütend. O Mann, was bin ich manchmal für eine Hexe.«

»In den letzten drei Tagen bin ich mit einem finsteren Gesichtsausdruck aufgewacht. Erst heute, wo ich mich wieder normal fühle, macht mir das richtig angst. Ich habe mich gefühlt, als ob in mir ein ganz anderer Mensch lebt.«

»Auch ohne Streß habe ich überreagiert. Ich wurde wütend, brüllte meine Tochter an, zankte mit meinem Mann – und das alles ohne ersichtlichen Grund.«

Gelegentlich resultiert diese Gereiztheit aus dem chronischen Mangel an Schlaf, wenn die Frau durch Hitzewallungen oder einen gesunkenen Östrogenspiegel in der Nacht mehrmals aufwacht. Mir kam meine Gereiztheit wie eine innere Aufregung vor, die sich nicht viel von dem Gefühl unterschied, wenn ich sehr, sehr hungrig war. Das Problem war nur, essen half nichts. Meine gutmütige, heute fünf Jahre alte Tochter begann, meine schlechte Laune nachzuahmen. Ich fing an, am Nachmittag ein Glas Wein zu trinken, und begann zu verstehen, warum manche Frauen während der *Pause* vom Alkohol abhängig werden.

Gereiztheit und fehlende Geduld sind besonders problematisch, wenn wir Kinder haben, die in einem Alter sind, in dem sie selbst ihr hormonelles Auf und Ab erleben. Konflikte zwischen Mutter und Kind sind dann an der Tagesordnung und führen nicht selten zu einem richtigen Krach. Doch auch die Erziehung kleiner Kinder kann zu einem Problem werden. Wenn Sie kurz vor Schalterschluß noch zur Post eilen und Ihr Kind auf dem Weg fasziniert vor einem Blatt stehenbleibt, kann Sie das schon über alle Gebühr strapazieren, vor allem wenn Ihre Nerven durch die Hormone schon bis auf das Äußerste belastet sind.

»Ich gehöre zu der einzigartigen Kategorie von Frauen, die in der Menopause sind und daneben noch ein fünf- und ein zweijähriges Kind großziehen. Zwischen der Nervosität, der Schlaflosigkeit und den Stimmungsumschwüngen bin ich ein Wrack. Das ist den Kindern gegenüber nicht fair. Ich merke, daß ich sie beim geringsten Anlaß anschreie.«

»Mein Kind ist dreieinhalb, und ich verliere schnell die Geduld. Ich brülle meinen Sohn an, obwohl er wirklich nichts Schlimmes gemacht hat. Ich verliere meine Beherrschung und ärgere mich dann über mich selbst, als ob ich als Mutter ein totaler Versager wäre.«

Das Gefühl, sich nicht mehr beherrschen zu können, stellt ein großes Problem dar. Frauen können sich nicht mehr darauf verlassen, auf die übliche, vorhersagbare Weise zu reagieren. Sie werden wütend, finden keinen Schlaf, weinen bei jeder Kleinigkeit.

»Das ewige Heulen geht mir wirklich auf die Nerven, denn ich weiß nie, wann der nächste Weinkrampf losgeht.«

»Den einen Tag können Sie sich auf sich verlassen, den nächsten schon nicht mehr. Sie wissen nie, in welcher Stimmung Sie sein werden.«

Manche Frauen fühlen sich auch ganz gegen ihre Art und fast ohne Grund unsicher. Sie trauen sich kaum, Entscheidungen zu treffen, oder werden von Zweifeln geplagt.

»Eines Tages stand ich in einer kleinen Straße an einem Stopp-schild und hatte einfach Angst, über die Straße zu fahren. Ich war paranoid und einfach nicht ich selbst.«

»Manchmal bin ich so verängstigt, daß ich mit anderen Leuten nicht in einem Raum sein kann. Ich plane keine Besuche bei anderen mehr ein, weil ich nie weiß, wie ich mich fühlen werde.«

Normalerweise bin ich kein unsicherer Typ, doch seit kurzem gibt es Tage, an denen ich Begegnungen mit Freunden noch einmal in Gedanken Revue passieren lasse, getrieben von der Furcht, ich hätte jemanden beleidigt. Wenn ich dann nachfrage, stelle ich fest, daß außer mir niemandem etwas aufgefallen ist. Ich habe mir alles nur eingebildet. Eines Tages, als wirklich alles blendend lief, spürte ich diese Unsicherheit in mir aufsteigen. Da war ich mir sicher, daß die Hormone an meiner Reaktion schuld waren. Es gab einfach nichts in meinem Leben, das sonst dafür verantwortlich sein könnte. Ein oder zwei Tage später war das Gefühl wieder fort, und nicht etwa, weil ich etwas dagegen unternommen hätte. Es verschwand so geheimnisvoll, wie es gekommen war.

Depressionen

Eine Untersuchung bei 682 britischen Frauen ergab, daß während der *Pause* im Vergleich zu den Jahren davor verstärkt deprimierte Stimmungen auftraten. Diese Depressionen könnten sowohl physisch als auch psychisch bedingt sein.

Das »leere Nest« wurde vielfach als eine Hauptursache für Depressionen und psychische Unausgeglichenheit während der *Pause* angeführt. Doch selbst Frauen, die keine Kinder großgezogen haben, erleben diese Zeit oftmals als besonders wehmütig.

»Na ja, ich habe mich mit einem Therapeuten und mit einem Teil meiner Freundinnen darüber unterhalten, daß ich nie ein Kind bekommen könne. Mehr kann man da kaum machen. Manchmal bin ich deprimiert deswegen, und dann wieder glaube ich, daß ich da schon darüber hinwegkommen werde. Ich versuche einfach, damit fertigzuwerden, und denke an die anderen Dinge, die ich in meinem Leben noch machen kann.«

»Was mich an der Menopause am meisten belastet, ist der Umstand, daß man mir die Wahl, Kinder zu haben, genommen hat. Vielleicht hätte ich mich gegen Kinder entschieden. Wer weiß. Doch da bei mir die Menopause schon mit 39 begann, hatte ich nie diese Wahl.«

»Ich hätte gern Kinder bekommen, doch die Menopause kam sehr früh. So mußte ich mich damit abfinden, daß es damit vorbei ist.«

Frauen, die Kinder geboren haben, stellen sich vielleicht vor, noch ein oder zwei Kinder mehr zu bekommen, doch ist die Überlegung oft nicht mehr als eine vorübergehende Eingebung.

»Als unser Sohn kurz davor stand, auf das College zu gehen, blickten mein Mann und ich uns tief in die Augen und sagten: ›Warum haben wir nicht mehr Kinder?‹ Doch das war

das einzige Mal, daß diese Frage auftauchte, und dann auch nur kurz.«

»Ich trauerte in gewissem Maße einer Periode in meinem Leben nach, die sehr produktiv war. Ich mußte mir selbst eingestehen, daß ich diesen Teil von mir verlor. Ich sagte: ›Okay, sei nur traurig. Das Traurigsein kann dir niemand verbieten. Wenn du da erst einmal durch bist, kannst du erkunden, was danach kommt!‹«

Mit Ausnahme der Frauen, die unfruchtbar sind oder die ihr ganzes Leben auf die Kindererziehung ausgerichtet haben, sind die meisten Frauen doch nur allzu froh darüber, daß die Jahre des Kinderkriegens vorbei sind, daß ihr Körper wieder ihnen gehört, daß sie sich nicht länger um Empfängnisverhütung sorgen müssen und daß sie mehr Zeit für sich selbst haben.

»Ob es mich gestört hat, daß ich nie mehr schwanger werden könnte? Ganz im Gegenteil. Es war wie ein befreiendes ›Hurra!‹«

Das bedrückende Gefühl während der *Pause* kann auch daher rühren, daß man sich krank fühlt. Forschungen des American Institute for Research in Cambridge, Massachusetts, haben gezeigt, daß bei Frauen, die mindestens zwei physische Beschwerden angeben, die Wahrscheinlichkeit für Depressionen etwa viermal so groß ist wie bei Frauen, die von nicht mehr als einem Symptom berichten. Je schlechter Sie sich körperlich fühlen und je besorgter Sie um Ihren Gesundheitszustand sind, desto wahrscheinlicher werden Sie sich deprimiert fühlen. Manche Frauen sind ärgerlich darüber, daß der Körper, auf den sie sich verlassen und auf den sie angewiesen sind, sie im Stich läßt. Findet dieser Ärger kein Ventil, kann er sich verinnerlichen und als Depression äußern.

Bei vielen Frauen ist dieses wehmütige Gefühl das direkte Ergebnis eines gesunkenen Östrogenspiegels. Es handelt sich eher um eine physiologische als eine psychologische Reaktion auf die *Pause*. Eine Studie, die einen verringerten Hormonspiegel als Ursache für leichte Depressionen anführt, verglich den Grad der Depression zwischen Frauen, denen die Gebärmutter entfernt worden war, und Frauen, die außerdem keine Eierstöcke mehr besaßen. Beide Gruppen von Frauen hatten eine Operation hinter sich, und beide konnten keine Kinder mehr gebären. Die Frauen jedoch, die die Eierstöcke – und damit mehr Hormone – verloren hatten, erlebten weitaus heftigere Depressionen.

Es würde den Rahmen dieses Buches sprengen, zu versuchen, die komplexen Wirkungen der Östrogene auf das Gehirn und das Zentralnervensystem eingehend zu beschreiben. Der Östrogenspiegel beeinflußt die Neurotransmitter, die Durchblutung des Gehirns und die Endorphine. Das Östrogen trägt zu unserem Wohlbefinden bei. Transsexuelle, die an sich eine Geschlechtsumwandlung vornehmen lassen und Hormone einnehmen, damit sich Brüste und andere weibliche Geschlechtsmerkmale herausbilden, nennen Östrogen ihre »Glückspille«. Das Östrogen hebt die Stimmung und bringt zusätzlichen Schwung in Ihr Leben. Ein Östrogenmangel bewirkt das Gegenteil: Sie fühlen sich am Boden und sind emotional ausgelaugt.

»Ich bin glücklich verheiratet, und wir müssen nicht jeden Pfennig zweimal umdrehen. Mit ist klar, daß es nichts gibt, worüber ich mich beklagen könnte, und trotzdem fühle ich mich deprimiert.«

»Als ein paar Regelblutungen ausblieben, fühlte ich mich viel besser. Doch kaum war die Regel wieder da, war es, als ob das, was mein Körper auch immer machen mußte, um sie zu erzeugen, in mir wirklich ein Gefühl der Niedergeschlagenheit hervorruft.«

»Ich habe diese Anfälle von Gereiztheit und Deprimiertheit. Dann könnte ich immerzu in Tränen ausbrechen, und ich kann mich nicht überwinden, irgend etwas Nützliches zu machen.«

Eine Untersuchung hat ergeben, daß 41 Prozent der wegen einer Depression stationär eingewiesenen Frauen am letzten Tag vor der Menstruation oder am ersten Tag der Blutung in das Krankenhaus kamen – die beiden Tage, an denen der Östrogenspiegel sein Tief erreicht. Eine andere, an der Yale University durchgeführte Studie kam zu dem Ergebnis, daß Frauen, die zu einem bestimmten Abschnitt ihres Zyklus – und nur dann – an Selbstmord dachten, an jenen Tagen eine verminderte Durchblutung ihrer Stirnlappen aufwiesen. Gab man ihnen Östrogene, die gefäßerweiternd wirken, verstärkte sich die Durchblutung der Stirnlappen, und die Suizidneigung nahm ab.

Manche Menschen meinen, daß die *Pause keine* Veränderung der Persönlichkeit bewirkt, sondern bestehende Tendenzen sich lediglich stärker ausprägen. Doch selbst eine derartige Betonung von Tendenzen stellt ein echtes Problem dar. Es ist schon ein Unterschied, ob man nach einer Provokation entsprechend wütend wird oder ob man die gleiche wütende Reaktion bei einem viel geringeren Anlaß zeigt, ob man sich etwas ängstlich fühlt oder vor Angst wie gelähmt ist. Diese Symptome sind eher physiologischer Natur und in der Veränderung des hormonellen Gleichgewichts begründet, als daß sie psychologisch bedingt sind, das heißt, durch Selbstbeherrschung und Verständnis überwunden werden könnten. Zudem dauern diese Gefühlsausbrüche Monate, mitunter sogar Jahre an.

Wenn Sie sich nicht darüber im klaren sind, daß die Ursachen Ihrer Niedergeschlagenheit oder Ihrer Gereiztheit hormonelle Umstellungen sein können, werden Sie wahrscheinlich viel strenger mit sich ins Gericht gehen.

»Als mein Arzt mir sagte, daß die Menopause nur auf meine Regel Auswirkungen hat und meine Stimmung davon nicht beeinflußt wird, begann ich zu glauben, daß ich eben kein netter Mensch wäre, und war wirklich sehr von mir enttäuscht.«

Wenn Ihre Freundinnen solche Beschwerden nicht kennen, machen Sie sich bestimmt Sorgen, daß Ihre Probleme durch psychische Störungen verursacht werden.

»Ich schäme mich wirklich, daß mir die Menopause so schwerfällt. Wenn ich ein stabileres Gefühlsleben hätte, würde ich diese Probleme vielleicht gar nicht haben.«

»Die Menopause demütigte mich. Ich dachte immer, Frauen, die über die Menopause klagen, sind einfach schwach. Ich würde da mit links hindurchkommen. Es war unfaßbar für mich, als bei mir Stimmungsschwankungen, Kopfschmerzen und Hitzewallungen losgingen. Diese Erfahrung verstärkt Ihr Mitgefühl für andere Frauen, das kann ich Ihnen sagen.«

Sie machen sich vielleicht Gedanken, daß Sie den Verstand verlieren, oder bemühen sich um eine psychotherapeutische Behandlung, ohne daß sich eine Besserung einstellt. Dr. John Arpels erzählt: »Ich kann gar nicht sagen, wie viele Frauen ich von Prozac wegbekommen habe, das ihnen Internisten wegen einer ›Midlife-crisis‹ verschrieben hatten, während sie in Wirklichkeit nur unter Östrogenschwankungen litten. Die meisten Ärzte wollen das einfach nicht einsehen.«

In meiner eigenen psychotherapeutischen Praxis habe ich Frauen betreut, deren Angstzustände und Depressionen eindeutig physiologische Ursachen hatten. Es gab einfach nichts sonst in ihrem Leben, das diese Symptome hätte hervorrufen können.

Extreme Reaktionen – und Hilfe

Mit sinkendem Östrogenspiegel kann es zu extremen emotionalen Reaktionen kommen. Während der *Pause* erleben 15 bis 20 Prozent der Frauen *ernste* emotionale Störungen. Sie glauben, sie würden den Verstand verlieren – sind so ängstlich, daß sie sich nicht mehr aus dem Haus trauen, so wütend, daß sie ihre Laune nicht mehr unter Kontrolle haben, so deprimiert, daß sie nicht aus dem Bett finden.

»Ich versuche jetzt, allen Mut zusammenzunehmen und zum Markt zu gehen. Überall sehe ich Probleme, weil ich nicht weiß, wie ich damit fertig werden soll. Ich denke, ich bin mehr Kind als meine Kinder. Ich weiß vorher nie, ob ich mit einer Situation fertig werde oder nicht.«

»Obwohl ich eigentlich ein ausgeglichener Mensch bin, stellten sich bei mir zwischen 45 und 48 psychotische Erlebnisse ein, wie ich damals glaubte. Es gab Momente der Wut und der Deprimiertheit oder Verzweiflung, dabei erbrachte eine Untersuchung nur positive Ergebnisse. Ich wußte einfach nicht, warum ich das Klavier packen und aus dem Fen-

ster werfen wollte. Warum stellte ich mir vor, ich würde mich am Balkon aufhängen? Ich wußte nie vorher, wann diese Stimmung eintrat, so daß ich mit anderen Menschen keine Verabredungen mehr treffen konnte. Es war wie ein schrecklicher Drogentrip. Ich fühlte mich wie durch Drogen stimuliert und hatte kein Wahl, ich mußte da durch.«

»Vor ein paar Wochen kam ich von der Arbeit nach Hause, Brad und die Kinder saßen beim Essen. Als ich sah, daß jeder Küchenschrank, jede Schublade offenstanden, habe ich sie angeschrien. Ich war unglaublich wütend. Doch gleichzeitig sagte mir eine innere Stimme: ›Was tust du da? Hör auf damit! Du benimmst dich wirklich verrückt.‹ Doch ich hatte keine Kontrolle darüber. Obwohl ich wußte, daß es übertrieben war, konnte ich nichts dagegen tun.«

»Das ist viel intensiver als das prämenstruelle Syndrom und ist ganz unvorhersehbar in seiner Art. Das PMS hatte ich immer unter Kontrolle. Doch jetzt liege ich zusammengerollt auf dem Bett und möchte nur noch sterben. Ich will allein sein und nie wieder eine Menschenseele sehen. Beim PMS hatte ich es nie soweit kommen lassen. Da sagte ich mir, daß das nur mein Körper war und ich mich eigentlich ganz anders fühlte und es bald wieder in Ordnung sein würde. Doch jetzt ist das Ende so unsicher. Es scheint tage- und wochenlang anzuhalten und ist auch viel heftiger. Es schafft mich, und das macht mir angst.«

Dr. Ricardo J. Fernandez ist Psychiater in Princeton, New Jersey, und Spezialist für hormonell bedingte Depressionen. Er sagt zu diesem Problem: »Psychische Störungen können ganz eindeutig für eine physische Erkrankung symptomatisch sein, was die meisten Ärzte jedoch verkennen. Wenn die Frau keine klassischen körperlichen Beschwerden hat, die eine Hormonbehandlung erfordern, wird der Arzt zumeist nicht anerkennen, daß diese Depression eine physiologische Erkrankung darstellt, und überweist den Patienten häufig zum Psychiater. Ich habe eine Frau erlebt, die wegen ihrer starken Gereiztheit und ihren Stimmungsschwankungen an Selbstmord dachte. Da sie früher bereits in psychiatrischer Behandlung war, meinte ihr Gynäkologe, daß die Ursache psychischer und nicht hormoneller oder physischer Natur wäre. Anhand von Labortests stellte ich fest, daß ihr FSH- und LH-Spiegel recht hoch lag. Ich behandelte sie mit Östrogenen und im Verlauf weniger Wochen verbesserte sich ihr Befinden wesentlich.«

Es gibt auch jene, die in dem Bemühen, die prinzipielle Gleichheit der Geschlechter zu betonen, die Auswirkungen der Hormone auf unser emotionales Gleichgewicht herunterspielen wollen. Und gelegentlich ist die Feministin in mir versucht, zu behaupten, daß wir uns in dieser Hinsicht überhaupt nicht vom Mann unterscheiden. Das stimmt natürlich nicht. Die hormonellen Veränderungen werden zwar von vielen Frauen in emotionaler Hinsicht überhaupt nicht bemerkt, es gibt aber auch viele, die das schon merken – wenn auch in unterschiedlichem Maße. Es bedeutet aber nicht, daß wir in dieser Phase unseres Lebens keine Leistung mehr bringen können. Es wäre töricht, ungerecht und unberechtigt, uns wegen einer potentiellen Empfindlichkeit gegenüber hormonellen Schwankungen Chancen zu verwehren. Immer wenn ich daran denke, fällt mir eine Radiosendung ein, die ich mit Dr. Sadja Greenwood, Autorin von *Menopause Naturally,* gemacht habe. Ein Mann rief an und sagte, daß das genau der Grund wäre, warum eine Frau nie Präsident werden dürfe. »Wie soll man ihr ernsthaft zutrauen, mit dem ›Atomwaffenknopf‹ richtig umzugehen, wenn ihre Hormone verrückt spielen?« argumentierte er, worauf Dr. Greenwood zornig erwiderte: »Fraglos stellen die brodelnden Hormone ein Problem dar. Doch seit Jahrhunderten ist es gerade das tosende männliche Hormon Testosteron, das für Krieg und Zerstörung die Verantwortung trägt. Ich wäre jederzeit bereit, das Risiko mit einer Frau in der Menopause auf mich zu nehmen.«

Wir müssen wissen, daß es in diese Übergangsphase zu vorübergehenden emotionalen Störungen kommen kann, aber auch, daß es Möglichkeiten gibt, solche unangenehmen Begleiterscheinungen zu lindern oder sogar zu unterdrücken.

Hormone

Für Frauen mit sehr ausgeprägten emotionalen Reaktionen auf die *Pause* kann sich das Östrogen als wahrer Segen erweisen. Sie müssen auch nicht warten, bis die letzte Regel vorbei ist – wie die Ärzte im allgemeinen empfehlen. Da eine emotionale Instabilität vor der Regel oder während des gesamten Zyklus durch einen unter Ihren individuellen Normalwert abgesunkenen Östrogenspiegel verursacht sein kann, werden Sie unter Umständen feststellen, daß Östrogen Sie emotional stabilisieren kann. Die Ostrogendosierungen sollten niedrig sein und in der Zeit des Zyklus eingenommen werden, in der Ihre Symptome auftreten.

»Ich war so wütend und frustriert. Wenn ich mit dem Auto unterwegs war und der Fahrer vor mir nicht schnell genug fuhr, ich aber auch nicht überholen konnte, stellte ich mir vor, wie ich seine Räder mit einer Maschinenpistole durchlöchern würde. Es war, als ob diese andere verrückte Person in mir wohnte. Ich bin vielleicht nicht gerade der zurückhaltendste Mensch, doch eine Furie bin ich auch nicht. Schließlich nahm ich Hormone, doch die erste Dosis war so niedrig, daß sie nichts bewirkte. Letzten Endes erhielt ich die richtige Dosis, und meine Gefühle kamen wieder ins Lot.«

»Es ist ganz wichtig, mit einer niedrigen Östrogendosierung zu beginnen und dann langsam zu steigern«, rät Dr. Roger Lobo, Professor für Gynäkologie an der University of Southern California. »Wenn eine Frau zuviel Östrogen erhält, erhöht sich der Pegel ihres Normalwerts. Dann wird eine Verringerung der Dosis schwierig. Jede kleine Reduzierung löst Symptome aus, und Sie geraten in eine Art Spirale und benötigen immer höhere Östrogendosen, weil sich Ihr Normalwert neu eingepegelt hat.«

Zwar haben mehrere Studien gezeigt, daß sich bei Frauen, die Östrogen nehmen, die Stimmung bessert, doch hilft das nicht bei allen Frauen. Sehr hilfreich ist Östrogen bei leichten Depressionen, doch die im allgemeinen für Beschwerden in der Menopause verschriebenen niedrigen Dosierungen zeigen sich in vielen Fällen schwerer Depressionen als wirkungslos. Ein kleiner Prozentsatz Frauen stellt sogar fest, daß Östrogen negative Gemütsreaktionen *hervorruft*.

»Östrogen könnte ich nicht nehmen. Ich versuchte das Östrogenpflaster. Ich war die ganze Zeit so deprimiert und so ärgerlich, daß ich einfach mir selbst nicht mehr grün war.«

Gelegentlich treten diese negativen Reaktionen auf, weil das verwendete Östrogen bei Depressionen im allgemeinen nicht so wirksam oder die verordnete Dosierung nicht auf die einzelne Frau abgestimmt ist.

Während das synthetisch hergestellte Progesteron sich häufig nachteilig auf die Stimmung auswirkt, lindert das natürliche Progesteron in Form von Kapseln, als Creme, Öl und als Sublingualtablette bei einigen Frauen prämenstruelle Beschwerden.

Kräuter

Das Wissen um heilende oder lindernde Wirkung vieler Pflanzen ist schon sehr alt. Durch die stürmische Entwicklung der Pharmakologie und Medizin ist dieses Wissen in den vergangenen Jahrzehnten in den Hintergrund getreten. Aber heute greift man wieder auf dieses Wissen zurück. Frauen verwendeten seit Jahrtausenden die verschiedensten Heilpflanzen, um sich selbst zu helfen. Die moderne Chemie hat nachgewiesen, daß diese Pflanzen tatsächlich hochwirksame Substanzen enthalten. Die hier aufgeführten Kräuter erhalten Sie in Apotheken, Drogerien und in Reformhäusern.

Der Mönchspfeffer (Vitex agnus castus) enthält hormonähnliche Substanzen, die regulierend auf das hormonelle Gleichgewicht wirken. Anna Harvey ist als Chiropraktikerin und Phytotherapeutin (Kräuterheilkundige) in Nordkalifornien tätig und erklärt: »Vitex scheint auf die Hypophyse zu wirken. Demzufolge hilft es Frauen mit einem hohen Östrogenspiegel und auch Frauen mit einem hohen Progesteronspiegel. Es wirkt bei PMS wie auch bei menopausalen Beschwerden. Sie können sich aus den getrockneten Beeren einen Tee zubereiten oder es als Tropfen nehmen. Es handelt sich um ein sehr mildes, aber auch langsam wirkendes Mittel. Leider kann es zwei bis drei Monate dauern, bevor Sie eine Wirkung feststellen.«

»Ich nahm Mönchspfeffer, weil ich fürchterliche Gefühlsausbrüche hatte. Beim kleinsten Anlaß glaubte ich, die Welt würde zusammenstürzen. Nachdem ich jedoch einige Monate lang Mönchspfeffer genommen hatte, fühlte ich mich wohler. Doch dann wurde ich nachlässig und nahm es nicht mehr die ganze Zeit. Nach dem Absetzen wurde ich wieder empfindlicher. Das war für mich ein Zeichen, daß mir das Mittel hilft, also nehme ich es jetzt regelmäßig.«

Ein aus Helmkraut zubereiteter Tee kann gleichfalls helfen, wenn Sie gereizt, nervös oder ängstlich sind. Johanniskraut gehört zu den bekanntesten antidepressiven Heilpflanzen. Es ist nützlich bei hormonell bedingten Depressionen, jedoch nicht bei depressiven Reaktionen auf bestimmte Lebensumstände.

Johanniskraut ist als Tee, Öl und Tinktur sowie in Kapselform erhältlich.

Akupunktur und chinesische Kräutermittel

Die Akupunktur und chinesische Kräutermittel helfen vielen Frauen. Die chinesische Medizin hält Gereiztheit für die Manifestation einer Erkrankung der Leber. Chinesische Kräuterzubereitungen, die Sie von Heilpraktikern verordnet bekommen, sind sehr zu empfehlen.

»Ich war sehr gereizt, launisch und ängstlich. Dann ging ich zur Akupunktur und nahm zwei chinesische Kräuterzubereitungen, die mir wieder Halt gaben.«

Homöopathie

Frauen berichteten zum Teil, daß ihre Stimmungsumschwünge durch homöopathische Mittel gelindert wurden.

»Zwei Tage nach der Einnahme eines homöopathischen Mittels fühlte ich mich, als ob sich ein Schleier gehoben hätte. Mehrere Tage lang war ich richtig euphorisch. Ich dachte: ›Das ist nicht so übel. Damit könnte ich leben.‹ Ich hatte meine Launen unter Kontrolle. Zur Zyklusmitte wurde ich wieder etwas gereizt, doch das war kein Vergleich mit dem Zustand davor, und meine Brüste waren auch nicht so empfindlich.«

Vitamine und Ernährung

Bei leichten bis mittelschweren emotionalen PMS-Symptomen kann das Vitamin B$_6$ Besserung bringen. Nehmen Sie zu Beginn zweimal täglich 50 Milligramm davon, und erhöhen Sie langsam auf nicht mehr als insgesamt 300 mg am Tag. Am besten sind Tabletten mit verzögerter Wirkstofffreigabe.

Achten Sie darauf, die 300 mg Vitamin B$_6$ täglich nicht zu überschreiten, da dieses Vitamin in hohen Dosierungen zu schweren neurologischen Störungen führen kann. Wenn Sie zuviel genommen haben, verspüren Sie ein Prickeln und Taubheit in den Fingern und Zehen. Vitamin B$_6$ kommt im Hühner- und Schweinefleisch, in Fisch, Eiern, ungemahlenem Reis, Sojabohnen, Hafer, Weizenkörnern, Erd- und Walnüssen vor.

Wenn Sie emotional aus dem Gleichgewicht sind, meiden Sie Alkohol und Koffein, da sie die Ausscheidung von Östrogen über den Urin bewirken.

Essen Sie weniger Zucker. Eine vermehrte Zuckerzufuhr erhöht den Blutzuckerspiegel, dessen anschließendes abruptes Abfallen häufig heftige negative psychische und emotionale Reaktionen hervorruft.

Statt Zucker sollten Sie komplexe Kohlenhydrate zu sich nehmen (stärkehaltiges Gemüse, Bohnen, Erbsen, Teigwaren und Getreide), um den Blutzuckerspiegel konstanter zu halten. Das heißt nicht, daß Sie nicht auch mal »zulangen« können, doch je weniger Zucker Sie essen, vor allem in der zweiten Zyklushälfte, desto weniger Symptome werden sich wahrscheinlich einstellen. Kleine, über den Tag verteilte Mahlzeiten tragen ebenfalls dazu bei, den Blutzuckerspiegel auf einem möglichst gleichbleibendem Niveau zu halten.

»Meine Stimmungsumschwünge scheinen ziemlich direkt mit dem Blutzucker in Verbindung zu stehen. Wenn ich vier oder

Erhöhen Sie die Einnahme von	Verringern Sie die Einnahme von
Vitamin B$_6$ (50–300 Milligramm pro Tag) Magnesium (150–400 Milligramm pro Tag) natürlichen, ballaststoffreichen Produkten (Obst, Gemüse, Getreide)	ballaststoffarmen Lebensmitteln Molkereiprodukten Koffein Alkohol Zucker Salz

Möglichkeiten zur Linderung der PMS-Symptome

fünf kleine Mahlzeiten am Tag esse, fühle ich mich besser. Lasse ich meinen Blutzucker aber absinken, kriege ich manchmal regelrecht Zustände.«

Eine verstärkte Zufuhr von Magnesium hilft ebenfalls bei PMS-Symptomen. Magnesiummangel führt zu Angstgefühlen, Gereiztheit und nervöser Anspannung. Gemüse und Vollkornprodukte enthalten wesentlich mehr Magnesium als ballaststoffarme Lebensmittel, Fleisch und Molkereiprodukte.

Die Einnahme von Kalzium und Magnesium muß ausgewogen erfolgen: drei Teile Kalzium auf einen Teil Magnesium. Nehmen Sie verhältnismäßig mehr Kalzium zu sich, verstärken sich wahrscheinlich die PMS-Symptome. Nehmen Sie viel Zucker und/oder Kalzium zu sich, werden Sie zusätzlich Magnesium in Tablettenform – 150 bis 400 Milligramm täglich – brauchen (zuviel Magnesium kann zu Durchfall führen.)

Seien Sie vorsichtig mit Molkereiprodukten, da diese das Magnesium abbauen. Eine Studie ließ erkennen, daß die erhöhte Zufuhr von Milcherzeugnissen und Zucker zu einem chronischen Magnesiummangel führen kann.

Seien Sie sparsam mit Salz. Salz bindet Wasser im Körper, und Sie fühlen sich aufgeschwommen. Haben Sie zuviel Wasser im Körper, nehmen Sie kein Diuretikum (harntreibendes

Mittel). Das chemische Gleichgewicht der Mineralien im Körper wird dann vor allem durch eine überhöhte Kaliumausscheidung gestört. Trinken Sie mehr Wasser, legen Sie sich eine Weile hin, und lagern Sie die Füße hoch. Dadurch verbessert sich die Durchblutung der Nieren, und Sie können das zusätzliche Wasser als Urin ausscheiden.

Und schließlich, rauchen Sie nicht. Das Rauchen verschlimmert alle Beschwerden und Probleme, die mit der Menopause in Zusammenhang stehen.

Körperliche Betätigung

Regelmäßige sportliche Betätigung ist wichtig, vor allem, wenn Sie sich nicht gut fühlen. Sport erhöht die Endorphinausschüttung im Gehirn, die Durchblutung und die Sauerstoffkonzentration in den Zellen – jeder einzelne Faktor kann für sich genommen Ihr Wohlbefinden steigern.

Eine Studie am Kings College Hospital in London wies nach, daß Frauen, die *vor* der *Pause* regelmäßig Sport treiben, wahrscheinlich weniger an Depressionen leiden. Eine andere Studie aus Stockholm ergab, daß Frauen, die sich regelmäßig sportlich betätigen, signifikant weniger menopausale Symptome haben, einschließlich weniger schlechte Laune, als Frauen, die sportlich inaktiv blieben.

»Nur auf meinen Sport kann ich mich noch verlassen. Ich brauche ihn wirklich mehr für meine Gefühle als für meinen Körper. Doch wenn ich mich so deprimiert fühle, dann will ich eigentlich nicht rausgehen und was machen. Doch ich zwinge mich dazu, und ich weiß, wenn ich mich dazu überwinde, laufe ich es aus mir heraus.«

Sport entspannt und baut Streß ab. Und wenn Sie entspannter und weniger gestreßt sind, gestalten sich auch Ihre Beziehungen zu anderen mit mehr Freude. »Seitdem Maggie Sport treibt und gut ißt«, berichtete der Lebenspartner einer Frau, »ist sie nicht so gestreßt, und wir kommen viel besser miteinander aus.«

Erkennen und Entspannen

Selbst wenn Sie sich Ihrer Meinung nach nicht beherrschen können, werden Sie sicher feststellen, daß Sie Ihre Gefühle weit besser unter Kontrolle haben, wenn Sie ihnen auf andere Art Aufmerksamkeit widmen. Achten Sie auf kleine Anzeichen für Aufgeregtheit, Gereiztheit oder Verstimmtheit. Dann suchen Sie nach einem möglichen Grund für diese Stimmung. Vielleicht sind Ihre Reaktionen emotional begründet, vielleicht aber auch nicht.

Befragen Sie Ihre Gefühle, und wenn sich kein konkreter Grund erkennen läßt, holen Sie tief Luft und gehen davon aus, daß diese Stimmungen ein Symptom für ein gestörtes hormonelles Gleichgewicht sind, das man respektieren und sanft angehen muß. Ich glaube, Frauen, die erkennen, daß ihre Symptome durch die *Pause* verursacht werden, sind oft eher in der Lage, ihre emotionalen Wallungen in den Griff zu bekommen.

»Ich nehme an, wenn ich das laute Atmen meines Mannes nicht ausstehen kann, dann geht in mir etwas vor und nicht in ihm. Oder er steht da und liest die Post, und es nervt mich, weil ich möchte, daß er etwas anderes tut. Dann sage ich mir: ›Okay, Lydia, irgend etwas ist los mit dir.‹ Das hilft mir, Abstand zu meinen heftigen Gefühlen zu gewinnen. Ich packe meine Stimmungen in eine kleine Schublade mit Namen Menopause. Und ich finde, daß ich sie besser unter Kontrolle habe, wenn ich sie erkenne und akzeptiere.«

»Das Wissen, daß es nichts Psychologisches, sondern nur die Menopause war, half mir, besser mit den Stimmungsumschwüngen umzugehen.«

Als nächstes überprüfen Sie, ob Sie vor kurzem etwas gegessen haben, denn ein niedriger Blutzuckerspiegel kann emotionales Unbehagen noch verstärken.

Versuchen Sie, Ihre nächste geplante Tätigkeit zu verschieben, um Zeit zu gewinnen und wieder ins Gleichgewicht zu kommen. Die verlorene Zeit holen Sie mit Leichtigkeit wieder auf, wenn Sie sich besser fühlen und leistungsfähiger sind.

Machen Sie einen Spaziergang um den Häuserblock, nehmen Sie ein Bad, oder schließen Sie die Augen, und konzentrieren Sie sich auf das Atmen, oder stellen Sie sich vor, die Atmosphäre ist ruhig, wohltuend, besänftigend. Vielleicht lassen Sie auch einen früheren Urlaub oder ein besonderes Erlebnis noch einmal vor Ihrem geistigen Auge ablaufen. Schweben Sie möglichst lange in diesen positiven Gefühlen. Wenn Sie das Bild verlieren, auf das Sie sich konzentriert hatten, versuchen Sie, es zurückzuholen, oder schaffen Sie sich ein neues.

»Manchmal höre ich Musik oder meditiere etwas. Ich fühle mich dann entspannter, und entspannter bin ich nicht so reizbar.«

»In dieser Zeit versuche ich, die Dinge nicht so tragisch zu nehmen. Ich verwöhne mich dann: Ich nehme ein Schaumbad und lege eine CD auf, die sonst niemand gern hört. Und ich bemühe mich, mich nicht schuldig zu fühlen, wenn ich Dinge tue, die mir Spaß machen.«

Wenn Sie hektisch sind, provozieren Sie sich nicht. Verschieben Sie eine möglicherweise unangenehme Verabredung auf einen anderen Tag. Ziehen Sie sich zurück, und arbeiten Sie allein, wenn Sie glauben, daß Sie heute keine Gesellschaft mögen.

»Sobald ich merke, daß dieses Gefühl in mir aufsteigt, gehe ich alleine weg. Ich spreche mit niemandem, denn ich möchte meine emotionale Instabilität an niemandem auslassen.«

Wenn Sie anderen Menschen nicht aus dem Weg gehen können, versuchen Sie, sich zu beruhigen. Atmen Sie ein paarmal tief durch, um die Gereiztheit abzubauen.

»Ich bemühe mich, meine Launen zu beherrschen. Anstatt den Leuten ins Gesicht zu springen, bin ich einfach so ruhig wie möglich. Ich gebe mir Mühe, daß meine Stimme nicht gereizt, sondern ruhig klingt.«

Eine weitere Möglichkeit besteht darin, ein riskantes Thema erst einmal auszulassen, so daß Sie Gelegenheit haben, die Dinge im richtigen Verhältnis zu sehen.

»Wenn ich merke, daß ich über etwas wütend werde, denke ich an etwas anderes und sage mir, daß ich mich, wenn ich in zwei Tagen immer noch darüber ärgerlich bin, dann damit befassen werde. Am nächsten oder übernächsten Tag ist diese Stimmung sowieso vorbei, oder es hat sich geklärt.«

Wenn es um geschäftliche Termine geht, machen ein paar Stunden oder ein Tag selten viel aus. Nehmen Sie sich diese Zeit, wenn Sie mit Ihren Gefühlen gerade auf Kriegsfuß stehen. Wichtig ist allerdings, daß Sie einen Weg finden, die Dinge im richtigen Verhältnis zu sehen.

Teilen Sie sich anderen mit, wenn Sie erkannt haben, daß Sie emotional aus der Bahn geworfen sind.

»Ich sage meinem Partner, was mit mir los ist. Ich sage dann so etwas wie: ›Entschuldige bitte, daß ich so miese Laune habe, ich meine das eigentlich nicht so. Ich bin nicht ich selbst.‹«

»Meistens warne ich meine Familie, damit sie wissen, daß sie mich nicht absichtlich reizen sollen. Mein Sohn weiß dann, daß er mir aus dem Weg gehen muß. Wenn er glaubt, ich sei ungerecht, dann sagt er es mir immer sofort. Wenn er es mir dann immer noch übelnimmt, muß er damit anderswo klarkommen. Meinem Mann sage ich das gleiche. Dann kommen Sie mir nicht in die Quere, und es ist für uns alle leichter.«

Da diese Stimmungen so unberechenbar sind und der nächste Tag schon wieder ganz anders aussehen kann, sind viele Lebenspartner für einen Hinweis dankbar. Lassen Sie Ihren Partner wissen, wie Ihr Tag läuft, wie ängstlich oder aufgeregt Sie sind, wie häufig sich Hitzewallungen einstellen. Es ist wie der tägliche Wetterbericht: Ein Sturm braut sich zusammen, oder ein wolkenloser Himmel kündigt sich an.

»Es hilft, wenn meine Frau mir sagt: ›Weißt du, ich bin wirklich nicht böse mit dir. Ich mache ein schwere Zeit durch.‹ Ich akzeptiere es, wenn sie erklärt: ›Ich bin heute ungenießbar. Jeder, der in die Küche kommt, wird sein Fett abkriegen, also bleibt lieber draußen.‹ Ich finde das zwar nicht schön, aber ich akzeptiere es.«

Ziehen Sie nicht gegen Ihren Partner zu Felde, und geben Sie ihm nicht die Schuld, wenn Sie nicht ganz auf der Höhe sind. Sollte es doch einmal passieren, entschuldigen Sie sich. Ihr Partner wird Sie mehr unterstützen und Ihnen Ihre Stimmungsumschwünge eher nachsehen, wenn Sie die Ursache auch bei sich suchen. Zwar haben Sie einen Anspruch auf besondere Aufmerksamkeit und Rücksicht in dieser Zeit, doch haben Sie nicht das Recht, grob oder frech zu sein. Sie können Ihrem Partner gar nicht deutlich und häufig genug sagen, daß Sie seine Nachsicht und Hilfe zu schätzen wissen. Das wird ihn in seiner Toleranz und seinem Mitgefühl noch bestärken.

Ich halte es für wichtig, nicht nur die Familie, sondern auch die Kollegen über Ihren durch die Menopause bedingten Gemütszustand zu informieren. Das ist natürlich nicht leicht, doch das Risiko lohnt sich sicher. In der überwiegenden Mehrheit berichten die Frauen, daß sie, nachdem sie ihre Kollegen eingeweiht hatten, sehr viel Unterstützung erfahren haben. Sie glauben nicht, daß eine Frau dann unfähig oder unzuverlässig wird und ihre Arbeit nun schlechter machen würde. Ganz im Gegenteil, wir alle kennen problematische Phasen – Kollegen, deren Kinder in Schwierigkeiten sind, die in Scheidung leben, die kranke Eltern zu versorgen haben. Diese Perioden sind wie auch die *Pause* zeitlich begrenzt. Indem Sie Ihre Familie und Ihre Kollegen davon in Kenntnis setzen, was in Ihnen vorgeht, geben Sie ihnen die Möglichkeit, sich auf Ihre Bedürfnisse einzustellen – oder Ihnen aus dem Weg zu gehen.

»Ich habe mich mit meinem Kollegen hingesetzt und ihm erklärt, was mit mir zeitweise los ist. Ich habe ihm gesagt, daß er es nicht persönlich nehmen sollte, wenn ich plötzlich eine ganz miese Laune habe. Wenn das Thema wichtig ist, werde ich ihn bitten, die Besprechung um einen Tag zu verschieben. In dieser Laune versuche ich erst gar nicht, Probleme zu lösen.«

»Manchmal könnte ich explodieren, und das Klassenzimmer ist nun nicht gerade der richtige Ort dafür. Also übergebe ich den Unterricht an meine Assistentin. Sie weiß Bescheid. Dann spaziere ich ein paarmal um den Block und versuche, mich zusammenzureißen. Oft bin ich in das Klassenzimmer zurückgekommen und mußte noch ein zweites Mal wieder hinaus.«

Und denken Sie immer daran, daß die *Pause* einmal *enden* wird. Ihre Hormone *werden* ihr neues Gleichgewicht finden, und Sie werden ihre emotionale Ausgeglichenheit zurückgewinnen.

»Als ich um die 48 war, hörte das Auf und Ab endlich auf. Ich hatte einen Garten und viel mehr Mitgefühl mit mir selbst. Außerdem besaß ich die ganze zusätzliche Energie, die ich vorher einzig dafür aufwenden mußte, nicht den Verstand zu verlieren. Ich habe die Räume in meinem Haus neu tapeziert und soviel unternommen wie nie zuvor in meinem Leben. Ausflüge mit dem Boot und dem Fahrrad; überhaupt wurde ich körperlich aktiver. Heute bin ich tatsächlich besser in Form als vor zwanzig Jahren.«

In der Zwischenzeit, wenn Sie die emotionale Berg- und Talfahrt zu sehr mitnimmt, denken Sie an die Hormone, Homöopathie, Akupunktur und Kräuter, die Ihnen helfen können. Sie werden nicht den Verstand verlieren: Es handelt sich um einen physiologischen Prozeß, auf den Sie psychisch reagieren, und ein gegen die Depressionen oder Angstgefühle eingenommenes Medikament muß nicht die Lösung dafür sein. Eine gezielte Therapie oder Beratung kann Ihnen jedoch helfen, diese Übergangsphase wirksam mitzugestalten. Vor kurzem meinte eine meiner Patientinnen:

»Diese Therapiesitzungen haben mir geholfen, die Dinge im ganzen zu sehen. Nie wieder werde ich zulassen, daß mich meine Stimmung beherrscht. Ich kann ein kurzes Nickerchen einlegen, einen Spaziergang machen oder etwas anderes tun, so daß meine Pläne nicht ganz durcheinandergeraten. Vielleicht gibt es ein paar ganz üble Tage, doch ich weiß, daß ich da durchkomme. Darum genieße ich die schönen Tage gleich noch viel intensiver.«

Denken Sie daran, daß die meisten Frauen *nicht* von ihren Emotionen überwältigt werden. Bei manchen Frauen ist das jedoch so. Sollten Sie sich ausnahmsweise wirklich einmal mit Selbstmordgedanken plagen oder überhaupt nicht mehr zurechtkommen, suchen Sie unbedingt sofort die Hilfe eines Fachmannes, selbst wenn Sie dafür zur Notaufnahme Ihres Krankenhauses gehen oder das Frauenkrisentelefon anwählen müssen.

Müde und kein Ende?

Eine der häufigsten Begleiterscheinungen während der *Pause* ist die Müdigkeit.

Millionen von Frauen werden durch die doppelte Belastung im Haushalt und im Beruf ausgelaugt. Wir sind so überbeansprucht, daß die Müdigkeit anscheinend schon zur Lebensweise geworden ist. Doch die *Pause* bringt zumeist einen neuen Grad der Erschöpfung mit sich, der einfach über Nacht kommen kann:

»Jeden Morgen, wenn ich mein Bett mache, würde ich am liebsten sofort wieder hineinsteigen.«

»Neulich mußte ich mich beim Abwaschen dreimal hinsetzen. Ich dachte: ›Was ist los? Es sind doch nur zwölf Teller und Tassen. Was geht hier vor?‹ Ich war einfach völlig geschafft.«

»Ein oder zwei Tage vor meiner Periode erreiche ich einen Punkt, an dem ich glaube, keine Kraft mehr zu besitzen. Wenn die Regel dann kommt, geht das wieder vorbei.«

»Vor etwa einem Jahr war ich so müde, daß ich mich um halb neun und manchmal auch schon um halb sieben ins Bett gelegt habe. Doch seitdem ich Östrogen nehme, ist damit Schluß.«

»Plötzlich verspüre ich einen fast krankhaften Drang zu schlafen. Ich muß ins Bett gehen, und zwar sofort. Und das passiert mir immer öfter.«

»In den frühen Phasen der Menopause ist der Zustand der Erschöpfung zu etwa 80 Prozent auf Schlaflosigkeit und andere Schlafstörungen zurückzuführen, die durch den gesunkenen Östrogenspiegel ausgelöst werden«, betont Dr. John Arpels. »Zu 20 Prozent können sie jedoch durch einen Abfall im Testosteron bedingt sein. Das Testosteron ist das Hormon, das Ihnen das Gefühl der Tatkraft verleiht und Sie sexuell stimuliert. Ein verringerter Testosteronspiegel ist dann wahrscheinlich, wenn die Erschöpfung von einem Nachlassen in der Libido begleitet ist.«

Wenn wir uns plötzlich über alle Maßen und ohne sonstige Beschwerden matt fühlen, können sich die meisten nicht vorstellen, woran das liegt. Eine Frau gab an, daß sie sich sogar auf Aids testen ließ. Diese ausgeprägte Müdigkeit in den Anfangsphasen der *Pause* ist oft der Grund dafür, daß manche Frauen auf der Suche nach einer Antwort von einem Arzt zum nächsten laufen.

»Da gab es einen Punkt, wo ich sagte: ›Vielleicht sterbe ich.‹ Also ließ ich meine Leber überprüfen, eine Koloskopie durchführen, eben all die Dinge, die man macht, um sicherzugehen, daß man nicht an einer schrecklichen Krankheit leidet. Ich war die ganze Zeit immer so müde.«

Manche Frauen fühlen sich um die Zeit des Eisprungs herum kraftlos, doch für die meisten ist es zu Beginn der Menstruation besonders schlimm.

»Bei der letzten Regel fühlte ich mich ohne besonderen Grund völlig erschöpft. Ich kam nach Hause und ging zwei Nächte hintereinander um acht Uhr ins Bett. Dann, am zweiten Tag meiner Regel, war alles wieder normal.«

Ich erinnere mich daran, am Tag meiner Regel an einem Skiausflug teilgenommen zu haben. Zwei Stunden nach der Ankunft mußte ich mich hinlegen. Ich schlief vier Stunden. Das kommt bei mir sonst *nie* vor. Und ich litt auch nicht unter Schlafmangel. Es war nur der erste Tag meiner Regel in Zusammenhang mit den Wirkungen der Höhenlage. Offensichtlich verstärkt sich die Höhenkrankheit, wenn man durch die *Pause* geht.

Darüber hinaus sind Frauen mitunter um die Periode herum aufgrund der starken Blutung erschöpft.

»Wenn meine Periode sehr heftig ist, komme ich von der Arbeit nach Hause und schlafe erst einmal ungefähr eine Stunde. Mein Kopf sackt zur Seite weg, und die Augen fallen mir einfach zu.«

Bei starken Blutungen kann die Müdigkeit darauf hindeuten, daß Sie anämisch sind, das heißt unter Eisenmangel leiden.

Es ist nicht selten, daß in dieser Lebensphase Blutuntersuchungen eine Schilddrüsenunterfunktion erkennen lassen.

»Ich nahm zu und litt auch die ganze Zeit unter Müdigkeit. Mein Arzt hatte mich vorher nie über Müdigkeit klagen hören, führte deshalb einige Tests durch und stellte fest, daß die Schilddrüsenwerte schlecht waren.«

»Es scheint nur logisch, daß sich größere Hormonveränderungen auf den ganzen Körper auswirken«, erläutert Dr. Ifeoma

Ikenze, die im Gebiet von San Francisco Bay als Allgemein-ärztin und Homöopathin tätig ist. »Die Schilddrüse ist da nur eines der Organe, die häufig in Mitleidenschaft gezogen werden.« Mit zunehmendem Alter der Frauen steigt die An-zahl der Schilddrüsenerkrankungen alle zehn Jahre um etwa zehn Prozent an.

Bei vielen Frauen schwindet das extreme Müdigkeitsge-fühl in der Mitte der *Pause,* und sie erleben eine herrliche Zeit erhöhten Leistungsvermögens. Dafür können verschiedene Aspekte ausschlaggebend sein. Bei manchen Frauen sinkt der Progesteronspiegel, so daß das verfügbare Östrogen auch wir-ken kann. Bei anderen Frauen ist die Reaktion auf den rela-tiv hohen Testosteronspiegel zurückzuführen, der während der *Pause* auftreten kann. Doch die schöne Zeit endet, wenn der Östrogenspiegel weiter absinkt und eine weitere Episode der Unausgeglichenheit einsetzt. Schließlich hört die Men-struation endgültig auf, und wenn die Frau sich erst auf diese letzte Veränderung eingestellt hat, kehrt oft auch ihre Lei-stungskraft zurück.

»Ende Vierzig hatte ich furchtbare Hitzewallungen, und ich fühlte mich total öde. Ich kam mir fett, pummelig und lethar-gisch vor. Doch vor einigen Jahren, nach meiner letzten Regel, trat plötzlich eine Wende ein. Ich wurde wieder aktiv, energie-geladen und trieb gern Sport. Das ist seitdem so geblieben.«

Schlafstörungen

Vielfach resultiert diese Ermüdung aus einem Mangel an Schlaf. Sieben großangelegte Studien ergaben, daß Frauen im Alter zwischen 45 und 50 signifikant häufiger über Schlafstörungen klagten. Am meisten wurde von nächtlichem

Aufwachen berichtet, wonach man nicht wieder einschlafen konnte.

»Ich wache einfach viel öfter nachts auf, das gab es vorher bei mir nie.«

»Ich kann nachts nicht schlafen. Seit einem Jahr habe ich nicht mehr richtig geschlafen. Jede Nacht wache ich sechs- bis zehnmal auf. Dann bleibe ich zwanzig bis vierzig Minuten wach, je nachdem, wie lange es dauert, bis ich wieder eingeschlafen bin. Das hat mich völlig geschafft.«

Der Hormonspiegel *beeinflußt* zweifelsohne unseren Schlaf. Eine Reihe unterschiedlicher Studien hat gezeigt, daß College-Studentinnen kurz vor und während der Menstruation, wenn der Östrogenspiegel seinen Tiefpunkt erreicht hat, unter Schlafstörungen leiden. Schlaflosigkeit, unruhige Träume und Müdigkeit beim Aufwachen sind typische Beschwerden bei Frauen, die am PMS leiden.

»Hormonell bedingte Schlafstörungen unterscheiden sich von den Symptomen eines wirklich krankhaft schlafgestörten Menschen, der einschläft, zwanzig Minuten später wieder aufwacht und dann bis wenige Stunden vor dem Aufstehen wach bleibt«, betont Maida Taylor, Gynäkologin in San Francisco. »Sie sind ebenfalls zu unterscheiden vom frühen Aufwachen, über das depressive Menschen klagen, die, unabhängig davon, wie spät sie ins Bett gegangen sind, früher als nötig wach werden. Doch ein Mangel an *durchgängigem* Schlaf ist ein Symptom, das in der Menopause auftritt.« Anscheinend wachen Frauen in der *Pause* des Nachts wiederholt auf, weil sie die Blase entleeren müssen, eine Hitzewallung oder ein Schweißausbruch sie geweckt hat. Oder ihr Schlaf wird ohne erkennbaren Grund unterbrochen.

»Ganz plötzlich fing ich mitten in der Nacht zu schwitzen an. Eigentlich stört mich das nicht, doch es macht mich wach, und ich kann danach nur schwer wieder einschlafen.«

»Ganz heftige Hitzewallungen unterbrechen meinen Schlaf recht häufig. Zu der aufsteigenden Hitze gesellt sich dann noch ein beschleunigter Puls, so daß ich schwer atme und mein Herz wild pocht. Ich kann dann kaum zur Ruhe kommen und brauche lange, ehe ich wieder einschlafe.«

Gleich, welcher Grund vorliegt, das Ergebnis ist ein Mangel an durchgehendem, wirklich erholsamem Schlaf. Mit der Zeit kann Sie dieser Schlafentzug auslaugen und sich auf Ihre Stimmung wie auch Ihre Fähigkeit, klar zu denken, übel auswirken.

»Der Schlafmangel hat mich so erschöpft, daß ich irgendwie meine Objektivität verloren habe, ganz zu schweigen von meinem Humor. In mir wächst die Angst, daß das immer so bleibt. Ich weiß, das ist unsinnig, doch ich sehe einfach kein Ende. Ich bin so kraftlos, daß ich ständig Verabredungen und Unternehmungen absage, die mir wirklich viel bedeuten.«

Ernährung, Sport und Entspannung

Sie haben durchaus die Möglichkeit, Ihren Schlaf positiv zu beeinflussen. Meiden Sie koffeinhaltige Getränke, einschließlich koffeinhaltiger Limonaden, zumindest in der zweiten Tageshälfte. Mit zunehmendem Alter reagieren wir meist empfindlicher auf Stimulanzien (Anregungsmittel). Auch auf Alkohol reagieren wir stärker, so daß es zu empfehlen wäre, abends alkoholischen Getränken aus dem Weg zu gehen.

Essen Sie vor dem Schlafengehen keine große Mahlzeit mehr. Ein kleiner spätabendlicher Imbiß verhindert, daß Sie nachts der Hunger aus dem Bett treibt. Wenn Sie fürchten, zum Harnlassen aufstehen zu müssen, sollten Sie nach dem Abendessen nichts mehr trinken. Möglicherweise verhilft Ihnen auch der Klang von Meereswellen oder singenden Vögeln zu einem entspannten Einschlafen und verhindert, daß Sie durch störende Geräusche aus dem Schlaf gerissen werden.

Wenn heiße Bäder keine Hitzewallungen auslösen, könnten sie die Lösung für Ihr Schlafproblem sein. Dr. Quentin Regestein von der Schlafklinik in Brigham und dem Frauenkrankenhaus in Boston empfiehlt: »Ein Bad von zwanzig bis dreißig Minuten, so heiß, wie Sie es aushalten, erhöht Ihre Körpertemperatur. Forschungsergebnisse sagen aus, daß eine erhöhte Körpertemperatur einen tieferen Schlaf bewirkt. Es wirkt nicht bei jedem, und nicht jeder verträgt ein heißes Bad. Wem es bekommt, für den kann es eine praktische und hilfreiche Methode sein.«

Entspannungstechniken können Ihnen ebenfalls beim Wiedereinschlafen helfen. Als erstes machen Sie Ihren Kopf frei von allen Gedanken und Sorgen. Wenn Ihr Gehirn hyperaktiv ist, wenn Sie ein Problem wälzen oder eine gute Idee haben, die Sie nicht vergessen wollen, schreiben Sie sie auf. Haben Sie Ihre Gedanken erst schriftlich festgehalten, können Sie sich leichter davon lösen. Oder Sie greifen zu einer Lektüre – etwas Fachliches oder Langweiliges ist angebrachter als ein fesselnder Roman, bei dem Sie wahrscheinlich nur ständig mit Umblättern beschäftigt sind.

»Meine Faustregel ist, wenn ich eine halbe Stunde wach bin, stehe ich auf und mache etwas, zum Beispiel lesen, dann lege ich mich wieder hin.«

Wenn Sie sich dann erneut ins Bett legen, schließen Sie Ihre Augen, blicken ein paar Minuten auf die schwarze Wand in

Ihrem Kopf und lauschen Ihrem Atmen. Schleicht sich ein Gedanke ein, lassen Sie ihn vorbeirauschen, indem Sie sich wieder auf die schwarze Wand und das Geräusch Ihres Atems konzentrieren. Nach ein oder zwei »gedankenfreien« Minuten können Sie dann zu einer der folgenden einfachen Entspannungstechniken übergehen.

Bei der von Dr. Edmund Jacobson Anfang der 60er Jahre eingeführten *progressiven Entspannung* konzentriert man sich auf eine schrittweise Entspannung des Körpers. Sie beginnen mit den Zehen, dann folgt der Fuß, das Fußgelenk, die Wade, das Knie, der Oberschenkel – erst bei einem Bein, dann beim anderen. Ganz langsam arbeiten Sie sich von Körperteil zu Körperteil bis zum Kopf hoch, so daß Ihr ganzer Körper entspannt ist.

Die von Dr. Herbert Benson entwickelte *Entspannungsreaktion* ist eine andere, ebenso einfach auszuführende Technik. Dabei spannen Sie mit einem Mal Ihren ganzen Körper an – die Hände, Arme, Beine, Füße, den Magen, sogar Ihre Gesichtsmuskeln. Halten Sie die Spannung sechs Sekunden lang, und entspannen Sie dann völlig bei gleichzeitigem vollständigem Ausatmen. Nach einer Entspannungsphase von zehn Sekunden wiederholen Sie den Ablauf. Im allgemeinen reichen zwei Wiederholungen aus, um Sie in kurzer Zeit wieder in den Schlaf sinken zu lassen.

Kräuter

Pflanzliche Beruhigungsmittel tun oft ihre Wirkung. Sie erhalten diese in Drogerien. Fragen Sie nach Passionsblume, Herzgespann oder Baldrian. Es gibt sie in Kapseln oder als Tropfen, die Sie mit Wasser verdünnen oder unverdünnt trinken können. Herzgespann ist besonders für Frauen in der Menopause zu empfehlen, da es auch zum Gleichgewicht der Hormone beiträgt. Sie können sich die Tropfen und ein Glas

Wasser für die Nacht neben das Bett stellen. Sollte das Herzgespann zu schwach für Sie sein, nehmen Sie Baldrian. Obwohl manche Frauen angegeben haben, daß sie nach Baldrian eine Art »Kater« verspüren, hat er mir über Monate hinweg den Tag – beziehungsweise die Nacht – gerettet. Meine Baldriantropfen hatte ich immer bei mir. Wenn ich nicht wieder einschlafen konnte, nahm ich fünfzehn bis dreißig Tropfen in Wasser, und innerhalb von einer Viertelstunde schlief ich wie eine Tote. Selbst, wenn ich die Tropfen morgens um vier Uhr genommen hatte, fühlte ich mich nach dem Aufstehen pudelwohl.

Tian Wan Bu Xin Bang ist ein gutes chinesisches Kräuterpräparat gegen Schlafstörungen.

Hormone

Östrogen vermindert Schlaflosigkeit und läßt Sie nicht so häufig aufwachen. Es reduziert die störenden Hitzewallungen und verlängert den REM-Schlaf. Der REM-Schlaf ist die Phase des Schlafes, in der Sie träumen. Damit Sie sich ausgeruht und wohl fühlen, ist eine gewisse Menge REM-Schlaf notwendig.

Wissenschaftler sind zum Teil der Ansicht, daß ein Absinken des Tryptophan (Vitamin-B_6-Mangel), der Ausgangssubstanz des Serotonins – einem Neurotransmitter, der oft mit dem Schlaf in Verbindung gebracht wird – für einige Schlafstörungen in der *Pause* verantwortlich ist. Der Spiegel an ungebundenem Plasma-Tryptophan erhöht sich bei einer Östrogenbehandlung. Viele Frauen kommen ohne Schlaftabletten aus, wenn sie Hormone nehmen. Ein Glas warme Milch vor dem Schlafengehen erhöht ebenfalls den Tryptophanspiegel.

Geistige Fähigkeiten

Doch selbst bei ausreichendem Schlaf klagen Frauen in der Menopause über Probleme mit dem Kurzzeitgedächtnis und über Konzentrationsschwäche.

»Früher habe ich bei der Arbeit immer Musik gehört. Jetzt muß ich die Musik manchmal abstellen, damit ich mich konzentrieren kann.«

»Auf mein Gedächtnis war ich immer stolz. Wenn jemand sagte: ›Wir treffen uns in zwei Wochen an dem und dem Ort‹, war ich da. Jetzt vergesse ich sogar die Pointe eines Witzes. Und manchmal kann ich mich nicht an Wörter erinnern. Letzte Woche fiel mir plötzlich der Name meiner besten Freundin nicht ein.«

»Ich vergesse einfach alles. Ich bin oben im Haus und gehe nach unten. Dann merke ich, daß ich etwas vergessen habe und gehe wieder nach oben, um es zu holen. Oben angekommen, weiß ich nicht mehr, was ich hier wollte.«

In meinem zweiten Jahr der *Pause* war ich zu einem Interview in der Talk-Show *Oprah* eingeladen. Zehn Minuten vor der Sendung setzte meine Regel ein. Während des Interviews fühlte ich mich, als ob ich durch einen zähflüssigen Brei waten würde. Wieder zu Hause angekommen, sah ich mir das Band an. Ich war fassungslos. Viele Punkte, die ich hätte ansprechen müssen, hatte ich einfach vergessen. Zwei Tage später war ich wieder in Form, doch da hatten mich schon Millionen von Zuschauern herumstammeln gesehen.

Vergessen Sie nicht, daß das Östrogen Ihre Gehirnfunktion

und damit Ihre geistigen Fähigkeiten wie auch Ihre Emotionen beeinflußt.

Dr. Bruce McEwen und seine Kollegen vom Labor für Neuroendokrinologie an der Rockefeller University in New York haben die Auswirkung des Östrogens auf die Gehirne weiblicher Ratten untersucht. »Östrogen hat eindeutig Auswirkungen auf die Zahl der Synapsen im Hippocampus (limbisches System: Steuerung, Information, Bewegung) von Ratten«, informierte mich Dr. McEwen. »Das ist ein Teil des Gehirns, der mit dem Lernen und der Erinnerungsfähigkeit in Verbindung steht. Ein verringerter Östrogenspiegel bedeutet weniger Synapsen. Zwar unterscheidet sich das menschliche weibliche Gehirn beträchtlich von dem der Ratten, doch gibt es auch Übereinstimmungen. Auf Grundlage unserer Untersuchungen würde ich sagen, daß ein Absinken des Östrogenspiegels bei Frauen zu einem Nachlassen der kognitiven (die Wahrnehmung betreffenden) Leistungsfähigkeit in bezug auf bestimmte Gedächtnisleistungen führt.«

Für gewöhnlich plane und organisiere ich meine Arbeit äußerst effektiv. Doch seit der *Pause* mühe ich mich oft stundenlang mit organisatorischen Fragen ab, für die ich früher sofort eine Lösung parat hatte. So rief mich kürzlich eine Freundin an, weil sie eine Verabredung verschieben wollte. Ich mußte sie dreimal zurückrufen, bis ich einen machbaren Ausweichtermin anbieten konnte.

Wenn Ihr Gedächtnis Sie im Stich läßt, müssen Sie sich etwas einfallen lassen. Mir haben Frauen mit diesem Problem eine ganze Reihe von todsicheren Methoden erläutert, mit denen sie ihrem launenhaftes Gedächtnis auf die Sprünge helfen.

»Jetzt muß ich viel genauer planen als früher. Heute trage ich mir alles – also wirklich alles – in dieses Büchlein hier ein.«

>>Ich trage ständig einen kleinen Packen Notizzettel mit mir
'rum – in meiner Handtasche, in meinen Taschen, in meinem
Auto – weil ich mich nicht mehr auf mich verlassen kann.
Jetzt hat alles seinen Platz. Meine Schlüssel haben ihren
Haken, meine Handtasche liegt immer auf der gleichen
Konsole, alle Anrufe trage ich in das gleiche Buch ein, und
an allen nur denkbaren Stellen habe ich Lesebrillen ver-
teilt.<<*

Dieses Gedächtnisdefizit trifft nicht alle Frauen. Manche
verfügen noch über ausreichend Östrogen oder Testosteron,
um das Gehirn ordentlich in Gang zu halten. (Das Testosteron kann von bestimmten Rezeptoren in den Gehirnzentren
entweder direkt genutzt werden, oder es wird in Östrogen umgewandelt und in dieser Form vom Gehirn aufgenommen.)
Andere wiederum werden damit Schwierigkeiten haben.
Wenn Ihre Fähigkeit, neue Informationen zu verstehen oder
darauf angemessen zu reagieren, beeinträchtigt ist, oder Sie
merken, daß Sie sich zwar noch gut an geschichtliche Ereig-
nisse erinnern können, Sie jedoch den tollen Gedanken vergessen haben, der Ihnen erst vor fünf Minuten durch den Kopf
ging, oder wo Sie Ihre Brille zuletzt hingelegt hatten, dann
könnte Ihnen zusätzliches Östrogen eine Hilfe sein.

Neuere Forschungen von Dr. Barbara Sherwin an der
McGill University in Montreal haben deutlich gemacht, daß
das Östrogen verschiedene Bereiche der kognitiven Funktionen stimuliert. >>Wir haben festgestellt, daß Östrogen eine positive Wirkung auf das Kurzzeitgedächtnis von Frauen aus-
übt, deren Menopause nach einer Entfernung der Eierstöcke
einsetzte.<< Dr. Sherwin fährt fort: >>Östrogen verbesserte auch
ihre Fähigkeit, Neues zu erlernen.<< Im allgemeinen zeigt
Östradiol (eine Vorstufe des Östrogens) eine positivere Wirkung auf die Gehirnfunktionen als Östrogen vom Pferd, weil

10–15 Prozent dieses Östrogens nicht zu den Gehirnrezeptoren des Menschen passen.

In weit höherem Alter tritt die Demenz, ein schwerer Verfall der Geisteskräfte, ein. Offensichtlich spielt der Mangel an Östrogen in diesem Verfallsprozeß eine nicht unerhebliche Rolle. An der Demenz leiden dreimal mehr Frauen als Männer. Jüngste Studien weisen nach, daß bei Frauen, die Östrogene einnehmen, sich die der Demenzfälle um 93 Prozent verringern. Bei übergewichtigen Frauen, deren Fettzellen einen höheren Östrogenspiegel bedingen, ist die Wahrscheinlichkeit der Ausbildung dieser Störung *geringer* als bei schlanken Frauen. Doch die Forschung zum Problemkreis Östrogen und Gehirn steckt noch in den Kinderschuhen. Für die nächsten Jahre werden wir neue Erkenntnisse auf diesem bedeutenden Forschungsgebiet erwarten können.

Streß

Ganz ohne Frage beeinflußt der Streß unseren Menstruationszyklus. Es ist nicht selten, daß die Regel zur Zeit einer Abschlußprüfung, bei Aufnahme einer neuen Arbeitsstelle, nach dem Tod eines Familienmitglieds oder einem anderen schrecklichen Ereignis einmal ausbleibt. Streß erhöht den Noradrenalin- und den Adrenalinspiegel und senkt anscheinend auf biochemischem Wege direkt den Östrogenspiegel, womit die Östrogenmangelsymptome noch verstärkt werden. Und wenn es eine »stressige« Phase im Leben gibt, dann ist diese in den Vierzigern und Anfang der Fünfzig, wenn viele von uns nicht nur mit der Belastung durch die Arbeit und durch die Führung eines Haushalts zurechtkommen müssen, sondern auch noch schwierige heranwachsende Kinder oder kranke Eltern zu umsorgen haben.

»Die schwerste Phase meiner Menopause begann, als meine 16 Jahre alte Stieftochter mit dem Gesetz in Konflikt geriet, meine Schwiegermutter im Sterben lag und ich alle vierzig Minuten mit aufsteigender Hitze zu tun hatte.«

Sind die Kinder aus dem Hause, werden Sie vielleicht bemüht sein, wieder eine Arbeit zu finden, oder sich plötzlich über Ihre zerrüttete Ehe klarwerden, die nur noch um der Kinder willen aufrechterhalten wurde. Das Aufziehen der Kinder hat Probleme in der Partnerbeziehung, Ihre gegensätzlichen Charaktere oder den Mangel an Zweisamkeit überdeckt. Jetzt müssen Sie sich unter Umständen dieser neuen Realität stellen, sehen vielleicht sogar die Möglichkeit einer Scheidung oder eines Neuanfangs. Einige Frauen müssen in dieser Lebensphase den Tod ihres Ehepartners überwinden.

Forschungen haben ergeben, daß die Frauen mit den meisten Beschwerden in der *Pause* verheiratet sind und die Kinder noch im Hause haben. Alleinstehende oder kinderlose Frauen, die geringeren emotionalen Belastungen ausgesetzt sind, haben wahrscheinlich weniger Probleme (es sei denn, sie sind kürzlich geschieden oder verwitwet). Akademisch gebildete Frauen und berufstätige Frauen, die an ihrem Beruf Freude finden, haben bessere Voraussetzungen, diese Übergangsphase zu bewältigen, als Frauen, die eine geringere Bildung besitzen und nur mit Mühe den Lebensunterhalt verdienen, die also mehr für ihr wirtschaftliches Überleben als zu ihrer persönlichen Befriedigung arbeiten. Auf jeden Fall zeigt sich, je größer die Belastung ist, der eine Frau in ihrem täglichen Leben ausgesetzt ist, desto schwieriger wird sie die Menopause erleben.

Es sollte jedoch nicht vergessen werden, daß Streß auch einen deutlich positiven Einfluß ausüben kann, wenn man richtig mit ihm umgeht. Sind die Kinder aus dem Hause, verfügen

Sie über mehr Möglichkeiten, Ihre eigenen Ziele zu verwirklichen, Bekanntschaften neu zu beleben, einen langen, nicht einseitig auf das Kind orientierten Urlaub zu genießen. Vielleicht wollen Sie eine Ehe ohne Liebe hinter sich lassen und allein neu anfangen. Oder Sie entdecken die Freuden, eine Großmutter zu sein.

Ist die Zeit der *Pause* von Streß gekennzeichnet, dann gibt es durchaus Wege, ihn zu bewältigen und damit Ihr Gleichgewicht aufrechtzuerhalten. Als erstes sollten Sie bei Ihren Freundinnen und Freunden Hilfe suchen. Frauen mit vielen sozialen Kontakten klagen weniger über körperliche Beschwerden. Je mehr Menschen Sie zu Ihren Vertrauten zählen, desto leichter wird Ihnen diese Zeit fallen.

Entspannung

Das beste Gegenmittel bei Streß ist natürlich Ruhe und Entspannung.

»Ich spüre, daß Streß die physiologischen Reaktionen verstärkt. Wenn kein Streß da ist, zum Beispiel, wenn wir ins Wochenende fahren, dann sind auch meine Hitzewallungen, Wutanfälle und Schlaflosigkeit nicht so stark ausgeprägt.«

Entspannungsübungen, wie die von mir beschriebenen Techniken zum Wiedereinschlafen, können Sie in Zeiten von Streß mehrmals täglich durchführen. Vielleicht wollen Sie sich aber auch lieber Gedankenbilder schaffen, das heißt in Tagträumen schwelgen. »Tagträume sind die schnellste und einfachste Methode der Entspannung«, so Dr. Martin L. Rossman, Autor von *Healing Yourself*. »Stellen Sie sich einfach einen friedlichen, entspannenden Ort vor, an dem Sie sich gern aufhalten. Holen Sie ein paarmal tief Luft, lassen Sie Ihre Schultern hängen, und verweilen Sie für jeweils drei bis fünf Minuten zwei- bis viermal am Tag dort ganz entspannt. Schon bald werden Sie sich besser fühlen. Dann werden Sie sich wahrscheinlich mehr Zeit für die Entspannungstechnik nehmen, nicht etwa weil Sie *müssen*, sondern weil Sie sich dabei so wohl fühlen.«

Vitamine und Kräuter

Stellt der Streß eine zu große Belastung dar, können Ihnen unter Umständen zweimal täglich 50 Milligramm Vitamin-B-Komplex Linderung verschaffen. Es hat sich gezeigt, daß sich die körpereigenen Vorräte am Vitamin-B-Komplex zu Zeiten einer Überlastung des Drüsensystems erschöpfen können. Ebenfalls helfen kann Ihnen eine erhöhte Zufuhr von Vitamin C in Zeiten der Belastung. Sibirisches Ginseng in Tablettenform, als Tropfen oder als Tee beeinflußt die Nebenniere positiv und hilft Ihrem Körper, den Streß zu bewältigen und neue Kraft zu schöpfen.

Sport

Hormone, Homöopathie, Akupunktur und Kräuter stellen wirksame Methoden zur Behandlung physischer und psychischer Ermüdungserscheinungen dar. Doch genauso wichtig, wenn nicht noch wichtiger, ist eine regelmäßige sportliche Betätigung. Sport entspannt die Muskeln. Beim Sport verbrauchen Sie einen Teil der aufgestauten nervösen Energie und tragen zur Beruhigung Ihres Körpers bei, so daß Sie besser Schlaf finden. Sport nimmt Ihnen nicht die Kraft, sondern gibt Kraft und verbessert die Stimmung. Also, selbst wenn Ihnen *überhaupt nicht* danach ist, die beim Sport freigesetzten Endorphine bewirken, daß Sie sich danach besser fühlen.

»Morgens bin ich manchmal todmüde und mag kaum an Sport denken. Doch lädt mich eine Freundin dann für eine Stunde

zum Tennis ein, bin ich so froh, daß ich ja gesagt habe. Ich
fühle mich leichter und entspannt, und ich schlafe besser.«

Versuchen Sie, täglich etwas Sport zu treiben – 20 Minuten
am Tag ist kein großer Zeitaufwand. Sport sollte Vorrang haben. Planen Sie erst Ihren Sport ein, und legen Sie danach
den Rest des Tagesablaufes fest.

Kopfschmerzen, Hitzewallungen und andere Unpäßlichkeiten

Ist eine Frau noch nicht Ende Vierzig oder Anfang Fünfzig, denkt kaum ein Arzt bei vagen körperlichen Beschwerden wie schmerzenden Gelenken, häufigem Wasserlassen, Kopfschmerzen und Verdauungsstörungen daran, daß hormonelle Veränderungen die Ursache sein könnte. Zwar ist nicht zu erwarten, daß alle in diesem Kapitel behandelten Symptome auftreten werden, dennoch läßt eine Reihe davon sicher nicht auf sich warten.

So manche Frau wird, wie es auch bei mir der Fall war, unter einer Anzahl von Beschwerden leiden. Wenn dem so ist, werden die hier gegebenen Informationen Sie befähigen, Ihren Arzt bei der Diagnose zu unterstützen. Außerdem werden Sie mit einer Vielzahl von Behandlungsmöglichkeiten vertraut gemacht. Nur wenn Sie selbst Ihre Therapiemöglichkeiten kennen, gehen Sie sicher, auch eine gute Behandlung zu erhalten. Auf der Grundlage dieses Wissens ist es Ihnen möglich, unter den Ihnen zur Verfügung stehenden Behandlungsmöglichkeiten die richtige Wahl zu treffen.

Schmerzen in den Gelenken und Muskeln

Gelenk- und Muskelschmerzen – Schmerzen im Rücken, in der Hüfte, Krämpfe in den Beinen oder Füßen – sind unter

Frauen in der *Pause* recht verbreitet. Vielleicht sind es nur Altersbeschwerden, doch ein gesunkener Östrogenspiegel *kann* Ihre Muskeln und Ihre Gelenke schwächen.

»Von Zeit zu Zeit schmerzten die Handgelenke und der rechte Daumen. Letztens, zum Geburtstag, konnte ich das Geschirr nicht vom Tisch räumen, weil meine Handgelenke mörderisch weh taten. Doch seitdem ich Hormone einnehme, sind diese Beschwerden völlig verschwunden.«

»Der Schmerz sitzt in der rechten Schulter. Erst dachte ich, es wäre eine Verspannung vom zu langen Sitzen. Doch die Schulter schmerzte ein paar Tage vor meiner Regel. Nach der Regel waren auch die Schmerzen fort. Wenn ich jetzt im nachhinein darüber nachdenke, muß ich sagen, es begann immer um diese Zeit.«

Bei vielen Völkern klagen Frauen während der *Pause* über Gelenkschmerzen. Vierzig Prozent der nigerianischen Frauen berichten über Schmerzen in den Gelenken und Knochen. Steife oder empfindliche Schultern werden in Japan als häufigstes Symptom angegeben. Im Westen sind Frauen am stärksten im Alter zwischen Vierzig und Fünfzig gefährdet, an der »fibrösen Schultersteife« (Periarthritis humeroscapularis), einer schmerzhaften Erkrankung, die die Bewegungsfreiheit der Schultern einschränkt, zu erkranken.

Was sollte man tun, wenn man diese Beschwerden bei sich feststellt? Sport kräftigt die Muskeln. Massage wird den Schmerz lindern. Schmerzlinderung ist eine der am besten belegten Ergebnisse der Akupunktur. Tees aus Kräutern, die die Leber reinigen, wie Klette und Wanzenkraut, oder die Niere spülen wie Brennesseln und Klebkraut, können bei Gelenkschmerzen helfen. Eine zusätzliche Östrogengabe verbessert die Durchblutung, die Sauerstoffversorgung der Zellen und stimuliert die Bildung von Gelenkflüssigkeit.

Magenbeschwerden

In der *Pause* klagen Frauen häufig über Magen-Darm-Beschwerden. Dabei handelt es sich nicht nur um Verstopfung, Durchfall und Verdauungsstörungen, sondern anscheinend auch um Blähungen.

»Ein weiteres Problem sind meine Blähungen. Mein Magen brodelt. Das macht so einen Krach, daß man nachts bald nicht schlafen kann. Außerdem habe ich wäßrigen Stuhlgang und Darmgase, was absolut unangenehm ist.«

»Etwa eine Woche vor meiner Periode beginnt die Verstopfung, und ich habe auch verstärkt Blähungen.«

Im Magen und im Dünndarm gibt es Östrogenrezeptoren, die von dem sich ändernden Hormonspiegel beeinflußt werden. Ein Absinken des Östrogenspiegels führt zu einer verstärkten Bildung von Salzsäure im Magen, die eine Magenverstimmung auslösen kann. Ein relativ hoher Progesteronspiegel entspannt den Darmtrakt, so daß die Stoffwechselprodukte länger im Darm verweilen und sich Verstopfung und Blähungen einstellen können. Ob nun der Östrogenspiegel zu niedrig oder der Progesteronspiegel verhältnismäßig hoch ist, die zusätzliche Einnahme von Östrogen müßte zu einer Besserung führen.

Neben der Homöopathie und der Akupunktur können sich bei kleineren Verdauungsstörungen auch Kräuter als wohltuend erweisen. Die chinesische Kräuterzubereitung Shu Kan

Wan bekämpft Magen- und Darmblähungen. Kamillen- oder Pfefferminztee, während oder nach der Mahlzeit getrunken, kann ebenfalls Blähungen mindern. Wenn Sie vor der Mahlzeit Senfblätter essen, regen Sie Ihre Verdauung an. Ein Teelöffel Flohsamen (Psyllium), den sie in einem Glas Wasser einweichen oder mit viel Flüssigkeit trinken, wirkt gegen Verstopfung. Vielfach wird der Flohsamen auch mit Apfelsaft gemischt, so daß eine apfelmusähnliche Mischung entsteht.

Übelkeit und Schwindelgefühle

Ein relativ hoher Östrogenspiegel kann vor der Menstruation oder auch in der Zyklusmitte Übelkeit hervorrufen. Übelkeit und Schwindelanfälle können auch durch einen relativ erhöhten Progesteronspiegel verursacht sein, der während der Menstruation zu einer erhöhten Ausschüttung von Prostaglandinen in der Gebärmutterschleimhaut führen kann. Außerdem können Hitzewallungen, Schwindelgefühle und Erschöpfungszustände auftreten, die mit einer leichten Grippe vergleichbar sind.

»Mein Gleichgewicht bereitet mir ziemlich Probleme. Ich merke ständig, daß ich das Gleichgewicht verliere. Ich will einen Fuß vor den anderen setzen, und mir wird schwindelig.«

»Zwei oder drei Tage vor der Regel ist mir schlecht, vor allem beim Aufwachen. Es ist fast so, als ob ich eine leichte Magengrippe hätte. Mir ist einfach übel, bis ich etwas gegessen habe.«

Während der *Pause* reagieren Frauen verschiedentlich empfindlicher auf große Höhenveränderungen und werden höhenkrank. Bei Ihrem nächsten Skiurlaub sollten Sie ausreichend Zeit einplanen, um ein oder zwei Tage zu entspannen, bevor Sie sich auf die Piste wagen.

Kopfschmerzen

Vierzig Prozent der Frauen in den USA werden während der *Pause* von Kopfschmerzen gequält.

»Mit 43 kriegte ich diese leichten Kopfschmerzen drei Tage vor der Regel. Da ich sonst nie Kopfschmerzen hatte, fiel mir das auf. Doch problematisch waren sie nicht, nur eben ein Hinweis, daß meine Regel kommen würde.«

»Ich neige nicht zu Kopfschmerzen. Doch als ich 39 war, bekam ich Kopfschmerzen, die mich fast umwarfen. Seit dieser Zeit habe ich zu jedem Zyklus eindeutig hormonell bedingte Kopfschmerzen. In manchem Zyklus sind sie nur leicht, dann wieder sind sie heftig, aber immer pünktlich. Sind meine Kopfschmerzen da, kann ich Ihnen sagen, wann die Regel beginnen wird.«

Es gibt tatsächlich Kopfschmerzen, die »Menstruationsmigräne« genannt werden, ausgelöst durch einen Mangel an oder einem plötzlichen Entzug von Östrogen, wodurch eine Verengung der zum Gehirn führenden Gefäße eintreten kann. Sie beginnen im allgemeinen zwei bis drei Tage vor der Menstruation und verschwinden ein oder zwei Tage nach dem Einsetzen der Blutung. Der Abfall im Östrogenspiegel, der kurz vor dem Eisprung oder dabei auftritt, äußert sich unter Umständen ebenfalls in Form von Kopfschmerzen.

»Etwa drei bis vier Tage lang, in der Mitte des Zyklus, habe ich fürchterliche Kopfschmerzen. Sie sind sehr heftig. Sie können den ganzen Tag und die ganze Nacht andauern.«

Da ein relativer Überschuß an Progesteron die gleiche Verengung der zum Gehirn führenden Gefäße bewirkt wie ein zu geringer Östrogenspiegel, leiden Frauen während der zweiten Zyklushälfte immer wieder an Kopfschmerzen, wenn der Progesteronspiegel im Verhältnis zur Östrogenkonzentration zu hoch ist.

Dr. John Arpels führt dazu aus: »Wenn Sie nur wenige Tage lang, angefangen etwa 24 bis 48 Stunden vor dem erwarteten Einsetzen der Kopfschmerzen, Östrogen in kleinen Dosen zuführen, zum Beispiel als Tablette oder Pflaster, erhalten die Hirngefäße das von ihnen benötigte Östrogen, so daß sie nicht verkrampfen und die Frau keine Kopfschmerzen bekommt. Weiß sie vorher nicht, wann der Kopfschmerz kommt, bleibt ihr die Möglichkeit, Östrogen beim ersten Anzeichen als Sublingualtablette zu nehmen.«

Wer mit Kopfschmerzen zu kämpfen hat, sollte darauf achten, daß der Östrogenspiegel konstant bleibt. Wie dabei am besten vorzugehen ist, hängt von der individuellen Reaktion ab. Dr. Edward Lichten, Direktor des Instituts für Kopfschmerzen bei Frauen in Southfield, Michigan, wendet eine Vielzahl von Therapien an: »Meiner Erfahrung nach vertragen Kopfschmerzpatientinnen oral verabreichtes Östrogen nicht so gut. Das liegt möglicherweise an ihrer extremen Östrogenempfindlichkeit, da der Östrogenspiegel über 24 Stunden absinkt, wenn das Hormon vom Stoffwechsel aufgenommen wird. Einige der Frauen teilen die Dosis und nehmen zweimal täglich eine halbe Tablette. Andere wiederum kommen besser mit dem Östrogenpflaster zurecht, das die Hormone gleichmäßig abgibt. Wieder andere Frauen, die ich behandelt habe, reagieren gut auf Injektionen, nachdem vorher alles andere versagt hatte.«

Der Kopfschmerz kann allerdings auch andere Ursachen haben, wie zum Beispiel ein übermäßiges Ausschütten von Prostaglandinen. Diese Kopfschmerzen beginnen ein paar Tage vor der Periode und werden unter Umständen von Dysmenorrhö (schmerzhafter Regelblutung) und Durchfall begleitet. Sie können mit einem Antiprostaglandin behandelt werden.

Während für manch eine Frau die *Pause* Kopfschmerzen bringen kann, stellt sie ironischerweise für andere, die jahrelang von Menstruationsmigräne geplagt wurden, das Ende des Problems dar. Da jetzt der Östrogenspiegel nicht mehr mit jedem Zyklus sinkt, verschwinden die Kopfschmerzen oft von allein.

Neben der Östrogenbehandlung haben von mir befragte Frauen ihre Kopfschmerzen erfolgreich mit alternativen Therapien bekämpft, zu denen das Mutterkraut, homöopathische Präparate und Akupunktur gehörten. Eine Frau lobte die Wirkung der Aromatherapie.

»Ich leide an Clusterkopfschmerzen, die sich wie ein Gürtel über meine Augen legen. Sie kommen in der Zyklusmitte. Ich ging zu einem Gespräch mit einem Indianer, der davon sprach, Pfefferminzöl bei Kopfschmerzen anzuwenden. Also kaufte ich sofort welches. Sie reiben das Öl kräftig in die Stirnmitte direkt unter dem Haaransatz ein. Wenn ich das mache, sowie der Kopfschmerz beginnt, geht er vorbei und kommt erst im nächsten Zyklus wieder.«

Kurzschluß im Gehirn

Statt von Kopfschmerzen sprechen manche Frauen von einem »Kurzschluß im Gehirn«.

»Zuweilen spüre ich mitten in der Nacht eine elektrische Aufladung in meinem Kopf. Es ist, als ob ein Blitz durch mein Gehirn jagt. Ich kann es sogar hören. Das weckt mich entweder vor oder gleichzeitig mit einer Hitzewallung auf.«

»Mein Kopf lädt sich irgendwie statisch auf, so als ob mein Gehirn einen Kurzschluß hat. Und ich höre es sogar. Es klingt wie elektrischer Strom und hält ein paar Sekunden an. Wenn ich gerade an irgend etwas Bestimmtes denke, wird mein Gedankengang abrupt unterbrochen. Wenn es vorbei ist, bin ich etwa zehn Sekunden verwirrt und desorientiert. Einmal wußte ich nicht mehr meinen Namen. Doch dann geht es vorbei. Anfangs war ich sehr erschrocken, doch jetzt sage ich mir, so wie es kommt, so geht es auch vorbei.«

Man kann schon einen Schreck bekommen, wenn es plötzlich im Kopf zu summen anfängt, es sei denn, Sie wissen, daß auch das nur eines der – wenn auch recht seltenen – Symptome einer Hormonumstellung und weder ernst noch gefährlich ist.

Empfindliche Haut

Eine empfindliche Haut wird häufig bei Östrogenmangel beobachtet. Der Fachbegriff dafür lautet »Formicatio« und bezeichnet das kribbelnde oder juckende Gefühl, als wenn Ameisen über die Haut laufen. Dr. Maida Taylor, San Francisco, erläutert: »Darüber finden Sie nicht viel in den Fachbüchern, obwohl die Patienten ständig mit diesen Beschwerden kommen. Sie empfinden ein Brennen, Jucken, Stechen oder Prickeln oder auch einfach eine Überempfindlichkeit, so daß jede Berührung unangenehm ist.«

»Manchmal brennt es überall auf der Haut, als ob mich eine Qualle berührt hätte.«

Da die Haut so empfindlich ist, möchte man sich gegen jede Berührung wehren. Diese Reizung kann das Liebesleben und das Lustempfinden beeinträchtigen. In extremen Fällen wird sogar die Kleidung auf der Haut unerträglich.

Eine Östrogenbehandlung, Homöopathie und Akupunktur können hilfreich sein, die Überempfindlichkeit der Haut abzubauen.

Empfindliche Brüste

Sehr oft haben Frauen vor der Menstruation schmerzempfindliche Brüste. In der *Pause* kann sich dieses unangenehme Gefühl von einigen Tagen auf mehrere Wochen ausdehnen. Möglicherweise setzt dieser Zustand bereits mit dem Eisprung ein, wenn der Östrogenspiegel sprunghaft ansteigt, um die Follikel zu stimulieren, und dauert mitunter bis nach dem Beginn der Blutung an.

In vielen Fällen wirkt Vitamin E gut und lindert die Schmerzen in der Brust. Nehmen Sie anfangs täglich 100 I.E. (Internationale Einheiten) und erhöhen Sie die Dosis langsam, bis die Symptome verschwinden. Ohne ärztliche Kontrolle sollten Sie jedoch nicht mehr als 800 I.E. einnehmen.

Häufiges Wasserlassen

Die hormonellen Veränderungen werden sehr oft von häufigem Wasserlassen begleitet. Das wußte ich damals nicht, und so glaubte ich tatsächlich eine Weile, ich hätte Diabetes. Jede Nacht mußte ich mehr als dreimal aufstehen und zur Toilette gehen. Es war mir unerklärlich, wie ich soviel Urin produzieren konnte, denn nach 19 Uhr trank ich nichts mehr.

Dr. Richard Schmidt, Professor für Urologie an der University of California Medical School in San Francisco, erläutert dazu: »Die Sakralnerven, die das Becken und seine Organe steuern, verfügen über ein dichtes Netz von Östrogenrezeptoren. Eine Schwankung im Hormonspiegel wirkt sich leicht auf die Reizbarkeit der Nerven aus und vermittelt Ihnen das Gefühl, häufiger urinieren zu müssen. Sind jetzt noch Ihre Beckenmuskeln durch eine falsche Haltung oder falsche Anspannung entzündet, wie bei Läufern, die über Knieschmerzen klagen, kann das zu Problemen führen. Häufiges Urinieren kann eines davon sein.« Außerdem wirkt Progesteron eventuell als Diuretikum (harntreibendes Mittel). Demzufolge kann ein relativ hoher Progesteronspiegel als Ursache in Frage kommen, wenn dieses Symptom in der zweiten Zyklushälfte auftritt.

Bei häufigem Wasserlassen müssen Sie als erstes andere Ursachen ausschließen, bevor Sie der *Pause* die Schuld geben. Vergewissern Sie sich beispielsweise, daß kein Diabetes und keine Blaseninfektion vorliegt. Aufgrund des gesunkenen Östrogenspiegels, der den schützenden Säuregrad im Scheidenmilieu senkt, treten Blaseninfektionen zu dieser Zeit tendenziell häufiger auf. Nach dem Geschlechtsverkehr sollten Sie sofort die Blase entleeren, um auf diese Weise die Wahrscheinlichkeit einer Infektion zu verringern.

Auch koffeinhaltige Getränke führen zu vermehrtem Wasserlassen. Schränken Sie deren Verbrauch also etwas ein, auch wenn Sie jahrelang daran gewöhnt waren. In der *Pause* reagieren Sie womöglich empfindlicher darauf. Achten Sie darauf, daß Sie nicht zuviel Diuretika nehmen – durch die Sie, wie durch den Kaffee, noch mehr Wasser ausscheiden. Vor dem Zubettgehen sollten Sie nichts mehr trinken.

Doch die wohl störendste Folge des ständigen nächtlichen Wasserlassens ist die Müdigkeit und die Gereiztheit, die aus dem Mangel an Dauerschlaf resultieren.

Harninkontinenz

Frauen stellen vielfach fest, daß sie zu Beginn der *Pause* unter Streßinkontinenz (Belastungsinkontinenz) oder Dranginkontinenz (Urge-Inkontinenz) leiden. Streßinkontinenz bedeutet, daß beim Husten, Niesen oder Lachen unwillkürlich Harn abgeht. Bei einer Dranginkontinenz sind Sie nicht mehr in der Lage, den Urin zurückzuhalten, wenn Sie dringend auf Toilette müssen. Zwischen 6 und 20 Prozent der über 65jährigen in den USA sind von einer Harninkontinenz betroffen. Schätzungsweise 50 Prozent der Bewohner von Pflegeheimen haben dieses Problem. Doch es kann sich schon viel früher einstellen.

»Seit ein paar Monaten kommt meine Periode unregelmäßig, und jetzt habe ich auch noch mit meiner Blase zu tun. Wenn ich mal ›muß‹, dann aber sofort.«

Die Harninkontinenz kann große Schwierigkeiten bereiten. Beim Geschlechtsverkehr und Orgasmus kann unwillkürlich Harn abgehen. Wenn die Inkontinenz nicht beseitigt wird, bleiben Ihnen nur Vorlagen oder Windelhöschen für Erwachsene. Mitunter leiden Frauen so sehr darunter, daß sie sich, um nicht in peinliche Situationen zu geraten, nicht mehr in die Öffentlichkeit trauen.

Die Inkontinenz kann genetische und altersbedingte Gründe haben. Doch die Hauptursache liegt darin, daß die Blase nicht richtig entleert wird, argumentiert Dr. Schmidt. »Frauen neigen dazu, zu *drücken,* anstatt die Beckenmuskulatur beim Wasserlassen zu *entspannen.* Dadurch werden die Muskeln und die Nerven des Beckenbodens überbeansprucht. Nach vielen Jahren kann sich dann in Verbindung mit dem normalen altersbedingten Abbau der Nervenfunktion der Beckenmuskeltonus wesentlich abschwächen.«

Weitere Gründe für eine Harninkontinenz sind: Schwangerschaft, Entbindung, Beckenoperationen. Doch diese verstärken möglicherweise nur die Probleme, die durch eine falsche Blasenentleerung hervorgerufen wurden und bei einer richtigen Verhaltensweise an sich gar nicht so problematisch wären.

Was hat das nun alles mit der *Pause* zu tun? Da der Beckenmuskel, der mit für die Blase verantwortlich ist, viele Östrogenrezeptoren besitzt, führen hormonelle Veränderungen schnell zur Überlastung eines ohnehin schon angegriffenen Systems.

Ende der 40er Jahre entwickelte Dr. Arnold Kegel Übungen für den Musculus pubococcygeus (PC-Muskel), der sich vom Schambein zum Steißbein hinzieht, zur Eindämmung der Harninkontinenz. Diesen Muskel *pressen* Sie *zusammen,* wenn Sie den Harnfluß *stoppen* wollen. Sie können ihn spüren, wenn Sie mitten beim Urinlassen den Fluß einmal unterbrechen. Doch lassen Sie Ihre Bauch- und Gesäßmuskeln aus dem Spiel. Es müßte Ihnen gelingen, diesen Muskel zusammenzupressen und dabei den Rest Ihres Beckens völlig entspannt zu lassen. Da sich der Muskel jedoch über den gesamten Beckenboden hinzieht und sowohl die Afteröffnung als auch die Vagina umschließt, werden Sie merken, daß auch Ihr After zusammengepreßt wird. Wenn Sie sich nicht sicher sind, ob Sie den richtigen Muskel pressen, stecken Sie einen Finger in die Scheide oder den After, und prüfen Sie, ob der Muskel um den Finger angespannt wird. Doch denken Sie daran, die anderen Muskeln *entspannt* zu lassen.

Die folgenden Übungen nach Kegel sollen die Streßinkontinenz bei 50 bis 90 Prozent der weiblichen Patienten wesentlich vermindern:

Übung 1: Spannen Sie den PC-Muskel zehnmal langsam an, und entspannen Sie ihn wieder. Die richtige Entspannung des Muskels ist für die gesunde Kontrolle der Blase genauso wichtig wie das Anspannen, wenn nicht noch wichtiger. Dabei kräftigen Sie nicht nur Ihre Muskeln, die Muskeln arbeiten auch effektiver. Konzentrieren Sie sich also nicht nur auf das Anspannen, sondern auch auf die völlige Entspannung des Muskels.

Übung 2: Pressen Sie den Muskel zehnmal schnell zusammen, und entspannen Sie wieder.

Führen Sie die zehn Kontraktionen für jede der beiden Übungen *fünfmal* über den Tag verteilt aus. Erhöhen Sie die Anzahl der Kontraktionen, bis Sie bei jeder Übung auf 15 bis 20 Kontraktionen und Entspannungen kommen. Manchmal stellt man schon nach einigen Wochen einen Unterschied fest, manchmal dauert es auch Monate. Ein zusätzlicher Nutzen der Übungen nach Kegel besteht vielfach darin, daß Frauen beim Geschlechtsverkehr mehr Lust verspüren.

»Es gab eine Zeit, da mußte ich zwanzigmal am Tag die Blase entleeren und dann nachts noch mal ein halbes dutzendmal.

Wenn ich Husten- oder Niesanfälle hatte, mußte ich eine Vorlage tragen. Nachdem ich die Kegel-Übungen angefangen habe, spürte ich sofort eine Besserung. Ich übe jeden Tag – wenn ich telefoniere oder wenn ich im Auto sitze.«

Damit Ihre Blase gesund bleibt, sollten Sie die Kegel-Übungen Ihr Leben lang durchführen. Wenn Sie sich nicht sicher sind, ob Sie den richtigen Muskel gefunden haben, ist möglicherweise das Biofeedback zu empfehlen. Ein Perineometer ist ein Gerät zur Messung von Muskelkontraktionen. In Ihre Scheide wird ein Meßfühler eingeführt, und wenn Sie den richtigen Muskel anspannen, bewegt sich der Zeiger am Meßgerät. Die Forscher am Gerontology Research Center in Maryland kamen zu dem Ergebnis, daß Frauen, die lernten, den PC-Muskel zu kontrahieren und zu entspannen, mit Hilfe des Biofeedback eine um 50 Prozent höhere Erfolgsquote verzeichneten als nach ausschließlich mündlicher Unterweisung.

Sollten Sie mit den Kegel-Übungen keine ausreichende Kontrolle über Ihre Beckenmuskeln bekommen, gibt es noch eine Anzahl von Möglichkeiten, die Nerven direkt zu stimulieren. Da wäre noch ein spezielles Scheidentampon zu erwähnen, das nach dem Einführen in die Scheide automatisch diese Muskeln stimuliert. Jeder Arzt, der sich mit der Harninkontinenz beschäftigt, kann Sie über weitere Alternativen informieren.

Östrogencreme oder eine Hormonsubstitutionstherapie können bei leichter Harninkontinenz helfen. In extremeren Fällen wird ein chirurgischer Eingriff nicht zu vermeiden sein, der möglicherweise erst dann zum Erfolg führt, wenn Sie auch Ihre Art der Blasenentleerung ändern.

Nehmen Sie sich die Zeit, und zeigen Sie Ihren Kindern, vor allem den Mädchen, wie man entspannt und die Blase richtig entleert. In allen westlichen Zivilisationen stellt die Harninkontinenz ein großes Problem unter der älteren Bevölkerung dar. In der Dritten Welt, in der das Leben – einschließlich das Wasserlassen – nicht einem solchen Zeitdruck ausgesetzt ist, tritt die Harninkontinenz selten auf.

Trockenheit und Mundgeruch

Wie die Schleimhaut der Vagina, so reagieren auch die Schleimhäute im Mund, in der Nase und die der Augen auf den Östrogenmangel. Teilweise wird eine Trockenheit oder ein brennendes Gefühl, ein bitterer Geschmack im Mund verspürt oder ein unangenehmer Mundgeruch. Die Nasenschleimhäute sind eventuell ebenfalls trockener. Das gleiche gilt für die Augen, und Träger von Kontaktlinsen stellen teilweise fest, daß sich an den Kontaktlinsen Kalzium ablagert. Unter den Achseln sowie in der Scheide kommt es häufig zu einer unangenehmen Geruchsbildung.

»Anfangs verspürte ich nur beim Aufwachen einen deutlich sauren Geschmack im Mund. Dann blieb er den größten Teil des Tages über. Eigentlich hat mich das nicht so gestört, nur wußte ich eben, er war da.«

»Mein Körpergeruch war gräßlich. Am Ende des Tages konnte ich mich selbst kaum noch aushalten und mußte erst einmal duschen.«

Während der *Pause* und insbesondere nach der Menopause kommt es verstärkt zu Scheidenentzündungen (Vaginitis), die für den unangenehmen Geruch verantwortlich sein können. Mit dem Absinken des Östrogenspiegels herrscht in der Vagina ein alkalischeres Milieu, die Schleimhaut wird dünner und empfindlicher. Dadurch reagiert die Scheide schneller auf Reizungen, was seinen Ausdruck in vermehrten Scheidenentzündungen und gelegentlich auch Hefepilzinfektionen findet. Wenn Sie Baumwollslips tragen und Joghurt- oder Acidophiluszäpfchen in die Scheide einführen, die Sie in den meisten Drogerien erhalten, können Sie Hefepilzinfektionen vorbeugen. Sie können auch Naturjoghurt verwenden.

Eine Studie an der McGill University in Montreal bestätigte, daß bestimmte Vaginalzäpfchen, zwei- oder dreimal die Woche eingeführt, zur richtigen Schleimhautmilch in der Vagina beitragen. Sprechen Sie mit Ihrem Arzt darüber. Prophylaktisch kann man ebenfalls täglich 15 Milligramm Zink einnehmen. Machen Sie keine Scheidenspülungen – damit waschen Sie lediglich die natürlichen Sekrete aus, und die Scheide ist trockener und infektionsgefährdeter als zuvor.

Hitzewallungen

Hitzewallungen sind das unverkennbare Merkmal der Menopause. Schätzungsweise 75 bis 85 Prozent der amerikanischen Frauen leiden in der *Pause* an Hitzewallungen. Zumeist sind diese Beschwerden nur leicht, doch in zehn Prozent der Fälle fühlen sich die davon betroffenen Frauen so stark beeinträchtigt, daß sie sich in ärztliche Behandlung begeben. Manche Frauen haben die ersten Hitzewallungen schon einige Jahre vor der letzten Regelblutung, bei anderen wiederum stellen sie sich erst nach der letzten Periode ein.

Mit den Hitzewallungen bestätigen sich die bisher vielleicht nur vagen und unspezifischen Symptome. Eine Frau, die so reizbar war, daß sie kaum mit sich selbst zurechtkam, erzählte mir, daß sie sich wünschte, sie hätte Hitzewallun-

gen als Beweis dafür, daß ihre Gereiztheit auf die *Pause* zurückzuführen und sie nicht psychisch krank sei.

Vor allem in den Anfangsphasen der *Pause* stellt ein Teil
der Frauen eher eine leichte Veränderung der Körpertemperatur fest als voll ausgeprägte Hitzewallungen.

*»Ich habe gemerkt, daß ich nicht lange brauche, bis ich er-
hitzt bin. Wenn ich eine Stunde draußen arbeite, kommt es
zwar nicht gerade zu Schweißausbrüchen, doch ich spüre so
eine unterschwellige Hitze in meinem Körper, die es vorher
nicht gab.«*

*»Ich war etwa Ende Dreißig, als sich meine Körpertempera-
tur ein klein wenig veränderte. Ich fror nicht mehr so wie
früher. Tatsächlich, wenn ich vorher immer noch eine zusätzliche Decke wollte, so habe ich mich jetzt abgedeckt. Wenn
mein Mann sich an mich anschmiegt, wird mir zu heiß, obwohl ich es vorher gern hatte, da es mich wärmte.«*

Bisher hatte ich nur selten das Gefühl, daß mir von innen
nach außen leicht warm wird. Doch ich friere nicht mehr die
ganze Zeit. Früher war mir immer so kalt, daß ich seidene
Unterwäsche trug, wenn die Temperatur unter 17 °C fiel.
Dann merkte ich eines Tages, daß es mir in meiner Seiden-
wäsche zu warm wurde und ich es als angenehm empfand,
ohne Jacke umherzulaufen, und das selbst bei Temperaturen,
die mir sonst einen Schauer über den Rücken gejagt hatten.
Es war ein Gefühl wie damals, als ich im neunten Monat
schwanger war, einfach wohlig.

Zu Beginn sind die Hitzewallungen meist leicht, und ein
Teil der Frauen bemerkt nicht mehr, als daß eine warme Welle
ihren Körper durchflutet.

»*Diese aufsteigende Hitze habe ich etwa ein- bis zweimal am Tag. Doch ist sie so mild, daß ich es kaum merke. Es ist ein leicht warmes, angenehmes Gefühl, das mir in die Fingerspitzen geht.*«

»*Ein paarmal am Tag, insbesondere wenn ich in ein warmes Zimmer komme oder in den Bus steige, wird mein Gesicht heiß, und ich muß die Heizung abdrehen oder die Fenster öffnen. Das dauert etwa zehn Minuten und verschwindet dann.*«

»*Ich fege aus, lege Wäsche zusammen oder bin irgendwie körperlich tätig und denke plötzlich: ›Mein Gott, ist mir heiß.‹ Da wird es mir bewußt, und ich unterbreche meine Tätigkeit. Doch wenn ich mich hinsetze und entspanne, verfliegt die Hitze wieder.*«

»*Am Anfang wußte ich kaum, was ich von der aufsteigenden Hitze halten sollte. Ich dachte, vielleicht meldet sich eine Grippe an oder etwas Ähnliches, oder ich habe erhöhte Temperatur. Also nahm ich das Fieberthermometer, doch da war nichts. Als die Hitzewallungen dann richtig kamen, hatten Sie einen deutlichen Anfang und ein deutliches Ende, doch zu Beginn war das nicht so.*«

Teilweise werden die Hitzewallungen für Frauen in der *Pause* zur Qual.

»*Sie waren so heftig und durchdringend, daß ich mich nicht auf meine Arbeit konzentrieren konnte. Ich bin Psychotherapeutin und erinnere mich, wie eine Patientin mir einst berichtet hatte, wie sie sich bewußt wurde, daß sie als Kind sexuell mißbraucht wurde. Es fiel ihr sehr schwer, davon zu erzählen, doch ich dachte die ganze Zeit nur daran, wie ich mich meiner Kleidung entledigen konnte. An diesem Tag rief ich meinen Arzt an und bat ihn, mir Hormone zu verschreiben.«*

»Es ist, als ob man ein Bügeleisen auf meine Kleidung gelegt hätte und die Kleidung gegen meinen Rücken drücke. Es ist furchtbar.«

»Ich hatte gerade Verkehr mit meinem Mann, als mir war, als ob in meinem Innern ein Feuer wütet. Ich habe buchstäblich erwartet, Asche im Bett zu finden.«

»Die einen nennen es Hitzewallung, für mich ist es eher ein Panikanfall. Mein Herz rast, und ich fange an zu schwitzen. So reagiert man auf einen großen Schrecken. Wenn eine Klapperschlange vor mir erscheinen würde, könnte ich mir diese Reaktion erklären, doch so ohne Grund kann ich mir kaum vorstellen, was mir fehlt.«

Zwar gibt es eine Menge Theorien zu den Hitzewallungen, doch niemand kann bis jetzt genau sagen, was dieses Chaos im Hypothalamus, dem für die Wärmeregulation verantwortlichen Organ im Gehirn, hervorruft. Aus irgendeinem Grund verengen sich die Gefäße, wodurch sich die Körpertemperatur erhöht. In der Tat kann sie um einige Grad ansteigen.

»Ich komme mir vor wie ein Heizkörper, ich erzeuge Wärme, die über meinen ganzen Körper ausstrahlt. Mir wird so heiß, daß mein Mann die Wärme auf seiner Bettseite spüren kann. Ohne mich anzufassen, kann er mir sagen, wann ich eine Hitzewallung habe.«

Sehr schnell erkennt der Körper, daß er überhitzt ist, und er beginnt zu schwitzen, um sich abzukühlen.

»Mir wurde so heiß, ohne daß ich mich abkühlen konnte. Dann war ich klitschnaß, als wenn ich hohes Fieber hätte. Wenn man endlich schwitzt, ist es fast wie eine Erlösung.«

Zuweilen führt der Schweißausbruch dazu, daß Ihnen nicht mehr heiß ist, sondern Sie dafür innerhalb von Sekunden zu frieren beginnen. Dieser abrupte Wechsel von einem Extrem zum anderen kann sehr belastend sein.

»Meine Körpertemperatur war entweder immer zu hoch oder zu niedrig. Angenehm war mir nie.«

Frauen können so intensiv schwitzen, daß der Schweiß vom Gesicht tropft. Eine Rechtsanwältin hatte ihre Bluse bei einer Hitzewelle einmal so durchgeschwitzt, daß sie sich zwischen zwei Gesprächsterminen eine neue kaufen mußte.

Gelegentlich wird die Hitzewallung von einem Erröten der Haut im Bereich der Brust, des Halses oder des Gesichts begleitet, das von einem zarten Rosa bis zu einem dunklen Rot reichen kann. Tritt die Hitzewallung nachts auf, bezeichnet man sie als nächtlichen Schweißausbruch.

»In meinen Dreißigern und Vierzigern hatte ich nächtliche Schweißausbrüche. Ich wachte auf und war völlig durchschwitzt und heiß. Doch so etwas trat höchstens einmal in der Nacht und auch nicht jede Nacht auf, so daß ich nie viel Gedanken darauf verschwendete.«

Ich erinnere mich, daß ich, bevor ich erkannte, daß ich an Symptomen der *Pause* litt, nachts ein- oder zweimal wach wurde und meine Stirn, die Brust und vor allem der Nacken von Schweiß bedeckt waren. Gestört haben mich diese leichten Schweißausbrüche nicht. Als sie ausblieben, fehlten sie mir sogar. Doch läßt sich mein Fall nicht verallgemeinern. Die meisten Frauen mit nächtlichen Schweißausbrüchen wachen mehrmals in der Nacht auf. Sie decken sich ständig ab und wieder zu. Teilweise ist das Bett vom Schweiß so durchnäßt, daß sie die Bettwäsche oder das Nachthemd wechseln müssen – sogar mehrere Male in der Nacht. Häufig können sie dann keinen Schlaf mehr finden.

»Ich habe diese fürchterlichen nächtlichen Schweißausbrüche, von denen soviel erzählt wird. Mein Nachthemd ist völlig naß. Ich muß es ausziehen, die Laken abdecken und mich ans offene Fenster legen. Mir ist, als ob ich explodiere. Ich lege mich einfach fünf Minuten ohne Decke hin. Dann fang ich an zu frieren, da der Schweiß trocknet, und so lege ich mich wieder unter die Decke, um mich aufzuwärmen. Kaum fühle ich mich dann wohl, fängt alles wieder von vorne an.«

Während einige Frauen nur tagsüber Hitzewallungen bekommen, leiden andere ausschließlich nachts darunter. Wieder andere Frauen sind in der mißlichen Lage, sie tags und nachts nicht loszuwerden. In manchen Fällen treten die Hitzewallungen einmal in der Woche oder noch seltener auf. Meine Mutter hatte sie überhaupt nur ein paarmal während der gesamten Menopause, und viele Frauen kennen so etwas gar nicht. Doch etwa die Hälfte der Frauen wird zumindest eine Zeitlang jeden Tag eine aufsteigende Hitze verspüren, die in extremen Fällen die Frau regelrecht paralysieren können.

»Als es losging, waren sie noch ganz unregelmäßig. Dann kamen sie pünktlich einmal die Stunde. Mir war, als läge ich in den Wehen. Sie dauerten anderthalb Minuten von Anfang bis Ende. Es begann mit einem Schmerzgefühl und einer leichten Hitze. Dann entwickelte es sich so stark, daß ich nirgends

berührt werden wollte. Nachdem ich den Höhepunkt hinter mir hatte, brach der Schweiß aus, und alles war vorbei. Es war so schlimm, daß ich erst auf die Hitzewelle warten mußte, bevor ich Verkehr haben konnte. Erst dann glaubte ich, einige Zeit davon verschont zu sein und mich der Liebe hingeben zu können.«

»Fast ein Jahr lang hatte ich nachts jede Stunde drei bis vier Hitzewallungen, und tagsüber gab es auch noch welche. Ich versuchte einfach, zu schlafen, wann immer es möglich war, und glaube, ich habe mich daran gewöhnt. Immer mal wieder kam es vor, daß keine Hitze kam. Das war dann, als wenn das Baby zum ersten Mal die ganze Nacht durchschlief: Ich war begeistert. Mit 46 nahm ich schließlich Hormone, und es war damit Schluß gemacht.«

»Es war wie dreitausend Grad und mindestens zwanzigmal am Tag. Und nachts ließen sie mich nicht schlafen. Ich habe sie nur dann nicht gekriegt, wenn ich gefroren habe. Ich mußte nur ohne Pullover draußen stehen, dann war alles in Ordnung.«

In den meisten Fällen verschwinden die Hitzewallungen nach ein oder zwei Jahren. Ein Viertel der Frauen hat diese Begleiterscheinungen länger als fünf Jahre, und selten treten die Hitzewallungen in sporadischen Abständen über Jahrzehnte auf. Tendenziell ist die aufsteigende Hitze zu der Zeit am schlimmsten, wenn der Menstruationszyklus aufhört.

»Als ich noch meinen Regelzyklus hatte, waren sie nicht so schlimm, doch als die Regel vorbei war, wurden sie heftiger. Jede Nacht und auch tagsüber. Egal wo ich mich befand, ich war klatschnaß.«

»Ungefähr zwei Jahre vor meiner letzten Periode kriegte ich Hitzewallungen. Doch wirklich schlimm wurde es, nachdem die Menstruation aufgehört hatte.«

Wenn Sie auch weiterhin Hitzewallungen haben, heißt das in den meisten Fällen, daß Ihre Eierstöcke immer noch einmal aktiv werden.

»Die Regel blieb aus, und ich bekam vier oder fünf Monate diese unglaublichen Hitzewallungen. Dann hörten sie auf. Doch meine Periode kam wieder, und mit ihr auch die Hitzewallungen.«

»Drei oder vier Monate lang habe ich Hitzewallungen, die dann für zwei oder drei Monate verschwinden. Wenn ich mich dann gerade wieder wohl fühle und hoffe, daß alles vorbei ist, sind sie wieder da. Wie in großen Wellen.«

Obwohl ein so großer Teil der Frauen in den USA an Hitzewallungen leidet, spielen diese Beschwerden in anderen Ländern nur eine untergeordnete Rolle. Lediglich 15 Prozent der japanischen Frauen geben solche Symptome an. Die Hitzewallungen sind dort tatsächlich so ungewöhnlich, daß es nicht einmal ein japanisches Wort dafür gibt. Nur 30 Prozent der Frauen Nigerias berichten von aufsteigender Hitze. Unter den sich mehr an der westlichen Kultur orientierenden Stadtbewohnerinnen treten sie häufiger auf. Leider vermögen wir nicht zu sagen, inwieweit diese Unterschiede auf Vererbung, Ernährung, Streß oder Umwelteinflüsse zurückzuführen sind.

Um den Hitzewallungen nicht völlig ausgeliefert zu sein, sollten Sie beobachten, ob irgendeine Aktivität Ihrerseits die Symptome lindert oder verschlimmert. Wenn Sie ein Tagebuch führen, werden Sie unter Umständen eine interessante

Verteilung bemerken. So wissen wir, daß sich Streß auf Hitze-wallungen auswirkt. Eine kanadische Studie wies nach, daß unter Laborbedingungen hervorgerufener Streß die Häufig-keit der Hitzewallungen erhöhte. Als eine Frau erfuhr, daß Streß Hitzewallungen auslösen konnte, entschloß sie sich zu einem Experiment.

»Ganz klar, ich konnte eine Hitzewallung hervorrufen, wenn ich an etwas Beunruhigendes dachte. Also sagte ich mir, wenn ich sie selbst auslösen konnte, dann war ich vielleicht auch in der Lage, sie zu unterdrücken. Doch weit gefehlt. Egal was ich tat, ich konnte sie nicht verhindern.«

Auch wenn Sie sie nicht bewußt steuern können, es *gibt* Mög-lichkeiten, Hitzewallungen zu unterdrücken – oder sie zu-mindest leichter zu ertragen.

Sport

Sport wirkt gegen Hitzewallungen. Eine Studie, die sich mit Aerobic und Hitzewallungen befaßte, erbrachte, daß der Östro-genspiegel nach dem Sport wesentlich höher lag. 55 Prozent der an dieser Studie beteiligten Frauen gaben an, daß ihre Hitzewallungen schwächer wurden.

»Wenn ich einen oder zwei Tage keinen Sport treibe, kommen die Hitzewallungen wieder regelmäßiger – etwa 20mal am Tag. Treibe ich jedoch Sport, kommen sie vielleicht nur halb so oft.«

Mit dem Sport wird die Atmung tiefer, und die Frequenz so-wie die Tiefe der Atmung scheinen wichtige Faktoren bei der Unterdrückung von Hitzewallungen zu sein. Das Ergebnis einer kürzlich durchgeführten Biofeedback-Studie zeigte, daß bei Frauen, die eine langsamere und tiefe Bauchatmung beherrschten, 50 Prozent weniger Hitzewallungen auftraten. Demgegenüber ergab sich bei Frauen, die mit Hilfe der Biofeedback-Technik entspannen oder Alphawellen steuern wollten, keine Verbesserung.

Ernährung

Meiden Sie Kaffee, Schokolade, Alkohol und stark gewürzte Speisen. Die Fruchtsäuren in Pampelmusen, Orangen, Tomaten und Beeren rufen verschiedentlich Reaktionen hervor, so daß Sie diese besser nur in Verbindung mit anderen Lebensmitteln essen sollten.

Nehmen Sie kleine Mahlzeiten ein. Große Mahlzeiten erweitern die Blutgefäße, wodurch Ihr Körper wärmer wird. Wenn Sie sehr schlank sind, sollten Sie vielleicht erwägen, ein paar Pfund zuzulegen. Sehr schlanke Frauen leiden stärker unter den Hitzewallungen, da sie über weniger Fettzellen verfügen, die Östrogen produzieren können.

Kleidung

Naturfasern sind atmungsaktiver. Tragen Sie Baumwollunterwäsche und Oberbekleidung aus Baumwolle, Viskose oder Seide. Locker anliegende Kleidung wird allgemeinen als angenehmer empfunden. Vermeiden Sie vor allen Dingen Rollkragen oder andere eng am Hals anliegende Bekleidungsstücke. Ziehen Sie mehrere dünne Kleidungsstücke übereinander an, so daß Sie bequem etwas ablegen und dann wieder anziehen können. Möglicherweise werden Sie auch weniger Parfüm nehmen, da die Hitzewellen Sie empfindlicher auf Geruch reagieren lassen.

Zur Nacht

Vor dem Zubettgehen öffnen Sie das Fenster, und drehen Sie die Heizung ab. Legen Sie einen Eisbeutel neben Ihr Bett.

125

Nehmen Sie nur Bettwäsche aus 100 Prozent Baumwolle. Mitunter ist es einfacher, im Baumwollnachthemd zu schlafen, das Sie leicht wechseln können, als sich unbekleidet ins Bett zu legen und dann die ganze Bettwäsche wechseln zu müssen.

»Ich fing an, nachts lange T-Shirts aus Baumwolle zu tragen. Wenn Sie ständig die Laken auf einem Wasserbett wechseln müßten, würden Sie sich auch etwas einfallen lassen.«

Eine Frau schaffte sich ein übergroßes Bett an, weil die Körperwärme ihres Mannes, wenn er sie nachts zufällig berührte, Hitzewallungen auslöste.

Ein Ventilator, neben dem Bett aufgestellt, kann sehr nützlich sein. Eine meiner Freundinnen ließ einen Deckenventilator einbauen, den sie über eine Fernbedienung anschalten konnte.

»Ich liebe meinen Deckenventilator. Ich stoße die Bettdecke zurück, tippe auf den Schalter und genieße. Das einzige Problem ist, daß meine Freundin das haßt, weil sie aufwacht und sich die Ohren zuhält.«

Ratschläge

- Halten Sie Tag und Nacht eine Thermosflasche mit eiskaltem Wasser griffbereit.
- Trinken Sie beim ersten Anzeichen aufsteigender Hitze ein kaltes Getränk.
- Arbeiten Sie möglichst in Fensternähe oder in einem gut belüfteten Raum.
- Seien Sie zeitig bei Sitzungen, so daß Sie sich den kühlsten Platz aussuchen können.
- Kaufen Sie einen kleinen Taschenventilator (manche pas-

sen in die Handtasche), oder benutzen Sie einen altmodischen Fächer.

· Greifen Sie großzügig auf Ihren Gefrierschrank zurück. Einige Frauen berichteten, daß sie zu Hause (oder im Supermarkt) den Gefrierschrank öffneten und den Kopf hineinsteckten, wenn eine Hitzewallung sie überkam.

· Bleiben Sie regelmäßig sexuell aktiv. Eine Forschungsstudie aus Stanford wies nach, daß Frauen, die regelmäßig ein- oder mehrmals die Woche Verkehr haben, weniger beziehungsweise nicht so intensive Hitzewallungen haben.

· Nutzen Sie Ihre Vorstellungskraft. Wenn sich eine Hitzewallung einstellt, schließen Sie Ihre Augen, und stellen Sie sich vor, wie die Hitze beim Ausatmen über Hände und Füße hinausströmt und Sie beim Einatmen Ihren Körper mit kalter Luft füllen. Oder suchen Sie sich ein anderes Bild, das Ihnen Linderung verschaffen kann.

»Ich versuche, mir vorzustellen, wie die Hitze meinen Körper durchläuft und an den Zehen austritt. Also schlafe ich mit einem Fuß aus der Bettdecke. In meiner Vorstellung fällt die Hitze aus meinem Fuß hinunter auf den Fußboden.«

Zusätzliche Vitamine

Vitamin E scheint bei Hitzewallungen zu helfen. Wenn Sie jedoch an hohem Blutdruck, Diabetes oder einer rheumatischen Herzerkrankung leiden, sollten Sie kein Vitamin E nehmen. Anfangs bleiben Sie einige Tage lang bei 100 Einheiten, die Sie dann langsam erhöhen, bis Sie den Punkt erreichen, an dem die Hitzewallungen nachlassen. Ohne ärztliche Aufsicht können Sie 600 bis 800 I.E. täglich einnehmen.

»Ich nehme jeden Tag genau fünfhundert Einheiten Vitamin E ein, da das die Hitzewallungen lindert. Es dauerte eine Weile,

bis es wirkte, doch nach ein paar Wochen habe ich den Unter-
schied deutlich gemerkt.«

In hohen Dosierungen ist Vitamin E toxisch, übertreiben Sie
es also nicht. Wenn Ihr Sichtfeld verschwimmt, müssen Sie
es sofort absetzen. Erdnüsse, Sojabohnen, Spinat, Weizenkeime und Pflanzenöle sind sehr reichhaltig an Vitamin E.

Vor kurzem wurde nachgewiesen, daß das Bioflavonoid
Hesperidin in einer Dosis von 1000 Milligramm täglich lin-
dernd auf Hitzewallungen wirkt. Bioflavonoide unterstützen
die Wirkung des Vitamin C, wodurch die Kapillaren gekräftigt
werden und die Körpertemperatur reguliert wird. Sie sollten
daher zusammen mit den 1000 Milligramm Hesperidin dreimal täglich 500 bis 1000 Milligramm Vitamin C einnehmen.

Kräuter, Akupunktur und Homöopathie

Das Sibirische Ginseng und der Mönchspfeffer wirken gleichfalls gegen Hitzewallungen, doch kann es hier ein paar Monate dauern, bis Sie einen Unterschied feststellen. Wanzenkraut wirkt ebenfalls, wenn es mit Mönchspfeffer zusammen
eingenommen wird. Dong Quai ist eine weitere Kräuterzubereitung, die Hitzewallungen unterdrückt.

Homöopathische Präparate und chinesische Kräuterzubereitungen ergeben ebenfalls eine lindernde Wirkung. In einer
schwedischen Studie wurde deutlich, daß bei Frauen nach einer Elektroakupunktur-Behandlung signifikant weniger Hitzewellen auftraten.

»Bei mir kamen die Hitzewallungen sehr häufig. Ich ging zu
meinem Akupunkteur, der mir helfen konnte. Er behandelte
mich mit Nadeln und Kräutern. Da beide Behandlungen
gleichzeitig erfolgten, weiß ich nicht, welche von beiden
wirkte. Aber es wirkte.«

Östrogen wirkt besonders gut gegen Hitzewallungen. Wenn Sie sich jedoch später einmal entscheiden sollten, das Östrogen wieder abzusetzen, wird sich Ihr Körper wieder auf den absinkenden Östrogenspiegel einstellen müssen, und es wird mit Sicherheit erneut zu Hitzewallungen kommen. Setzen Sie das Östrogen daher sehr langsam ab. Natürlich können Sie Östrogen auch Ihr ganzes Leben lang weiter nehmen, doch dazu erfahren Sie in dem Kapitel Hormone mehr.

Oral verabreichtes Progestin, ein synthetisch hergestelltes Progesteron, befreit etwa 50 Prozent der Frauen von der aufsteigenden Hitze und stellt für jene, die kein Östrogen nehmen können, eine Alternative dar. Doch die alleinige Einnahme eines Progestins kann das Scheidengewebe verdünnen, wodurch beim Verkehr Schmerzen möglich sind. (Auf den Seiten 163 bis 167 erhalten Sie Ratschläge gegen Schmerzen beim Geschlechtsverkehr.) Natürliches Progesteron in Form von Kapseln, Creme, Öl oder als Sublingualtablette lindert ebenfalls lästige Hitzewallungen.

Doch nicht immer steckt die *Pause* hinter Hitzewallungen und nächtlichen Schweißausbrüchen, die auch durch Aufregung, eine Schilddrüsenüberfunktion oder einen außer Kontrolle geratenen hohen Blutdruck verursacht werden. Aus diesem Grund sollten Sie sich von einem Arzt untersuchen lassen, wenn Sie sich nicht sicher sind, daß Ihre Hitzewallungen von der *Pause* herrühren.

Herzrasen

Es ist wohl nichts beängstigender, als das plötzliche Gefühl, daß das Herz ohne erkennbaren Grund anfängt zu rasen oder unregelmäßig schlägt.

*»Mir ist oft so, als ob ich auf die Bühne muß, um vor fünfzig-
tausend Menschen zu sprechen. Mein Herz rast, und ich blicke
wie gebannt auf meine Hände, weil ich erwarte, daß sie zit-
tern. Doch sie sind ruhig.«*

Der Großteil der Frauen, die über Herzrasen klagen, spürt sie
während einer Hitzewallung. Bisweilen werden die Symptome
in dieser Kombination mit einem Panikanfall verglichen. Ich
persönlich erlebte Perioden eines sehr starken und unregelmäßigen Herzschlags kurz nach dem Schlafengehen. Ohne
Hitzewallung begann mein Herz plötzlich in der Stille des
Schlafzimmers donnernd zu pochen. Ich wechselte die Schlaf-
stellung in der Hoffnung, das galoppierende Herz zu beruhigen, was mir auch meistens gelang. Doch als ich noch nicht
wußte, daß es in der *Pause* oftmals zu Herzrasen kommt, war
ich starr vor Angst.

Anscheinend wird das Herzklopfen durch die gleichen va-
somotorischen Störungen ausgelöst wie die Hitzewallungen.
Darüber hinaus können vollkommen gesunde Frauen mit ansonsten gesunden Herzen eine schwere Angina pectoris und
Brustschmerzen verspüren, wenn der Abfall im Östrogenspiegel zu Krämpfen in den Koronararterien führt, genauso wie
er die zum Gehirn führenden Blutgefäße verkrampfen läßt
und Kopfschmerzen hervorruft. Doch da ein unregelmäßiger Herzschlag und Brustschmerzen auch für eine schwere
Herz- oder Kreislauferkrankung symptomatisch sind, wäre
eine ärztliche Untersuchung angebracht, bevor Sie die Symptome der *Pause* zuschreiben.

Wenn Ihr Herz wie wild anfängt zu pochen, versuchen Sie,
zu entspannen, ändern Sie Ihre Körperhaltung und atmen Sie
tief ein und aus. Trösten Sie sich mit beruhigenden Worten:
»Das ist nur die Menopause. Das hat nichts mit meiner Gesundheit zu tun. In ein paar Augenblicken ist es wieder vor-

bei.« Eine Östrogentherapie, Homöopathie und Akupunktur sind Möglichkeiten, um hier eine Abhilfe zu schaffen.

Unregelmäßige Blutungen

Wenn Ihnen die Gebärmutter nicht entfernt wurde, zeigen Ihnen die Veränderungen im Menstruationszyklus deutlich den Eintritt in die *Pause* an. Selbst wenn alle anderen Symptome ausbleiben, dieses eine kommt bestimmt. Während in manchen Fällen die Blutung ohne Vorwarnung ausbleibt, werden zumeist jedoch über einen längeren Zeitraum unregelmäßige Blutungen auftreten. Sie können in dieser Zeit schwächer, aber auch äußerst stark sein, der Zyklus selbst kürzer oder länger. Tatsächlich wird mancher Frau durch einen negativen Schwangerschaftstest nach einer ausgebliebenen Regel das erste Mal bewußt, daß sie in die *Pause* eintritt.

»Anfangs veränderte sich mein Zyklus von zuverlässigen, beständigen 28 Tagen zu einer Periode, die zwischen 25 und 30 Tagen schwankte.«

»Zwei Jahre lang kam meine Regel unregelmäßig – sehr unregelmäßig. Zuweilen betrug der Abstand nur drei Wochen. Und dann hatte ich noch solche starken Blutungen, die manchmal zehn oder zwölf Tage anhielten, so daß mir war, als ob ich nur noch bluten würde.«

»Eine Periode blieb aus, dann kam sie alle zwei Wochen. Mein Zyklus war völlig durcheinander. Ich wußte nie, wann meine Regel kommen würde, dabei war es einmal ganz anders gewesen. Wenn sie jetzt kommt, dann sind die Krämpfe viel schlimmer.«

»Zuerst waren die Abstände noch gleich, bloß die Blutung war stärker. Jede Stunde brauchte ich ein neues Tampon. Dann, nach etwa sechs Monaten, war sie eine Zeitlang wie früher. Danach wurde die Regel immer kürzer. Sie dauerte nur noch fünf Tage statt der üblichen sieben.«

»Schon mit 42 oder 43 veränderte sich meine Periode. Sie wurde heftiger, und das Blut war auch dicker. Die Abstände verkleinerten sich.«

Starke Blutungen

Der Zyklus kann über Jahre unregelmäßig sein, doch das größte Problem für die Frauen sind überaus starke Blutungen. Dazu kommt es, wenn trotz einer hohen Östrogenproduktion kein Eisprung stattfindet. Das Östrogen wirkt wie ein Dünger auf dem Rasen – es läßt die Gebärmutterschleimhaut wachsen. Dabei bildet sich aufgrund der fehlenden normalen Ovulationen weniger Progesteron. Dr. Victoria Maclin, Endokrinologin und außerordentliche Professorin für Frauenheilkunde am Rush Medical College in Chicago, führt dazu aus: »Progesteron läßt die Schleimhaut reifen. Es kontrolliert die übermäßige Östrogenausscheidung und ermöglicht somit das ordnungsgemäße Abstoßen der Schleimhaut. Ohne Progesteron führt das ungehinderte Östrogen zu sehr starken und häufig klumpigen Blutungen.«

Übermäßige Blutungen oder Zwischenblutungen sind gleichzeitig ein Indikator für eine Störung, die nicht mit der Menopause in Zusammenhang stehen muß. Der schlimmste Fall wäre, daß die ungewöhnliche oder zu heftige Blutung ein Zeichen für eine bösartige Veränderung in den Geschlechtsorganen ist. Vorwiegend sind es jedoch gutartige Erkrankungen: Leiomyome (gutartige Geschwulst), Polypen oder nicht bösartige Geschwülste. Es kommt jedoch auch vor, daß diese Blutungen durch eine Fehlgeburt oder eine Extrauterinschwangerschaft (Schwangerschaft außerhalb der Gebärmutter) bedingt sind.

»Leiomyome sind in der Perimenopause ein häufiges Erscheinungsbild, da das Östrogen ihr Wachstum stimuliert«, fügt Dr. Maclin hinzu. »Aus diesem Grund werden die Leiomyome in der Anfangsphase oftmals größer, wenn bei manchen Frauen der Östrogenspiegel ungehindert ansteigen kann. *Nach* der Menopause, wenn der Östrogenspiegel wieder absinkt, neigen sie jedoch dazu, von selbst wieder zu schrumpfen.«

»Meine starken Blutungen waren durch Leiomyome verursacht. Mein Arzt sagte mir, wenn ich es schaffen würde, ohne Hysterektomie (Gebärmutterentfernung) durch die Menopause zu kommen, stünden die Chancen gut, daß meine Leiomyome schrumpfen würden. So war es auch. Kurz nachdem meine Regel aufgehört hatte, schrumpfte meine Gebärmutter von der Größe einer Pampelmuse auf die Größe einer Walnuß.«

Hormone

Wenn andere gesundheitliche Komplikationen ausgeschlossen wurden, gibt es eine Reihe von Möglichkeiten, die starken Blutungen zu behandeln. Manchen Frauen hat es geholfen, wenn sie in der zweiten Zyklushälfte Progesteron genommen haben.

»Manchmal hielt die Blutung zehn bis fünfzehn Tage an. Daher riet mir mein Arzt zu Progesteron-Tabletten. Ich nehme sie jetzt den vierten Monat, und es gefällt mir. Alles ist jetzt anders. Ich nehme sie, beginnend mit dem 16. Tag, nach dem Einsetzen der Regel zehn Tage lang. Ich bin nicht mehr aufgedunsen, erst einen oder zwei Tage vor der Regel, wogegen

nichts einzuwenden ist. Die Regel dauert vier oder fünf Tage,
mit einer kleinen Zwischenblutung am Ende, doch die Qual
ohne Ende hat jetzt ein Ende, das ist toll.«

Die Einnahme von Progesteron kann problematisch sein. Wenn
es wirkt, ist es wunderbar, doch es wirkt eben nicht bei jeder
Frau.

»Zwei Monate habe ich Progesteron genommen, und es ging
mir überhaupt nicht gut. Ich war nicht ich selbst. Mir war,
als ob ich nur noch mit zwei Zylindern lief statt mit sechs,
und ich war träge. Ich war so benommen, daß ich es wieder
abgesetzt habe.«

Eine weitere Möglichkeit der Eindämmung starker Blutungen, die aus anovulatorischen Zyklen herrühren, bei gleichzeitigem Empfängnisschutz sind niedrigdosierte Antibabypillen, die den Zyklus neu regulieren und eine schwächere
Blutung bewirken, wie sie für Frauen, die Antibabypillen nehmen, typisch ist. Weiterhin gibt es ein Intrauterinpessar (IUP),
das Kleinstmengen von Progesteron direkt auf die Gebärmutterschleimhaut abgibt und bei dem die vom oral verabreichten synthetischen Progesteron bekannten emotionalen
und psychischen Nebenwirkungen nicht auftreten.

Alternative Therapien

Zum Teil wurde mir berichtet, daß eine Akupunktur sofort
spürbar gewirkt hat. Die Blutungen wurden nicht nur schwächer, sondern die Periode kam auch regelmäßiger.

»Meine letzte Regel war wieder sehr heftig, so daß ich zur
Akupunktur ging. Die Blutung hörte sogleich innerhalb von
einer Stunde nach der Behandlung auf.«

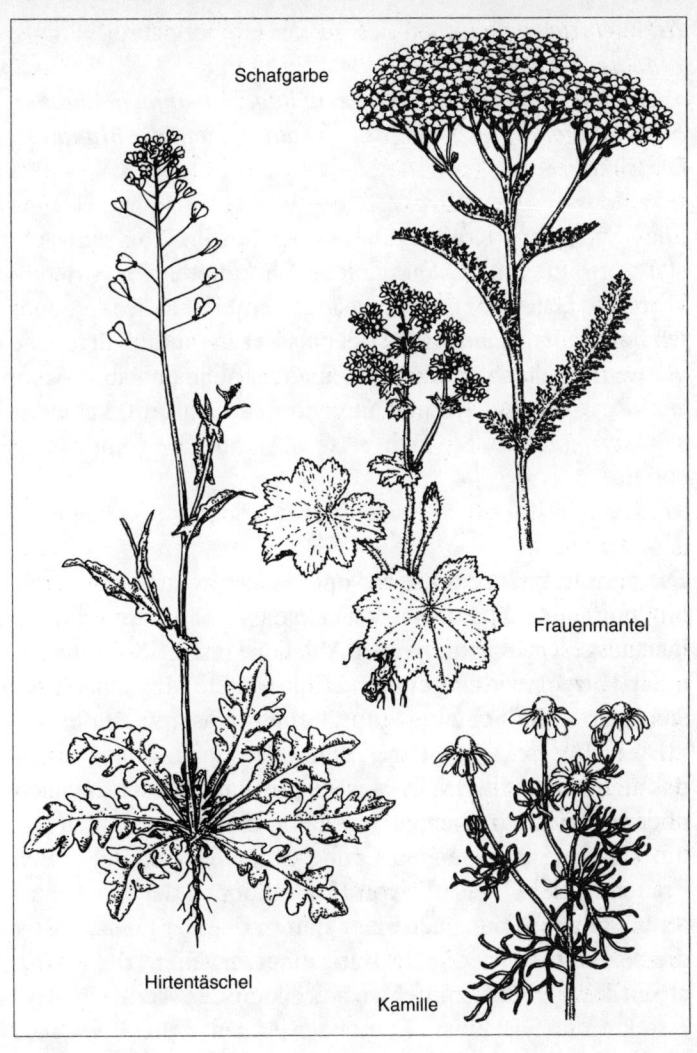

Schafgarbe

Frauenmantel

Hirtentäschel

Kamille

Abb. 3
Frauenkräuter

135

Andere Frauen verließen sich auf die Homöopathie.

»Ich habe Leiomyome. Und meine Regel ist einfach schlimm. Der Homöopath gab mir zwei Präparate, und die Blutungen hörten auf.«

Die chinesische Kräuterzubereitung Gui Pi Tang schwächt starke Blutungen ab. Die gleiche Wirkung haben Hirtentäschel und Benediktenkraut, die man entweder in der verdünnten homöopathischen Form oder als Kräuteraufguß drei Tage vor der Regel unabhängig voneinander nehmen kann. Wenn Ihre Regel sich allerdings unregelmäßig einstellt, kann das schwierig sein, da Sie nicht wissen, wann Sie es einnehmen sollen.

Eingriffe

Die Kürettage ist ein kleiner operativer Eingriff zur Unterbindung starker Blutungen, bei dem die Gebärmutterschleimhaut ausgeschabt wird. Bei der Ablation wird die Schleimhaut durch Hitzeeinwirkung entfernt. Eine weitere Möglichkeit besteht darin, die Schleimhaut mit einem Laser zu entfernen.

Eine Hysterektomie (Entfernung der Gebärmutter) sollte das allerletzte Mittel sein. Wir wissen einfach noch zuwenig über all die Funktionen, die die Gebärmutter zu erfüllen hat, um sie ohne zwingenden Grund zu entfernen. Bei vielen Frauen ist der Orgasmus von Kontraktionen der Gebärmutter begleitet, so daß nach einer Entfernung der Gebärmutter die sexuelle Befriedigung stark eingeschränkt erlebt wird.

Seit Jahrzehnten empfehlen amerikanische Ärzte eine Hysterektomie. Fast einem Drittel der Frauen in den USA wird vor der Menopause die Gebärmutter entfernt, und die Hälfte der Frauen lassen diese Operation irgendwann einmal in ihrem Leben ausführen. Damit liegen die USA weit vor Großbritannien und anderen Ländern Europas. Seien Sie auf der Hut. Prüfen Sie erst alle Alternativen, bevor sie sich unter das Messer legen.

Sollten Sie sich für eine Hysterektomie entscheiden, werden Sie wahrscheinlich den Gebärmutterhals behalten wollen. Der während des Geschlechtsverkehrs auf den Gebärmutterhals ausgeübte Druck ist oftmals eine wichtige Quelle der sexuellen Befriedigung und trägt eventuell zum Orgasmus bei. Zudem erzeugt der Gebärmutterhals auch Prostaglandine, die in vielfältiger Weise auf das Nervensystem wirken. Wenn Sie sich für eine Hysterektomie entschieden haben, lassen Sie Ihre Eierstöcke (Ovarien) nur entfernen, wenn es absolut keine andere Alternative gibt. Zur Zeit werden in den USA bei etwa 50 Prozent der Frauen, die über 40 Jahre alt sind, bei einer Hysterektomie die Eierstöcke mit entfernt. Viele wenig verständige Chirurgen meinen, wenn sie schon operieren, dann können sie gleich einem möglichen Eierstockkrebs (Ovarialkarzinom) vorbeugen. Doch die Eierstöcke produzieren während des größten Teils unseres Lebens, wenn nicht sogar während des ganzen Lebens, weiterhin wichtige Hormone. Sie sollten nicht vorbeugend entfernt werden. Vor allem, da kaum mehr als ein Prozent der Frauen jemals an einem Ovarialkarzinom erkrankt.

Bei sehr starken Blutungen ist ein Bluttest zu empfehlen, der Aufschluß darüber gibt, ob Sie vielleicht an Eisenmangel leiden. Ausreichend Eisen ist wichtig, damit das Blut den Sauerstoff durch den Körper zu den Zellen transportieren kann. In diesem Fall wäre eine eisenreiche Ernährung angebracht. Eisenlieferanten sind Dörrobst, Pflaumensaft, Bohnen, Leber, rohes Fleisch, Grüngemüse, Nüsse, Erdnußbutter, Vollkornbrot und Getreide. Eisenhaltige Kapseln und flüssige Eisenpräparate sind eine gute Ergänzung, die im allgemeinen weniger zu Verstopfungen führen als Eisentabletten.

Doch letzten Endes hören die Blutungen ganz auf. Obwohl die Frau in der *Pause* durchaus unliebsame Symptome erleben kann, wird das Ausbleiben der Regel selten als solches empfunden. Zahlreiche europäische Studien geben an, daß mehr als 70 Prozent der Frauen erleichtert sind, wenn die Zeit der Menstruation endgültig vorbei ist.

»Ich glaube, ich habe das nie als einen Mangel an Weiblichkeit oder ähnliches angesehen. Ich fühlte mich nicht weniger als Frau. In der Tat habe ich gern keine Regel. Es ist herrlich, sich nicht darum sorgen zu müssen, ob man sie im Urlaub bekommt oder nicht. Ganz ehrlich, es ist eine Erlösung.«

Diese Erleichterung brachten Frauen verschiedener Generationen und unterschiedlicher Zivilisationen zum Ausdruck. Studien, die in Mitteleuropa, in der Türkei, im Iran, in Nordafrika und unter arabischen Frauen durchgeführt wurden, zeigten, daß der Großteil von ihnen das Ausbleiben der Regel begrüßte.

Das negative Bild, das die Menopause umgibt, hat wenig mit dem Ende der monatlichen Blutungen zu tun. Es ist eher das Ergebnis des sie begleitenden physischen und emotionalen Unwohlseins und der altmodischen, aber noch immer vorherrschenden Auffassung, daß Frauen, die keine Kinder mehr gebären können, weder für die Gesellschaft noch für sich selbst von Nutzen sind.

Spieglein, Spieglein
an der Wand

In unserer Gesellschaft werden Jugend und Schönheit so sehr favorisiert, als ob sich die Frauen in einem immerwährenden Miss-America-Schönheitswettbewerb befänden. Ob für Autos oder für Alkohol, überall bedient man sich der »sexy« Frauen, um die Verkaufszahlen in die Höhe zu treiben. Neulich besuchte mich meine neun Jahre alte Cousine. Da ich nicht wußte, wie ich sie beschäftigen sollte, schlug ich vor, sie solle sich eine Gesichtsmaske auflegen. Ich glaubte, es würde ihr Spaß machen, mit der grünen Masse zu spielen. Ihre begeisterte Antwort ließ mich zusammenschrecken: »O fein«, rief sie, »alles für die Schönheit.«

Scheinbar wissen wir schon in einem sehr zarten Alter, ob wir hübsch genug sind, um zur »feinen Gesellschaft« zu gehören, oder zu unscheinbar und damit nicht begehrenswert sind. Von Kindesbeinen an vergleichen wir uns selbst mit den Models aus Magazinen, aus Fernsehen und Kino, die zumeist an Eßstörungen leiden und viel Geld für kosmetische Operationen ausgeben. Wir schwelgen in solchen Phrasen wie: »Du siehst wunderschön aus« und »Was für eine tolle Figur du hast«.

Jetzt, wo wir in die Pause eintreten, verändert sich unbestreitbar auch unser Körper. Ganz gleich, wieviel Aerobic-Kurse wir jede Woche besuchen, die Schwerkraft läßt sich nicht überlisten. Viele Frauen finden diese Veränderungen besorgniserregend.

»Ich weiß gar nicht mehr, wann das letzte Mal ein Bauarbeiter nach mir gepfiffen hat. Jetzt vermisse ich das richtig. Es ist schon komisch, selbst wenn es mir an dem Tag nicht so gut geht, ein Pfeifen würde mich aufmuntern.«

»Das schlimmste am Älterwerden ist, daß, wenn man einen Raum betritt, niemand mehr aufblickt.«

Sie werden vielleicht unbewußt auf Ihre jugendliche Tochter eifersüchtig. Möglicherweise haben Sie jetzt auch öfter Streit mit ihr, ohne zu merken, daß Ihr Konkurrenzdenken Sie gereizter reagieren läßt.

»Ich ging neulich mit meiner Tochter die Straße entlang, und ein paar Männer blieben stehen und sahen uns nach. Plötzlich wurde mir klar, daß sie nicht mir, sondern ihr nachsahen. Das war hart für mich. Ich war stolz auf sie, doch gleichzeitig habe ich mich unwohl gefühlt.«

Da wir damit groß geworden sind, uns nach unserem Aussehen einzuschätzen, fühlen sich viele jetzt, wo die Brüste anfangen zu hängen und Falten erscheinen, deprimiert, ängstlich und wertlos.

»Mein Körper wird nie wieder das sein, was er einmal war. Es macht mich verrückt, daß wir uns immer wieder haben eintrichtern lassen, so von unserem Körper zu denken.«

Wenn wir unser Verständnis von sexueller Aktivität einseitig auf Jugend und Vitalität ausrichten, kann es schon passieren, daß wir angesichts des sich verändernden Körpers um den Verlust unserer Sexualität bangen. Nicht selten bemerken wir zu diesem Zeitpunkt tatsächlich, daß unser Partner sein Interesse an uns verliert. Doch im allgemeinen geschieht das nicht, weil wir unattraktiv geworden sind, sondern weil er durch uns auch seinen eigenen Alterungsprozeß vor Augen geführt bekommt. Auf der Flucht vor diesem Altern und zur Bestätigung seiner Lebenskraft sucht der Mann nach einer jüngeren Frau. Obwohl dieses Verhalten wahrscheinlich nicht hormonell bedingt ist, handelt es sich hier um die »männliche Menopause«, über die soviel geredet wird.

Frauen, die ihr Leben auf das Großziehen von Kindern oder ihre äußere Attraktivität ausgerichtet haben, können die Menopause als höchst schwierige Zeit erleben. Wenn die Kinder aus dem Haus sind und die jugendliche Schönheit verblaßt, wird eine bedeutende Veränderung im Leben noch beschleunigt. Gelingt es der Frau nicht, ihre eigenen Fähigkeiten und ihr Selbstbewußtsein auf andere Gebiete auszudehnen, wird sie sich schnell verloren und wertlos vorkommen. Die Frauen, die sich neuen Anforderungen stellen und sich dabei an den eigenen Maßstäben orientieren und nicht an denen, die die Gesellschaft ihnen diktieren will, kommen gewöhnlich am besten zurecht.

»Ich nehme an, ich muß mich darauf einstellen. Ich bin nicht mehr so attraktiv wie früher, an diese Vorstellung muß ich mich einfach gewöhnen. Ich muß mit mir selbst zufrieden sein. Auch andere beurteile ich jetzt anders. Ich möchte mit jemandem meine Zeit verbringen, weil er oder sie ein guter Mensch ist. Bei anderen merke ich, wie dumm sie sind und daß ich auf solche Bekanntschaften verzichten kann.«

Das Problem, über das vermutlich am wenigsten geredet wird, ist der Verlust einer Art von Macht, die mit dem Verlust der jugendlichen sexuellen Attraktivität einhergeht. Ohne daß wir es merken, ist vielen von uns doch unser ganzes Leben lang von männlichen Angestellten oder Verkäufern sofortige oder zusätzliche Aufmerksamkeit zuteil geworden. Oder es fand sich schnell eine hilfreiche Hand, wenn unser Auto eine Panne hatte oder wenn wir mit Einkäufen voll bepackt waren. Und das alles einfach nur aus dem Grund, weil wir jung waren und ein anziehendes Äußeres hatten. Ich erinnere mich an einen Computeroperator, der sich ungefragt anbot, ein ganzes Forschungsprojekt, an dem ich im letzten Collegejahr arbeitete, zu analysieren. Ich bin mir nicht sicher, ob das Angebot heute noch gelten würde. Das Alter macht unsichtbar. Das bedeutet, daß wir lernen müssen, mehr Dinge selbst zu erledigen oder unsere Prioritäten neu zu setzen.

»Ende Dreißig bekam ich graue Haare. Doch das hat mich nie gestört. Diese Veränderung brachte einen gewissen Respekt mit sich, und ganz ehrlich, ich lasse mich lieber mit Respekt behandeln, als daß ich nur als sexuell verführerisch gelte.«

»Klar, meine Nachbarn auf einer Party flirten nicht mehr mit mir so wie früher. Doch ich nehme das nicht tragisch. Ich führe jetzt viel interessantere Unterhaltungen, die ich wirklich genieße.«

Gewicht

Ohne Frage setzt der »Speck der mittleren Jahre« gerade um die Zeit der *Pause* an. Eine Studie des Massachusetts Institute of Technology kam zu der Erkenntnis, daß zwei Drittel der Frauen, die vor der natürlich einsetzenden Menopause ein normales Gewicht hatten, und 95 Prozent der Frauen, die übergewichtig waren, an Gewicht zunahmen. Eine der häufigsten

Klagen während der *Pause* gilt der Gewichtskontrolle. Die Frauen berichten, wie schwer es jetzt ist abzunehmen und wie leicht man doch zunimmt. Jene, die seit Jahren mit ihrem Gewicht kämpfen, und jene, die nie damit Probleme hatten, sind sich einig, daß jetzt eine deutliche Veränderung eingetreten ist.

»Seit meinem 17. Lebensjahr brachte ich etwa 54 Kilo auf die Waage. Jetzt habe ich fast 59 Kilo. Alles scheint sich um die Mitte herum anzulagern, so daß ich erstmals in meinem Leben Rumpfbeuge mache. Doch ganz gleich, was ich tue, ich setze weiter dort an. Zum ersten Mal kann ich die Leute mit ihren Gewichtsproblemen verstehen. Früher dachte ich immer: ›So schlimm kann das nicht sein mit dem Abnehmen. Man darf nur nicht so fett essen und muß etwas Sport treiben.‹ Doch das war ein Irrtum.«

»Mein ganzes Leben lang habe ich schon mit dem Gewicht Probleme. Es ging rauf und runter. Vor drei Jahren hatte ich mein Zielgewicht erreicht. Doch kaum war es soweit, begann ich wieder zuzulegen. Jetzt ist fast alles wieder drauf, und ich habe Probleme, dieses Gewicht zu halten. Es ist ein ständiger Kampf, und doch nehme ich immer mehr zu. Früher hatte ich ein bißchen gehungert und dann einen Pegel erreicht, den ich halten konnte. Heute kommt der Speck sofort wieder drauf.«

»Vor etwa zwei Jahren, als ich 46 war, fing mein ganzer Körper an, sich zu verändern. Um die Hüfte wurde ich dicker. Ich arbeite schwerer, damit ich nicht an Gewicht zulege, doch mit immer weniger Erfolg. Es ist ein richtiger Kampf. Gelegentlich bekomme ich ein paar Pfunde los, doch die sind schnell wieder da.«

Im Alter nehmen sowohl die Männer als auch die Frauen an Gewicht zu. Doch für die Frauen hat die Sache eine größere Bedeutung. So stellte ich im Juli 1991 in einer Umfrage, die ich für die Zeitschrift *Longevity* ausführte, fest, daß zwar fast genausoviel Männer wie Frauen mit Ende Dreißig und Anfang Vierzig an Gewicht zugenommen hatten, nur ein Sechstel der Männer jedoch meinte, daß sich ihre Gewichtszunahme negativ auf die Sexualität auswirke. Bei den Frauen war es fast die Hälfte.

Männer werden von der Schönheit der Frau angezogen, die Frauen von der Stärke und dem Prestige des Mannes. Während nun die Männer mit dem Alter häufig auch an Stärke gewinnen, verlieren die Frauen oft an Schönheit, wie sie im engeren Sinne von unserer Kultur definiert ist. Wie oft haben Sie eine hinreißende Frau am Arm eines starken und ansonsten doch reizlosen Mannes gesehen? Wahrscheinlich öfter, als Sie es sich eingestehen würden. Und umgekehrt? Wohl selten. Wenn man bedenkt, wieviel von unserem Selbstwertgefühl sich auf die äußere Anziehungskraft stützt, überrascht es nicht, daß die bloße Gewichtszunahme für viele Frauen zu einem unglaublich dramatischen Ereignis werden kann.

Männer und Frauen nehmen an Gewicht zu, weil sich der Stoffwechsel eines Erwachsenen alle 10 Jahre um 2 Prozent verlangsamt. Das ist die Ursache für einen Großteil des überschüssigen Specks. Doch zwischen 45 und 54 nehmen Frauen deutlich mehr zu als Männer. Anscheinend steht diese Gewichtszunahme direkt mit den hormonellen Veränderungen in Verbindung. Progesteron beschleunigt den Stoffwechsel, und während der *Pause* sinkt der Progesteronspiegel. Doch noch wichtiger ist, daß die Gewichtszunahme das Mittel der Natur sein kann, uns zu schützen, da diese Fettzellen zu Mini-Hormonfabriken werden, die eifrig Androgene in Östrogene umwandeln. Letztendlich hat sich das Blatt gewendet, und die meisten Frauen, die nicht superschlank sind, fühlen sich gesund und munter.

So sind ein paar Kilo mehr während der *Pause* und danach eher günstiger, doch ein Zuviel erhöht das Risiko eines Herzinfarktes und anderer Erkrankungen. So kann es bei übergewichtigen Frauen zu einer zu hohen Östrogenproduktion kommen. Nach dem letzten Eisprung wird aber kein Progesteron mehr produziert. Damit kann das Östrogen ungehindert wirken, und bei diesen Frauen besteht ein höheres Risiko, an Gebärmutterkrebs (Uteruskarzinom) zu erkranken.

Es ist demzufolge schon ein Unterschied, ob man mit Würde ins Alter geht oder ob man sich geschlagen gibt. Anstatt der Figur nachzutrauern, die Sie mit 25 hatten, sollten Sie Ihre neue Norm akzeptieren, ein annehmbares Gewicht, das Sie nicht durch Hungerkuren aufrechterhalten müssen, sondern das Ihrer Gesundheit förderlich ist.

»Obwohl ich 13 Kilo schwerer bin, als mein Idealgewicht es zulassen würde, steht und fällt damit nicht mehr meine Selbstachtung, wie es früher der Fall war. Ich esse nicht mehr so fettreich, weil ich nicht an einem Herzinfarkt sterben will. Doch was mein Gewicht angeht, fühle ich mich damit nicht unwohl.«

Zum Teil nehmen Frauen durch eine Hormontherapie erheblich an Gewicht zu.

»Seit ich Hormone nehme, habe ich etwa 7 Kilo zugenommen. Außerdem merke ich, daß ich, je näher die Regel rückt, einen Heißhunger auf Süßigkeiten und Salz verspüre. Nichts geht über Maischips und einen Schokoladenriegel.«

»Östrogentabletten und synthetisches Progesteron wirken bei mir gut. Alle Beschwerden und die aufsteigende Hitze ver-

*schwanden. Die leichten Depressionen kamen nicht mehr,
doch ich habe etwa vier Kilo – hauptsächlich Wasser – zugenommen. Davon war ich nun nicht gerade begeistert.«*

Doch Dr. Arpels meint, das muß nicht so sein. »Viele Frauen
nehmen zu, weil sie zu schnell eine hohe Östrogendosis erhalten haben, und der Körper lagert das Wasser ein, weil er
sich nicht darauf einstellen kann. Wenn die Gewichtszunahme
nicht auf das Alter zurückzuführen ist, sollte eine Reduzierung
der Östrogendosis mit einer anschließenden allmählichen Erhöhung über einen längeren Zeitraum das Problem lösen.«

In manchen Fällen kommt es zu einer erhöhten Salzauf-
nahme durch die Zellen, die durch den Anstieg des Renin-
substrats der Leber aufgrund der *oralen* Östrogenaufnahme
bedingt wird, so daß Sie aufschwemmen. In diesem Fall sollten Sie das Östrogen in einer anderen Darreichungsform einnehmen. Wenn Sie ein Östrogenpflaster auflegen oder eine
Tablette unter der Zunge zergehen lassen, schonen Sie die Leber, weil das Östrogen nicht über den Verdauungstrakt aufgenommen wird. Wenn Sie zuviel Wasser einlagern, sollten
Sie gleichzeitig Ihren Salzverbrauch einschränken.

Mitunter ist es dagegen das Progestin, das zum Aufschwemmen führt. »Progestine und Progesteron können die Salzaus-
scheidung verlangsamen«, erläutert Dr. Arpels. »Es ist zugleich
ein Relaxans (Erschlaffungsmittel) der glatten Muskeln, das
sich unter Umständen auf den Darm auswirkt und zu Blähungen führt. Wenn das Progestin die Ursache ist, werden
Sie vielleicht die Dosis verkleinern müssen. Auch wirken
einige Progestine wie männliche Hormone und lassen die
Muskeln anschwellen, was auch zu einer Gewichtszunahme
führen könnte. In diesem Fall müßten Sie auf ein anderes Progestin oder auf ein natürliches mikronisiertes Progesteron um-
steigen.«

Einer jüngeren australischen Studie zufolge *verhinderte* eine Hormonsubstitutionstherapie die Bildung von *Unterbauchfett*. Statt dessen schien sich das Fett gleichmäßiger über den ganzen Körper zu verteilen. Diese Fettverteilung hilft Frauen nicht nur über ihre Attraktivitätssorgen hinweg, sie unterscheidet sich auch von der Fettverteilung, die mit einer Infarktgefährdung assoziiert wird.

Sport

Am meisten nehmen die Frauen zu, die am wenigsten Sport treiben. Während Diäten den Stoffwechsel verlangsamen, wird er durch Sport beschleunigt, das heißt, Sie verbrauchen nicht nur während des Sporttreibens Kalorien, auch über den Rest des Tages werden die Kalorien schneller verbrannt. Sporttreiben hilft also mehr als eine extrem kalorienreduzierte Ernährung, der möglicherweise noch notwendige Nährstoffe fehlen.

Zur Gewichtsabnahme eignet sich Sport am besten. Gestalten Sie Ihren Tagesablauf so, daß sie mindestens 20 Minuten am Tag oder dreimal wöchentlich eine Stunde spazierengehen, joggen, tanzen oder schwimmen. Ihre Lebenskraft und Ihre Gesundheit werden es Ihnen danken. Wenn möglich, sollten Sie lieber Treppen steigen, als den Fahrstuhl zu benutzen. Steuern Sie nicht den nächstgelegenen Parkplatz an, suchen Sie ein paar Blöcke weiter. Joggen Sie auf der Stelle vor dem Fernseher. All das summiert sich, und Sie sind in besserer Form, sowohl innen als auch außen.

Ernährung

Zwar müssen wir auch unsere Kalorienaufnahme *etwas* einschränken, weil der Stoffwechsel mit dem Alter langsamer wird, doch für eine effektive Gewichtskontrolle ist es viel ausschlaggebender, die richtigen Nahrungsmittel zuzuführen. Vor allen Dingen essen Sie nicht so fettreich. Wenn Sie Gebratenes, Butter, Speiseeis, Vollmilch und die meisten Käsesorten, die Haut von Geflügel, Schinkenspeck, Wurst, Salatdressings und Nüsse von Ihrem Speisezettel streichen und den Verzehr von Fleisch reduzieren, werden Sie den Unterschied von Ihrer Waage ablesen können. Kaufen Sie statt dessen fettfreie Milch (fettarme Milch enthält noch einen hohen Fettanteil) und fettreduzierten Käse, Geflügel ohne Haut und Fleisch mit sowenig Fett wie möglich. (Noch besser wäre es, auf tierisches Fleisch völlig zu verzichten oder zumindest auf den größten Teil. Das ist vorteilhaft für Ihr Herz, Ihren Knochenbau und Ihr Gewicht. Mehr dazu in dem Kapitel »Eine Prise Vorbeugung«.

Wenn Sie vom Fleisch nicht loskommen, kaufen Sie die mageren Stücke von der Keule oder Lende. Gießen Sie das Fett während und nach dem Braten, Grillen oder Schmoren ab. Schöpfen Sie das Fett vom Bratensaft und von Saucen ab. Ersetzen Sie Butter, Margarine und Öl, wo es möglich ist, durch Zitronensaft, Hühnerbrühe, Wein und Essig. Nehmen Sie fettfreien Joghurt statt Mayonnaise oder Sauerrahm. Natürlich läßt sich der Fettverbrauch noch weiter reduzieren, doch schon diese wenigen Veränderungen werden einen gewaltigen Unterschied machen.

Ihren Grundbedarf sollten Sie durch komplexe Kohlenhydrate decken: Reis, Teigwaren, Vollkornbrote und Getreidespeisen, stärkehaltige Gemüse, Bohnen und Erbsen.

Doch verlieren Sie nicht den Spaß am Essen. Wenn Sie eine große Mahlzeit vor sich zu stehen haben, genießen Sie sie. Das nächste Essen wird dafür kleiner ausfallen. Im allgemeinen sind kleinere Mahlzeiten zu empfehlen – wenn Sie drei große Mahlzeiten in sechs kleine aufteilen, werden Sie nicht soviel Gewicht zunehmen. Genehmigen Sie sich zwei Happen von diesem »widerlichen« Dessert – den ersten und den letzten. Dann warten Sie mehrere Tage, bevor Sie wieder sündigen. Trinken Sie viel Wasser. Wasser verhindert einen zu großen Flüssigkeitsverlust, verleiht ein Gefühl der Sättigung und stimuliert einen positiven Flüssigkeitshaushalt.

Doch vorrangig müssen wir unsere Vorstellung von Schönheit revidieren. Insbesondere, wenn unsere Schönheitsideale uns sklavisch unsere Kalorien zählen lassen und wir uns so permanent in einem Zustand des Märtyrertums und der Entbehrung befinden. Es ist schon verrückt, daß man sich seine Vorstellung von Selbstwertgefühl und Lebensfreude von Filmen und Modezeitschriften diktieren läßt. Wenn Sie mehr für Ihr Inneres als für Ihr Äußeres essen, werden Sie sich glücklicher und gesünder fühlen – was bedeutet, daß Sie attraktiver aussehen.

»Wir müssen einfach in der Lage sein, zu sagen: ›Wie kann ich meinen Körper gesund und glücklich machen?‹ Wir müssen ihn lieben und als das akzeptieren, was er ist, anstatt zu versuchen, ihn in einer Zeitschleife auf ewig unverändert zu halten.«

»Ich habe etwa 7 Kilo zugenommen, doch ich kleide mich schick, und ich ziehe noch immer die Blicke vieler Männer auf mich.«

Es geht darum, unseren Körper ernst zu nehmen. Wir können ihn nicht länger mißhandeln. Unser Körper verdient es, das zu bekommen, was er braucht: gesunde Ernährung, Sport und Pflege. Er wird uns weiterhin gut dienen, wenn wir uns die Zeit nehmen, ihn entsprechend zu behandeln.

»Man kann seinen Körper nicht ignorieren, ausgehen und all das tun, was man so möchte. Ich merke, daß ich mich um meinen Körper kümmern muß, wenn er mich in Gang halten soll.

Mein Rücken hat mir Probleme gemacht, also habe ich mir einen neuen Schreibtischstuhl und eine neue Matratze gekauft. Nach 17 Jahren hat man sich ein neues Bett verdient, meinen Sie nicht auch? Heute verlangt mein Körper eine ganz andere Aufmerksamkeit von mir, und ich widme sie ihm.«

Wenn Sie möchten, können Sie diese Zeit der Veränderungen dazu nutzen, sich auf ein neues Niveau der Gesundheit und der Fitneß einzustellen. Als Resultat meiner gesünderen Ernährung und meiner sportlichen Aktivitäten fühle ich mich jetzt so gut und kräftig wie seit Jahren nicht.

»Ich glaube, wenn meine Menopause leichter gewesen wäre, hätte ich nicht mit Sport und der fettreduzierten Ernährung begonnen. Ich weiß, daß ich deswegen jetzt viel gesünder bin, doch es ist schon ein Stück Arbeit.«

Die Haare

Unser Haar reagiert auf hormonelle Veränderungen. So verlieren manche Frauen unmittelbar nach der Entbindung Haare. Wenn die *Pause* kommt, kann das Haar gleichfalls dünner werden. Fehlt den Haarfollikeln Östrogen, kann das Haar trockner werden und ausfallen. Völliger Haarverlust ist jedoch ein äußerst seltener Fall. Östrogenmangel führt hin und wieder auch zum teilweisen Ausfall der Schambehaarung.

Während die Kopf- und Schambehaarung möglicherweise dünner wird, stellen viele Frauen fest, daß auf dem Kinn, der Oberlippe, dem Bauch und der Brust dickere Haare wachsen. Diese Veränderung wird zumeist nach dem Ausbleiben der letzten Regel bemerkt. Dr. Albert Kligman, Professor für Dermatologie an der University of Pennsylvania School of

Medicine erläutert dazu: »Etwa zehn Jahre nach der Meno-pause ist der Hirsutismus (abnormer Haarwuchs bei Frauen) auf dem Kinn und den Lippen ein häufiges Erscheinungs-bild, vor allem bei Frauen aus dem Mittelmeerraum, die eine dunklere Haut haben. Es fällt nur nicht auf, weil sie sich ra-sieren, die Haare herausziehen oder einwachsen und so wei-ter. Doch es ist sehr verbreitet.«

In vielen Fällen setzt das Wachstum der Haare im Gesichts-bereich bereits früh in der *Pause* ein.

»Mit als erstes bemerkte ich diese langen, dicken Haare, die auf meinem Kinn wuchsen. Ich wußte gar nicht, was mir da geschieht, und machte mir Sorgen.«

Androgene sind die Hormone, die für die männliche dichte Körperbehaarung wie auch für die Kahlköpfigkeit bei Män-nern verantwortlich sind. Zwar handelt es sich bei den An-drogenen vorrangig um männliche Hormone, doch sind sie auch bei der Frau vorhanden und verursachen sowohl einen verstärkten wie auch verminderten Haarwuchs.

Östrogene und Androgene wirken gegeneinander. Mit dem Absinken des Östrogenspiegels verstärkt sich die Wirkung der Androgene auf den Körper. Während der Zeit der spora-dischen Hormonproduktion in der *Pause* kann der Androgen-spiegel vorübergehend nach oben schnellen. Als Folge davon fallen am Kopf Haare aus (vor allem, wenn Sie eine Veranla-gung dafür besitzen), und an anderen Stellen des Körpers wachsen sie dafür.

Darüber hinaus haben etwa 50 Prozent die Frauen beson-dere Zellen im Gewebe der Haarfollikel, die das Haar zum Wachsen anregen, wenn der LH-Spiegel (das luteinisierende Hormon) erhöht ist – und Sie erinnern sich, der LH-Spiegel steigt an, wenn wir durch die *Pause* gehen. Anscheinend benötigen diese Haarfollikel nur geringe Mengen Androgene, um üppig weiterzuwachsen. Demzufolge kann der Haarwuchs auch nach dem Abfall der Androgenproduktion weiter verstärkt andauern.

Wenn Sie den Haarwuchs im Gesicht als störend empfinden, können Sie ihn durch Bleichen kaschieren sowie durch professionelle oder selbst ausgeführte Elektrolyse beseitigen.

Wenn die Behaarung auf dem Körper und im Gesicht bereits dichter geworden ist, kann auch die Einnahme von Östrogenen den Prozeß nicht mehr umkehren, sondern nur aufhalten. Da das Progesteron ein Antiandrogen ist und Androgenrezeptoren blockiert, kann von Fall zu Fall eine natürliche Progesteron-Creme, die während der zweiten Zyklushälfte zweimal täglich oder nach dem Ende der Zyklen einmal täglich aufgetragen wird, innerhalb von sechs Monaten die Gesichts- und Körperbehaarung vermindern.

Frauen, die unter Haarausfall leiden, kann Östrogen in Verbindung mit einem Antiandrogen zu neuem Haarwuchs verhelfen, wenn es zusätzlich zu einem Haarwuchsstimulans genommen wird, das man auf den betreffenden Bereich aufträgt. Eine Studie aus Washington fand heraus, daß diese Behandlungskombination unter 93 Prozent der Beteiligten einen signifikanten neuen Haarwuchs bewirkte, wobei auch bei den verbleibenden sieben Prozent eine Verbesserung eintrat.

Ho Shou Wu, eine chinesische Pflanze, kann zur Haarstärkung angewendet werden.

Haut

In der Jugend, Schwangerschaft und Menopause – alles Zeiten hormoneller Veränderungen – tritt die Akne auf. Sie können Akne bekommen, wenn das relative Gleichgewicht zwischen Östrogen, Progesteron und Androgenen gestört ist. Am wahrscheinlichsten ist ein verhältnismäßig erhöhter Androgenspiegel. In meiner Jugend hatte ich keine Akne, doch während der Schwangerschaft und jetzt in der *Pause* sehe ich im Spiegel, was mir damals erspart geblieben ist.

Wegen ihrer antiandrogenen Wirkung verwenden manche Frauen während der zweiten Zyklushälfte eine natürliche Progesteron-Creme gegen die Akne.

Mit zunehmendem Alter kommt es bei Männern und Frauen zu Hautveränderungen, die *nichts* mit Hormonen zu tun haben. Im Alter werden die Stützfasern unter der Haut schwächer und die Schicht aus Fettzellen dünner, so daß wir häufig abgespannt aussehen. Hellhäutige Frauen bemerken dunkle Flecken – Leberflecken – vor allem auf dem Handrücken. Frauen mit dunklerer Hautfarbe stellen weiße Flecken fest.

Eine trockene und weniger elastische Haut *dagegen* hat ihre Ursache im gesunkenen Östrogenspiegel.

»Meine Hautstruktur hat sich geändert. Diese Veränderungen scheinen jetzt schneller vor sich zu gehen. Ich erkenne die Falten in meinem Gesicht deutlicher. Meine Haut scheint dünner und viel trockener zu sein.«

Gelegentlich stellen Frauen auch fest, daß sie mit absinkendem Östrogenspiegel leichter blaue Flecken bekommen – doch kann hier auch ein Vitamin-C-Mangel die Ursache sein.

Während die Östrogene dennoch nicht der Jungbrunnen für die Haut sind, der uns versprochen wurde, als sie erstmals auf den Markt kamen, so wird die Haut doch etwas fester. Eine übermäßige Austrocknung der Haut wird verhindert, da der Kollagenanteil erhöht und die Feuchtigkeit in der Haut gehalten wird.

Doch kein Östrogen kann die Alterung der Haut aufhalten.

Obgleich diese Alterungsprozesse auch genetisch bedingt sind, gibt es Möglichkeiten, die Haut in gutem Zustand zu erhalten. Als erstes sollten Sie das Rauchen aufgeben. Rauchen hat eine antiöstrogene Wirkung, es entzieht der Haut Sauerstoff und verstärkt die Faltenbildung. Zweitens meiden Sie eine direkte Sonneneinstrahlung, und tragen Sie einen Hut oder Sonnenschirm, wenn Sie in der Sonne sein *müssen*. Neben dem Rauchen ist die Sonne der zweite hauptsächliche Alterungsfaktor für die Haut. Drittens trinken Sie wenigstens vier Glas Wasser am Tag, um die 60 Prozent des Körpers wieder aufzufüllen, die aus Wasser bestehen. Als ich meine 74jährige Tante einmal fragte, wie sie sich ihre jugendliche Haut erhalten hat, verriet sie mir ihr Geheimnis: Wasser, Wasser und noch einmal Wasser.

Dr. Michael Klaper, Direktor des Institute for Advancement of Nutrition Education and Research in Manhattan Beach, Kalifornien, führt dazu aus: »Ich rate Frauen mit einer trockenen Haut dringend, weniger Fleisch und Käse zu essen oder beides ganz zu streichen. Die darin enthaltenen Säuren können eine trockene, fleckige Haut verursachen und sogar zur Faltenbildung und vorzeitigem Altern beitragen. Als nächstes sollten Sie Ihre Nahrung jeden Tag durch zwei Teelöffel Leinsamenöl ergänzen, das Sie in den Kühlabteilungen der Reformhäuser finden. Zum Kochen dürfen Sie es nicht verwenden, da es sich beim Erhitzen aufspaltet. Verwenden Sie auch nicht mehr als zwei Teelöffel pro Tag für auf Salate, Gemüse oder auf das Brot. Innerhalb von einer Woche erhalten die Haut und auch das Haar einen schönen Glanz.«

Verwenden Sie eine gute Feuchtigkeitscreme auf Wasserbasis für Ihr Gesicht, und ölen Sie Ihre Haut häufig ein, vor allem nach dem Bad. Oder geben Sie Öl in Ihr Bad, wenn Sie eine Weile darin liegen wollen. Eine Frau schwor auf ihr Sesamöl, mit dem sie ihren Körper vor dem Schlafengehen einrieb.

Natürlich bleibt die Möglichkeit, dem Druck der Zivilisation nachzugeben und sich die Gesichtshaut straffen – ein »Facelifting« vornehmen – zu lassen. Die kosmetische Chirurgie ist die zur Zeit am schnellsten wachsende medizinische Teildisziplin. Wenn wir jedoch dem Druck der Schönheitschirurgen und der Medien widerstehen können und uns nicht das Gesicht liften und den Bauch straffen lassen, könnten wir für die Frau über Fünfzig ein neues Image schaffen – ein positives Image, das ein Ja zum Leben bedeutet. Das soll nicht heißen, daß wir nicht mehr attraktiv aussehen wollen. Es ist ein schönes Gefühl, hübsch zu sein. Doch Schönheit und Alter sind keine Gegensätze.

»Ich kleide mich jetzt in gewisser Hinsicht besser als früher. Nicht so auffallend, mehr wie ich selbst. Ich lege heute größeren Wert darauf, eindeutig ich zu sein, als darauf, wie die Karikatur einer attraktiven Frau auszusehen. So habe ich mein Haar lang wachsen lassen.«

»Ich kleide mich jetzt anders und trete anders auf. Ich fühle mich viel attraktiver als je zuvor. Früher glaubte ich, sich zu schmücken wäre eitel. Heute betrachte ich die Kleidung als Weg, mich selbst von innen heraus zu sehen. Make-up hatte ich nie benutzt. Heute schminke ich mich. Ich entdecke, wie ich aussehen möchte, und ich genieße diese Wandlung.«

Glücklicherweise beginnt unsere Kultur sich zu ändern. Wir Babyboomer üben schon aufgrund unserer großen Anzahl einen Einfluß aus. Lauren Hutton, die fast fünfzig ist, muß heute öfter Modell stehen als früher. Das Institute for Standards Research der American Society for Testing and Materials (das unter anderem die Standardgrößen für die Bekleidungsbranche festlegt) erkennt endlich an, daß sich der Körper der Frau verändert, und entwickelt neue Größenstandards für Frauen über 55.

»Mir gefällt die Vorstellung, das alles abzustreifen und mich mehr auf meine inneren Werte zu konzentrieren als auf mein Äußeres. Vor fünf Jahren glaubte ich, diese Fältchen um meine Augen – das wäre ich. Heute fühle ich immer weniger, daß meine Haut mein Ich ist, und immer mehr, daß es etwas damit zu tun hat, was in meinem Innern ist. Ich merke, daß ich wachse, und das ist aufregend. Ich hatte meine Brille wirklich fast nur beim Autofahren aufgesetzt, weil ich glaubte, sie macht mich häßlich. Heute ist mir klar, daß ich mit Brille besser sehen kann, und alles sieht schöner aus. Das ist mir wichtiger als mein eigenes Aussehen. Und ich gefalle mir, weil ich so denke.«

»Meine Menopause war ein einziger Horror. Doch wenn Sie mich fragen, ob ich eine Pille nehmen würde, mit der ich alles noch einmal – diesmal aber problemlos – durchmachen könnte, würde ich ablehnen. Ich glaube, die Menopause hat mich so viel reicher, mitfühlender und realistischer werden lassen. Mein Leben war leicht, oberflächlich. Ich habe nie darüber geredet, was es wirklich heißt, ein Mensch zu sein. Heute kann ich natürlicher und ungezwungener sein. Ich stehe nur in Socken im Schlafzimmer und föne mich. Ich sehe dann lächerlich aus, wenn man bedenkt, daß ich eine Frau bin, die als erstes immer die Socken ausgezogen hat, bevor sie ins Bett gegangen ist, damit es nicht zu dumm aussah. Jetzt zeige ich mich einfach so, wie ich bin, und das gefällt mir. Ich glaube, wenn ich nun eine Pille genommen hätte, würde ich immer noch versuchen, hübsch auszusehen und hätte mir vielleicht sogar das Gesicht liften lassen.«

Im Jahr 2000 wird ein Drittel der Frauen in den USA über 50 sein. Das bedeutet Macht, sowohl in wirtschaftlicher wie auch in gesellschaftlicher Hinsicht. Wir werden die Macht haben, eine neue feministische Bewegung zu beginnen, die Gesellschaft dazu zu bringen, uns eher aufgrund unserer Erfahrungen, unserer Weisheit und reifen Schönheit als wegen eines jugendlichen Gesichts und dem Körper einer 25jährigen zu schätzen.

Aus für die Liebe?

Mit dem Wort Menopause verbindet sich für viele Frauen die Angst, nicht mehr sexuell begehrt zu werden und die Freude am Sex zu verlieren. Aus diesem Grund scheuen sich wahrscheinlich nicht wenige von uns, den anderen mitzuteilen, daß sie in die *Pause* eintreten.

»Ich habe gezögert, meinen verheirateten Freundinnen zu erzählen, daß ich in der Menopause bin, weil ich davon ausgehe, daß sie es ihren Männern sagen werden, und die Männer sollen das nicht wissen. Ich fürchte, sie sehen mich dann in sexueller Hinsicht nicht mehr als Frau an. Ich möchte nicht als asexuell gelten, als Großmutter, vollkommen ›sicher‹ und ohne jeden Reiz.«

Da in unserer Gesellschaft die sexuelle Anziehungskraft so eine große Rolle im Selbstwertgefühl einer Frau spielt und die Sexualität untrennbar mit der Fortpflanzung verbunden ist, kann man unschwer erkennen, warum so viele Frauen besorgt sind, ihre sexuelle Anziehungskraft einzubüßen, wenn sie keine Kinder mehr zur Welt bringen können.

Die sexuelle Anziehungskraft und die sexuelle Befriedigung haben allerdings nur wenig zu tun mit der Fähigkeit, schwanger zu werden. Sicherlich ist die sexuelle Anziehungskraft eine biologische Kraft, die für das Fortbestehen der Arten unabdingbar ist. Doch nur, weil wir unsere Aufgabe, Kinder in die Welt zu setzen, erfüllt haben, heißt das noch lange nicht, daß auch die physische und emotionale Freude am Sex der Vergangenheit angehören müssen.

Trotzdem *kann* die Menopause, die das Ende unserer Fähigkeit zur Reproduktion signalisiert, sich auf die sexuellen Funktionen auswirken. Wenn wir uns nicht weiter fortpflanzen müssen, besteht auch keine Notwendigkeit mehr zum Geschlechtsverkehr, zumindest vom Standpunkt der Evolution aus gesehen. Demzufolge klagen in der *Pause* und auch danach viele Frauen über sexuelle Probleme.

Die gute Nachricht ist die, daß die Schwierigkeiten, auf die wir stoßen werden, bei etwa 80 Prozent der Frauen die sexuelle Befriedigung nicht beeinträchtigen. Für die anderen 20 Prozent gibt es sichere und wirksame Lösungen.

Auf die Einstellung kommt es an

Zum Teil sind die sexuellen Veränderungen nicht hormonell bedingt. In der Sexualität spielen psychologische Faktoren eine ausschlaggebende Rolle und für einen Teil der Frauen kann die Menopause daher der lang ersehnte Vorwand sein, sich vom Sex insgesamt zurückzuziehen.

»Ich verspüre kaum noch ein Verlangen. Ich meine nicht, daß meine Libido vorher so ungestüm war. Sex war nie etwas Angenehmes für mich, und ich hatte eine schwere Zeit mit meinem Körper und dem ganzen Drumherum.«

Der Wunsch, keinen Sex mehr zu haben, ist unter Frauen ausgeprägt, die ihn in erster Linie kaum als lustvoll erlebt haben. Zu dieser Gruppe zählen Frauen, die in ihrer Jugend sexuell mißbraucht wurden, die mit der Auffassung groß wurden, daß Sex Sünde wäre, oder die mit einem rücksichtslosen oder unverständigen Partner zusammenleben. Daneben können Probleme in der Partnerschaft das sexuelle Verlangen verdrängen, vor allem, wenn sich der Ärger über Jahre hinweg anstaut. Wenn Sie glauben, daß Sie in Ihrer Beziehung nichts zu sagen haben, werden Sie vielleicht feststellen, daß die einzige Macht, die ihnen noch geblieben ist, darin besteht, im Schlafzimmer »nein« zu sagen.

Frauen, die schon seit Jahren verheiratet sind, meinen vielleicht, sie haben nicht das Recht, die sexuellen Kontakte zu verweigern. Ein an ein aktives Sexualleben gewöhnter Partner wird sich sträuben, nach Schuld suchen und Schuldgefühle wecken. Doch in einer guten sexuellen Bindung sollten beide Partner Freude am Liebesspiel haben. Wenn Ihnen die Befriedigung fehlt, wenn Ihnen die sexuellen Beziehungen nichts geben, werden Sie kaum motiviert sein, den Sex nur zum Vergnügen des anderen weiterzuführen. Doch es gibt Möglichkeiten, diesen Zustand zu ändern, wie wir in diesem Kapitel sehen werden.

Alleinstehende Frauen sind in sexueller Hinsicht mit außergewöhnlichen Problemen belastet. In den älteren Jahrgängen gibt es viermal soviel Frauen wie Männer, so daß für heterosexuelle Frauen die Chancen nicht gut stehen, einen gleichaltrigen männlichen Partner zu finden. Sicherlich gibt es genügend jüngere Männer, und viele Frauen geben ihre vorgefaßte Meinung auf, daß nur ein älterer, reiferer Mann der einzige für sie geeignete Partner ist. Andere dehnen ihre sexuellen Kontakte aus und nehmen erstmals lesbische Beziehungen auf. Dennoch werden viele von uns im Alter allein sein. Demzufolge bleibt uns als hauptsächliche Alternative nur, unser sexuelles Verlangen zu unterdrücken oder die liebkosende Hand eines Partners durch unsere eigene zu ersetzen. Das gilt um so mehr angesichts der wachsenden Gefährdung durch Aids und anderer durch den Geschlechtsverkehr übertragenen Krankheiten.

»In meinem Leben hat der Sex keinen Platz. Und ganz ehrlich, ich vermisse nichts. Wenn ich an das ganze Theater mit Aids und die anderen Krankheiten denke, scheint der Sex mehr Probleme zu machen, als er wert ist.«

Schließlich wurden manche Frauen auch in dem Glauben erzogen, daß die Sexualität in einem bestimmten Alter ein Ende hat und daß ältere Frauen, die noch Sex haben, komisch anmuten. Sie selbst sind womöglich von ihren sexuellen Gefühlen peinlich berührt und weisen sie zugunsten der so verstandenen Erwartungen der Gesellschaft weit von sich.

Diese und zahlreiche andere psychisch erklärbare Ursachen können das Ende sexueller Aktivitäten wünschenswert erscheinen lassen. Für diese Frauen bietet die Menopause letzten Endes die ersehnte Möglichkeit, ihren Körper ganz für sich zurückzuverlangen und der Liebe den Rücken zu kehren.

Einige Medikamente, wie Barbiturate (Schlaf- oder Beruhigungsmittel), Antidepressiva (Mittel gegen Depressionen), Phenothiazine und Diuretika, können das sexuelle Verlangen, die Gleitfähigkeit der Scheide und die sexuellen Funktionen beeinträchtigen. Eine Chemotherapie und bestimmte gesundheitliche Störungen mindern ebenfalls das sexuelle Interesse. Und dann kommen da noch die sich verändernden Hormone.

Was die Hormone anbelangt, so kann die *Pause* sich direkt auf das sexuelle Verlangen, die Gleitfähigkeit der Scheide, die Erregung und den Orgasmus auswirken. Sprechen wir zuerst über die Gleitfähigkeit der Scheide.

Trockene Vagina

Das Blut fließt in die Beckenregion, und der Blutandrang führt dazu, daß Sekrete die halbdurchlässige Membran der Scheidenwand durchdringen. Mit absinkendem Östrogenspiegel fließt weniger Blut zur Vagina, wodurch sich deren Gleitfähigkeit (Lubrikation) verändert. Doch die Vagina ist jetzt nicht nur insgesamt trockener, sie benötigt auch mehr Zeit und Stimulierung, um Feuchtigkeit zu bilden, wie 40 bis 60 Prozent der Frauen angeben. Die dann erzeugte Menge an Gleitsubstanz nimmt im Alter noch ab. Für einige Frauen ist die trockener werdende Scheide das erste Signal für die beginnende *Pause*.

»Ich bin zeitweise ganz trocken. Plötzlich, mitten im Verkehr, scheint die Feuchtigkeit einfach wegzubleiben. Meine Vagina ist dann trocken wie die Sahara.«

»Die Gleitsubstanz ist bei mir sehr unterschiedlich. Manchmal ist sie irgendwie dünn und dann wieder wie früher.«

Ohne ausreichende Gleitfähigkeit befürchten Frauen mitunter, daß ihre sexuelle Erregung beeinträchtigt wird.

»Ich wußte das selbst nicht, doch ich nehme an, ich nahm den Umstand, daß ich feucht wurde, als Bestätigung für meine Erregung. Als sich die Lubrikation veränderte, wurde es ein eher intellektuelles Erlebnis. Ich dachte: ›Hey, wenn ich nicht feucht werde, bin ich nicht aufgedreht‹, was nicht stimmte. Doch ich begann, mich unsicher zu fühlen, was sich eindeutig auf unsere sexuellen Beziehungen legte.«

Denken Sie daran, daß Antihistaminika die gleiche Wirkung zeigen. Sie trocknen alle Schleimhäute aus, auch die der Vagina, so daß sie diese Mittel meiden sollten, wenn Sie Probleme mit einer zu trockenen Scheide haben.

Schmerzen beim Geschlechtsverkehr

Durch eine trockene Scheide oder eine Gleitsubstanz, die nicht ausreichend zähflüssig ist, kann der Geschlechtsverkehr schmerzvoll sein.

Ich erinnere mich, wie ganz zu Beginn der *Pause*, noch bevor ich wußte, was eigentlich mit mir geschah, meine Scheide trocken blieb, ganz gleich, was wir taten oder wieviel Zeit wir uns nahmen. Eine Weile habe ich sogar jeglichen Verkehr gemieden. Es war einfach zu unangenehm. Dann nahmen David und ich ein Gleitmittel, das speziell für den Sexualbereich entwickelt wurde. Das war die Lösung. Doch nach einigen Jahren verspürte ich Schmerzen beim Verkehr, und es brannte, ganz gleich, wieviel Gleitmittel wir nahmen. Damals wußte ich noch nicht, daß sich in der Scheide eine große Anzahl von Östrogenrezeptoren befindet. Wenn das Östrogen fehlt, wird die Schleimhaut dünner, und diese verliert mit der Zeit ihre Elastizität. Die nun dünnere Scheidenschleimhaut bietet eine geringere Polsterwirkung gegenüber der Reibung durch den eindringenden Penis. Dies kann während des Verkehrs als ein leichtes Brennen empfunden werden, das zuweilen noch über Stunden oder auch Tage danach anhält. Unter Umständen haben Sie jetzt ein stärkeres Bedürfnis, nach dem Verkehr die Blase zu entleeren.

»Der Geschlechtsverkehr ist wirklich sehr schmerzhaft. Ganz gleich, wieviel Gleitmittel ich verwende, schön ist es nicht.«

»Es brannte nicht und war auch auszuhalten. Es war eine Art Schmerz, den ich nicht gewohnt war.«

Dieser Schmerz oder das Brennen beim Geschlechtsverkehr kann schon lange vorher einsetzen, bevor Ihr Gynäkologe irgendwelche Veränderungen in der Scheidenschleimhaut entdeckt. Vielen Frauen kommen Zweifel an ihrer Fürsorge um den Partner auf, oder sie suchen nach anderen psychischen Gründen, wenn ihr Arzt keine physische Ursache für den Schmerz beim Verkehr bestimmen kann.

Es ist nicht bekannt, warum die Veränderungen im Östrogenspiegel bei einem Teil der Frauen zu schmerzhaftem Verkehr führen, während andere davon verschont bleiben. Wenn Sie zu den Leidtragenden zählen, heißt das noch lange nicht, daß der Sex für Sie nun tabu ist. Es bedeutet nur, daß sich einige Anpassungen erforderlich machen, wenn die Liebe weiterhin Spaß machen soll.

Gleitmittel

Sie können das Vorspiel verlängern, den eigentlichen Verkehr auslassen oder viel Gleitmittel verwenden. Sexualtherapeuten empfehlen seit Jahren wasserlösliche Gleitmittel, da die Gleitmittel auf Ölbasis von der Vagina nicht so leicht entfernt werden können und Scheideninfektionen hervorrufen können, doch halten Frauen die Gleitmittel auf Wasserbasis teilweise für zu dünnflüssig. Sie bevorzugen Vaseline, Kokosöl oder das Öl aus Vitamin-E-Kapseln.

»Ich habe eine ganze Reihe verschiedener Mittel probiert, doch mir gefällt Sesamöl am besten. Es klebt nicht so und trocknet nicht so schnell.«

Frauen, die beim Geschlechtsverkehr kein Gleitmittel verwenden, haben mir ein Zäpfchen empfohlen, das jeden zweiten Tag in die Scheide eingeführt wird, um die Schleimhaut feucht zu halten. Eine kleine Forschungsstudie hat erbracht, daß die regelmäßige Anwendung die Trockenheit der Scheide wesentlich verringert und das Wohlbefinden beim Geschlechtsverkehr erhöht. Am besten fragen Sie Ihren Arzt nach solchen Zäpfchen. Andere Frauen reiben das Öl aus Vitamin-E-Softgel ein oder führen je nach Bedarf zwischen einmal täglich und zweimal monatlich Vitamin-E-Zäpfchen in die Scheide ein. Probieren Sie aus, welches Mittel bei Ihnen am besten wirkt.

Zink wirkt sich positiv auf die Lubrikation und die Schleimabsonderung der Vagina aus. Die empfohlene Dosis beträgt 15 Milligramm/Tag. Reich an Zink sind Nüsse, Meeresfrüchte, Fleisch, Weizenkeime und Hafer.

Hormone

Doch das Gleitmittel wird nur das Unbehagen lindern, das auf eine trockene Scheide zurückzuführen ist. Es wirkt nicht gegen den Schmerz, der durch eine dünne Scheidenschleimhaut oder eine verminderte Elastizität der Scheide bedingt ist. Dagegen helfen Östrogene, die die Scheidenschleimhaut prall, gleitfähig und schmerzfrei machen. Wenn Ihre einzigen Beschwerden in der *Pause* nur auf Unannehmlichkeiten beim Verkehr zurückzuführen sind, können Sie mehrmals in der Woche Östrogencreme direkt in die Scheide einreiben. Während die eine Frau schon bei der erstmaligen Anwendung einen Unterschied merken wird, reagiert die andere erst nach einem Monat auf die Östrogencreme.

In ausreichend kleinen Mengen kann Östrogencreme auch von den Frauen sicher in die Vagina eingerieben werden, die an östrogenabhängigem Krebs erkrankt waren. »Jede Frau reagiert anders. Also verabreichen wir Östradiolcreme vaginal in sehr kleinen Dosierungen und überprüfen dann den Östradiolspiegel im Blut«, berichtet Dr. Lila Nachtigall, Direktorin der Women's Wellness Division, Abteilung für Frauenheilkunde an der New York University. »Wenn sich der Östradiolspiegel im Blut nicht erhöht, dann kann die Frau die Creme ohne Risiko applizieren, auch wenn sie an östrogenabhängigem Krebs erkrankt war. Wir verwenden versuchsweise auch ein neues Erzeugnis, einen Scheidenring. Er gibt nur fünf Mikrogramm Östradiol täglich ab, viel weniger, als eine Frau sich selbst verabreichen könnte. Wenn die Versuche erfolgreich abgeschlossen werden, würde er für alle Frauen genehmigt werden, und Blutuntersuchungen wären nicht mehr erforderlich.«

Eine 1- oder 2prozentige Testosteroncreme, die der Apotheker zubereiten kann, oder eine natürliche Progesteroncreme können die gleiche Wirkung auf die Scheidenschleimhaut haben wie die Östrogencreme. Der einzige Nachteil dieser Cremes besteht darin, daß man sie als eine zu schmierige Angelegenheit empfinden könnte.

»Der Verkehr tat weh. Doch ich hatte keine Geduld und nahm die Östrogenpillen nicht lange genug. Dann versuchte ich es jede zweite Nacht mit Östrogencreme. Es war so schmierig und eine eindeutige Abschreckung gegen Sex in jenen Nächten – doch, hey, ich will ja auch nicht sagen, daß ich jede Nacht Sex hatte.«

Hormoncremes sind nicht als Gleitmittel gedacht. Als Gleitmittel sind sie nicht nur unwirksam, sie können auch in die Harnröhrenöffnung des Mannes dringen. Die Wirkung dieser kleinen Hormonmenge ist nicht bekannt. Aller Wahrscheinlichkeit schaden sie nicht.

Mönchspfeffer kann die Scheidenschleimhaut neu beleben und den Schmerz beim Geschlechtsverkehr mindern, obwohl es im allgemeinen mehrere Monate dauert, bis sich eine positive Wirkung einstellt.

»Vor etwa drei Jahren ging ich durch die Menopause, und der Geschlechtsverkehr bereitete immer mehr Schmerzen. Meine Gynäkologin sagte, sie könne die Veränderungen sogar auf dem Abstrich sehen, den sie aus der Scheide genommen hat. Sie riet mir zu Tee aus Mönchspfeffer. Nachdem ich den Tee sechs Monate lang mehrmals täglich getrunken hatte, war der Schmerz wie weggeblasen.«

Phytoöstrogene, das heißt pflanzliche Östrogene, die in verschiedenen Lebensmitteln vorkommen, lassen anscheinend die Zellen der Scheidenwand wieder gesunden. Frauen, die ihren Speisen täglich 45 Gramm Sojamehl oder 25 Gramm Leinsamen – die beide reich an Phytoöstrogenen sind – zusetzen, stellten nach sechs Wochen eine merkliche Verbesserung ihres Scheidengewebes fest. Die positive Wirkung zeigte sich so lange, wie sie diese Ernährung beibehielten.

Sexuelle Empfindsamkeit

In einigen Fällen reagiert die Frau auf die *Pause* mit einer veränderten Hautempfindlichkeit, die sich ihrerseits auf den sexuellen Bereich auswirken kann. Sie möchten kräftiger oder zärtlicher gestreichelt werden als früher. Körperstellen, die früher bei jeder Berührung erregt wurden, reagieren jetzt vielleicht nicht mehr oder zeigen sich sogar gereizt. Das trifft vor allem auf die Brüste zu, die häufig in der Zyklusmitte wie auch während der letzten Woche vor der Menstruation weitaus schmerzempfindlicher sind. Gegen die Brustschmerzen helfen Ihnen 400 bis 800 I. E. Vitamin E am Tag. Während des größten Teils des Zyklus werden Sie eine vielleicht geringere Dosis nehmen wollen, die Sie zu dem Zeitpunkt, wenn die Brüste am empfindlichsten sind, erhöhen.

Während der *Pause* kann die Klitoris überaus berührungsempfindlich sein und ihre Berührung als nicht mehr so erregend wie früher empfunden werden.

»Mein Orgasmus kommt vor allem durch das Eindringen des Penis, doch hat mich auch die Reizung der Klitoris erregt. Heute gefällt es mir jedoch nicht mehr so wie sonst. Es ist nicht mehr das gleiche.«

»Meine Klitoris ist nicht mehr so empfindlich, und die Reizung sicherlich nicht mehr so intensiv.«

»Oraler Verkehr war für mich sehr lustvoll. Heute geht es immer noch, doch ich genieße ihn nicht mehr wirklich und habe schon eine geraume Zeit beim Cunnilingus keinen Orgasmus mehr gehabt.«

Das tiefe Eindringen des Penis wird teilweise schwächer empfunden. Mit absinkendem Östrogenspiegel kann es sein, daß die druckempfindlichen Sensoren am Gebärmutterhals nicht mehr so stark reagieren. Für einige Frauen stellt das einen großen Verlust für das sexuelle Vergnügen dar. Eine Östrogentherapie wird diese Reaktionsfähigkeit jedoch wieder verbessern. Tatsächlich scheint Östrogen während und nach der *Pause* auf alle Aspekte des sexuellen Reaktionszyklus eine positive Wirkung auszuüben.

Orgasmus

In der Zeit des absinkenden Hormonspiegels bemerken viele Frauen auch eine veränderte Orgasmusreaktion. Diese Veränderungen können auf die verringerte Östrogenkonzentration zurückgehen, die den Blutfluß im Becken abschwächt, oder das Ergebnis eines Testosteronmangels sein. Obgleich eine Reihe von Frauen den Orgasmus mit den Jahren immer intensiver empfindet, ist der umgekehrte Fall häufiger anzutreffen, Frauen benötigen längere Zeit bis zum Orgasmus, erreichen ihn nicht mehr so oft wie früher, und sie erleben ihn weniger intensiv.

»Eine Veränderung im körperlichen Erleben ist vor sich gegangen. Ich brauche länger, bis ich den Orgasmus erreiche, und mein Orgasmus ist nicht so stark. Jetzt warte ich darauf, daß meine Erinnerungen an damals verblassen, so daß ich keinen Unterschied mehr spüre.«

Für die meisten Frauen spielen diese Veränderungen im Orgasmus jedoch nur eine untergeordnete Rolle und werden das Lustempfinden nicht notwendigerweise beeinträchtigen. Und wenngleich teilweise von einem schwächeren Orgasmus berichtet wird, beschreiben ihn viele Frauen doch auch als sanfter und reizvoller.

»Mein Orgasmus dauert jetzt länger. Er ist vielleicht nicht mehr so intensiv, dafür aber anhaltender. Früher hatte ich stets mehr als einen Orgasmus beim Liebesspiel, doch das ist jetzt auch anders. Es ist schwierig, ein zweites Mal so weit zu kommen. Aber jetzt hat der Orgasmus eine Zartheit erreicht, die einfach wundervoll ist. Er unterscheidet sich von dem wilden, intensiven Orgasmus von einst, doch er ist einfach herrlich.«

Verschiedentlich erleben Frauen beim Orgasmus eine schmerzhafte Kontraktion wie bei einem Muskelkrampf. »Ein Mangel an Östrogen kann während des Orgasmus zu schmerzhaften Kontraktionen führen«, erläutert Dr. William Masters von der Masters and Johnson Clinic in St. Louis. »Diese Kontraktionen sind ganz real und haben keinen psychologischen Hintergrund. Doch wenn Sie Östrogen in einer beliebigen Form einnehmen, können Sie diese Schmerzen umgehen.«

Empfängnisverhütung

Wir alle haben schon von den Menopause-Babys gehört. Zwar werden nur sehr wenige Frauen während der *Pause* schwanger, doch die Möglichkeit dazu besteht.

»Mit 41 entschied ich mich bewußt für ein Kind, weil ich so lange gewartet hatte. Es ging alles so schnell. Im Dezember kamen die Hitzewallungen, so daß ich beschloß, wenn ich schon ein Kind haben wollte, dann am besten gleich. Im Januar war ich dann schwanger.«

Wenn Sie sichergehen wollen, daß Sie *nicht* schwanger werden, sollten Sie noch bis ein Jahr nach der letzten Menstruation die Empfängnisverhütung beibehalten. Wenn Sie keinen festen Partner haben, werden Sie auch nach dieser Zeit noch Kondome benötigen. Aids und andere durch den Geschlechtsverkehr übertragene Krankheiten kennen keine Altersgrenze. Bevor Sie nicht sechs Monate mit einem Partner fest zusammenleben und der Aidsbluttest negativ ausgefallen ist, sollten Sie den analen Verkehr meiden und Kondome mit einem Spermizid verwenden.

Wenn Ihnen der Geschlechtsverkehr Schmerzen bereitet,

können Kondome Ihr Unbehagen noch verstärken. Beim Mann wirken sich Kondome vielfach erschwerend auf die Erektion aus, wenn seine Reaktionen in zunehmendem Alter nachlassen. Allerdings sind die Frauen die am schnellsten wachsende Gruppe, die mit Aids infiziert wird, und sie sind auch mehr als die Männer durch Geschlechtskrankheiten gefährdet. Wenn Kondome ein Problem darstellen sollten, bleiben Sie bei der manuellen Reizung, bis Sie sich sicher sind, daß Ihr Partner nicht infiziert ist. Ungeschützter Sex ist wie russisches Roulette. Die Chancen stehen vielleicht zu Ihren Gunsten, doch wenn Sie verlieren, können die Folgen verheerend sein.

Postmenopause

Obwohl solche Beschwerden wie Hitzewallungen, Müdigkeit und Schlafstörungen innerhalb von ein bis zwei Jahren nach dem letzten Menstruationszyklus langsam abklingen und schließlich ganz verschwunden sind, werden die in den Geschlechtsorganen ablaufenden Veränderungen immer weiter voranschreiten, wenn die Frau nicht ausreichend Östrogen in ihren Fettzellen produziert oder nichts dagegen unternimmt.

Ohne ausreichende Versorgung mit Östrogenen in den Jahren nach der Menopause verliert die Vagina ihre Elastizität und schrumpft. Das bedeutet, daß während der Erregungsphase sich das innerste Ende der Vagina nicht mehr so weit wie vorher ausdehnt. Die Scheidenschleimhaut wird hauchdünn werden. Als Folge davon wird der Geschlechtsverkehr, wenn Sie die Vagina nicht gedehnt halten und nach einer längeren Pause erstmals wieder Verkehr haben, Schmerzen bereiten. Dem können Sie jedoch innerhalb von sechs Wochen abhelfen, wenn Sie eine Östrogencreme anwenden oder eine

Östrogensubstitutionstherapie machen und zusätzlich noch die Scheidenwand mit einem Dilatator oder Dildo dehnen.

Zum Dehnen der Scheidenwand nehmen Sie anfangs einen Wattestab oder Ihren kleinen Finger. Legen Sie sich auf den Rücken, und ziehen Sie die Beine an. Befeuchten Sie Scheide und den einzuführenden Gegenstand mit einem Gleitmittel. Jetzt pressen Sie nach unten, so als ob Sie etwas aus der Scheide herausdrücken wollen, und führen den Gegenstand langsam ein. Das Pressen entspannt nämlich in Wirklichkeit den Scheideneingang und erleichtert das Einführen. Lassen Sie den Gegenstand 15 Minuten in der Scheide. Dann schieben Sie ihn in der Vagina hin und her, damit tragen Sie zur Dehnung der vorderen Wand bei. Wenn das ganz gut geht, nehmen Sie einen immer dickeren und längeren Gegenstand. Dildos gibt es in vielen verschiedenen Größen. Wenn sich in Ihrer Nähe kein Erotikgeschäft befindet, können Sie diese auch über einen Versand erhalten. Eine Mohrrübe, Zucchini oder Gurke läßt sich leicht auf die gewünschte Größe bringen. Sie müssen geschält oder sorgfältig gewaschen werden, damit sich keine Insektizide mehr darauf befinden – oder Sie schieben ein Kondom darüber. Vor dem Einführen sollten diese Gegenstände auf Zimmertemperatur erwärmt sein. Es wird auch die Theorie vertreten, daß Hormone im männlichen Ejakulat zum Schutz der Scheidenschleimhaut beitragen können und daß Geschlechtsverkehr mindestens einmal in der Woche möglicherweise Schmerzen beim Geschlechtsakt lindert oder beseitigt.

Masturbation

Wenn Sie keinen Partner haben oder mit Ihrem Partner nicht mehr sexuell aktiv sind, ist Masturbation für Ihre Scheide und wahrscheinlich auch für Ihre Psyche das Beste. Nachdem so viele Frauen damit aufgewachsen sind, sich schuldig und abnormal zu fühlen, *wenn* sie masturbieren, hat jetzt eine Studie in New Jersey ergeben, daß die regelmäßige Masturbation nach der Menopause die Vagina gesund erhält. Die Masturbation trägt zur Aufrechterhaltung des Lubrikationsprozesses bei. Ein Dildo oder die Anwendung eines anderen Gegenstandes hilft die Scheidenwand dehnen.

Viele Frauen entspannen sich beim Masturbieren. Sie fühlen sich besser, stehen nicht mehr so unter Spannung. Wenn die Masturbation auch kein Ersatz für einen liebkosenden Partner ist, kann sie doch auf eine eigene Art ein sexuelles Lustgefühl vermitteln. Aus diesem Grund wird sie vielfach auch zusätzlich zum Geschlechtsverkehr praktiziert.

Weitere Veränderungen

Ein verringerter Östrogenspiegel hat noch andere Auswirkungen auf das Fortpflanzungssystem. Nach der Menopause verschwindet der Sex flush – die beim Orgasmus auftretende Rötung im Hals- und Brustbereich – im allgemeinen. Durch den Abbau von subkutanem, das heißt unter der Haut liegendem Fett werden die Brüste und die Brustwarzen mit der Zeit kleiner und flacher, und die äußeren Schamlippen verlieren ihre Fülle.

Der Verlust der schützenden Fettpolster erhöht unter Umständen die Empfindlichkeit der Klitoris in bestimmten Stellungen beim Verkehr. Östrogen wirkt gegen all diese Veränderungen in den Geschlechtsorganen, und für viele Frauen wird der Sex flush wieder mit dazugehören.

Sexuelles Verlangen

Viele Frauen haben Angst davor, daß sie in der Menopause kein sexuelles Verlangen mehr verspüren und sie nicht mehr begehrt werden. Wahr ist, daß mindestens 35 Prozent der Frauen während der Pause oder danach ein Nachlassen des sexuellen Verlangens feststellen *werden*. Dr. Norma McCoy, die sich als Psychologin an der San Francisco State University auf den Problemkreis Hormone und Sexualität spezialisiert hat, fand kürzlich im Rahmen ihrer Forschungen heraus: »Zum stärksten Absinken in der Zahl der Geschlechtsakte kam es im Zeitraum von ein bis zwei Jahren *vor* dem letzten Menstruationszyklus der Frau. Außerdem zeigte sich bei über 50 Prozent der von uns untersuchten 16 Frauen ein Nachlassen der sexuell geprägten Gedanken und Phantasien in den Jahren um die Menopause herum.«

Das Abklingen des sexuellen Verlangens kann sich allmählich oder abrupt einstellen. Mitunter tritt es im Anfangsstadium der *Pause* ein, manchmal aber auch erst fünf Jahre nach dem letzten Menstruationszyklus oder noch später. Für einen Teil der Frauen ist das verminderte Bedürfnis nach sexuellen Kontakten nur vorübergehend, für andere wiederum von Dauer.

»Früher verspürte ich ein brennendes Verlangen zu masturbieren, und ich hatte sexuelle Phantasien, in denen andere Frauen vorkamen. Dann plötzlich war das alles vorbei.«

»Mir fehlt das intensive Gefühl der Sexualität, dieses ›Wenn ich dich nicht jetzt sofort kriege, sterbe ich‹. Es kommt noch immer mal wieder vor, doch im allgemeinen erst, wenn wir bereits beim Lieben sind. Früher war es so, daß ich Joe fast angesprungen bin, wenn er nackt im Schlafzimmer umher-

ging. Heute betrachte ich zwar immer noch gern seinen Kör-
per, doch ich habe einfach nicht mehr die gleiche Energie
wie damals.«

Stellen wir bei uns ein nachlassendes Interesse am Sex fest,
sind wir geneigt, sofort Monotonie oder Probleme in der Beziehung als Ursache dafür zu finden – und in einer langjährigen Partnerschaft haben sicherlich beide ihren Anteil daran.
Doch psychische Probleme liegen dem nur dann zugrunde,
wenn die Probleme im sexuellen und zwischenmenschlichen
Bereich schon sehr lange bestehen. In diesen Fällen ist eine
Ehe- oder Sexualberatung ein möglicher Weg. Ansonsten ist
das nachlassende Verlangen seitens der Frau in den meisten
Fällen auf den gesunkenen Hormonspiegel zurückzuführen.
Dr. Gloria Bachmann, außerordentlicher Professor für Frauenheilkunde an der Robert Wood Johnson Medical School in
New Jersey, meint dazu: »Der Großteil der sexuellen Probleme
in dieser älteren Bevölkerungsgruppe ist eher durch das Absinken der Ovarialhormone verursacht als durch zwischen-
menschliche, psychologische oder kulturelle Probleme.«
   Das Verlangen läßt schnell nach, wenn Schlaflosigkeit, Hitzewallungen und andere Symptome der *Pause* uns Kraft kosten und unser Wohlbefinden mindern.

»Ich kann nichts machen. Wenn ich nervös und gereizt bin,
habe ich einfach keine Lust auf die Liebe.«

Ein gestörtes Wohlbefinden ist ein Hauptfaktor für sexuelles
Desinteresse. Das gleiche gilt für den Schmerz. Frauen, denen
der Geschlechtsverkehr Schmerzen bereitet, weil die Scheidenschleimhaut zu trocken oder zu dünn geworden ist, werden
eher den Sex meiden. Ganz sicher kehrt das sexuelle Verlangen zurück, wenn die Beschwerden dieser Übergangsphase

vorüber sind oder man wirksame Therapieformen (Östrogene, Homöopathie, Akupunktur, Kräuter, Gleitmittel) gefunden hat. Eine Studie an der Yale University zeigte beispielsweise, daß 90 Prozent der Frauen, die vor der Studie über eine verminderte Libido geklagt hatten, nach einer drei- bis sechsmonatigen Östrogenbehandlung von einem gestiegenen Verlangen und häufigeren sexuellen Aktivitäten berichteten. Wenn Sie erst ruhiger schlafen, weniger Hitzewallungen haben und sich insgesamt besser fühlen, werden Sie sich sicherlich auch wieder mehr dem Sex zuwenden.

Über ein Jahr lang war ich so müde und kraftlos, daß ich sehr selten an Sex dachte. Schließlich ging ich zu einem Homöopathen, der mir Sepia in Form von winzigen Pillen verordnete. Nur wenige Wochen vergingen, und meine alte Kraft wie auch meine Libido waren zurückgekehrt.

»Seit ich Östrogene nehme, habe ich keine Hitzewallungen mehr. Die Nacht über schlafe ich durch. Ich bin nicht mehr so müde, und ich merke, daß ich wieder Sex möchte.«

»Ich nehme Mönchspfeffer und habe kürzlich auch mit Akupunktur begonnen. Langsam kommt mein Geschlechtstrieb wieder zurück, vor allem zu meinen früheren Spitzenzeiten – beim Eisprung oder kurz vor der Regel.«

Ein Mangel an Testosteron, vor allem an bioverfügbarem Testosteron, kann ebenfalls das sexuelle Verlangen dämpfen. Unsere Eierstöcke und die Nebenniere bilden ungefähr die Hälfte des verfügbaren Testosteron. »Wir wissen nicht warum, aber bei etwa 50 Prozent der Frauen bricht um die Zeit der Menopause die Produktion von Testosteron in den Eierstöcken ab«, berichtet Dr. Barbara Sherwin. »Bei den anderen Frauen bleibt die Hormonproduktion in den Ovarien noch eine Zeitlang normal.« Forschungen an der University of Massachusetts Medical School haben ergeben, daß das Absinken der Testosteronproduktion hauptsächlich *vor* der eigentlichen Menopause auftritt, was der Grund dafür ist, daß viele Frauen zu diesem Zeitpunkt ein geringeres Verlangen verspüren. Nach einer Chemotherapie oder der operativen Entfernung der Eierstöcke kann es praktisch über Nacht zu einem Abfall des Testosteronspiegels – und des sexuellen Verlangens – kommen.

Für die Testosteronkonzentration kann man keinen absoluten Wert angeben, der für ein sexuelles Verlangen notwendig wäre – wie beim Östrogenspiegel hat jede Frau ihren eigenen persönlichen Normalwert. Doch wenn der Testosteronspiegel unter Ihren individuellen Grundwert fällt, werden Sie ganz sicher feststellen, daß Ihr sexuelles Verlangen nachläßt oder ausbleibt, die Klitoris nicht mehr so reizbar ist und daß Sie schwerer zum Orgasmus kommen, sei es durch Masturbation oder mit dem Partner.

Dr. Helen Singer Kaplan, Direktorin des Human Sexuality Program am Payne Whitney Institute in New York, erläutert: »Kein Psychiater, Psychologe oder Internist kann bei einer Frau, die während der Menopause *überhaupt keine* Libido mehr verspürt, sagen, ob die Ursache organischer oder psychogener Natur ist, da das klinische Bild identisch ist. Die sexuellen Zentren werden durch Depressionen genauso schnell blockiert wie durch einen Testosteronmangel. Die einzige Möglichkeit der Diagnose besteht in der Bestimmung des Serumspiegels an freiem und leicht gebundenem Testosteron. Dieser Test ist einfach und kann von jedem Labor ausgeführt werden. Der Befund wird darüber Auskunft geben, ob die Frau psychotherapeutisch behandelt werden muß oder ob sie zusätzlich Testosteron benötigt. Vielleicht wäre auch beides angebracht.«

Das Progesteron belegt die gleichen Rezeptoren wie das Testosteron. Das heißt, selbst wenn eine Frau über ausreichend Testosteron verfügt, kann es zu einem Absinken des sexuellen Verlangens kommen, wenn sie zuviel Progesteron erzeugt, weil das Progesteron die Rezeptoren blockiert. In diesem Fall schwächt sich das sexuelle Verlangen in der zweiten Zyklushälfte ab.

Sollten Sie Östrogen einnehmen und beschwerdefrei sein, Ihr sexuelles Verlangen jedoch ausbleiben, fehlt Ihnen möglicherweise Testosteron. Zur Zeit wird jedoch noch darüber debattiert, wie sicher das von Ärzten verordnete Testosteron ist. Es gibt guten Grund zur Annahme, daß hochdosiertes Testosteron zu Haarwuchs im Gesichtsbereich, einer tieferen Stimme, zu Gewichtszunahme und Akne führen sowie die Blutfettwerte und die Leber negativ beeinflussen kann. Die Frage ist nur, welche potentielle Gefahr geht von *niedrigen* Testosterondosen aus?

Dr. John Arpels meint dazu: »Ich verschreibe im allgemeinen eine 2-Milligramm-Tablette Testosteron, die gegebenenfalls zwei bis siebenmal die Woche genommen werden kann. Solange die Dosis unter 75 Milligramm im Monat bleibt, bekommen nur fünf Prozent meiner Patientinnen oder weniger mit einer Gewichtszunahme, Haarwuchs oder Akne Probleme.«

Von größerer Bedeutung ist in diesem Zusammenhang die Wirkung des oral verabreichten Testosteron auf den Cholesterinspiegel. Es gibt Kombinationspräparate auf dem Markt, in denen Östrogen und Testosteron in einer Tablette kombiniert sind. Der Präsident und Direktor des Women's Medical and Diagnostic Center and Climacteric Clinic von Gainesville, Florida, Dr. Morris Notelowitz, hat Estratest untersucht. »Wir verglichen die Wirkungen von Estratest und Estratab, die beide verestertes Östrogen enthalten. Doch Estratest enthält zudem Testosteron. Es stellte sich heraus, daß sich bei den Frauen, die die kombinierte Therapie erhielten, solche Symptome wie Depressionen, Angstzustände und verminderte Libido in stärkerem Maße besserten als im Vergleich dazu in der Patientengruppe, die Estratab eingenommen hatte und gleichfalls positive Wirkungen verzeichnete, die allerdings nicht so ausgeprägt waren. Zweitens erzielte die Kombinationstherapie eine größere Verbesserung der Knochendichte im Vergleich zu Estratab allein. Der Nachteil bei Estratest bestand lediglich darin, daß dieses Mittel den HDL-Cholesterinspiegel (das gute Cholesterin) *senkte*, obwohl er immer noch im Normbereich lag. Andererseits reduzierte Estratest die Triglyzeridkonzentration wesentlich, was in Einzelfällen problematisch sein kann. Unter dem Strich kann man also sagen, daß die Behandlung auf die einzelne Patientin zugeschnitten werden muß und daß Estratest eine bedeutende Rolle bei der Therapie von einem Teil – nicht allen – Frauen in der Menopause spielt.«

Die Auswirkungen von oral verabreichtem Testosteron auf die Virilisierung (Vermännlichung der Frau) oder das Cholesterin sind jedoch nur eine Seite der Medaille, wie Dr. Norma McCoy meint. »Das eigentliche Problem besteht in den Nebenwirkungen der synthetischen Hormone auf die Leberproteine. Wir wissen einfach noch zuwenig über die negativen Langzeitwirkungen dieser niedrigdosierten synthetischen Hormone bei oraler Verabreichung. Außerdem verstärkt synthetisches Testosteron bei oraler Aufnahme die Produktion von Proteinen in der Leber, die dann das Testosteron selektiv binden. Gebundenes Testosteron ist nicht biologisch verfügbar und kann weder das sexuelle Interesse noch irgend etwas anderes verbessern.«

Doch die Einnahme von Testosteron kann auch auf anderem Weg erfolgen. Forschungsergebnisse besagen, daß die nichtorale Anwendungen keine negativen Auswirkungen auf die Leber oder Blutfettwerte haben. Ihr Apotheker kann Ihnen eine ein- bis zweiprozentige Testosteroncreme zubereiten, die Sie alle paar Tage auf den inneren Schamlippen verreiben können. Depot-Präparate stehen als Injektionen zur Verfügung. »Ich bevorzuge die Testosteron-Injektionen«, betont Dr. Edward Lichten, »weil man damit die Leber umgeht, sie entlastet und die Wirkung auf die Blutfettwerte geringer ausfällt. Ich injiziere es Frauen vor und nach der Menopause und Frauen, bei denen die Menopause natürlich oder operativ bedingt eingetreten ist. Im allgemeinen erhalten sie alle vier bis sechs Wochen eine Injektion, doch gelegentlich sind auch Abstände von nur drei Wochen oder sogar von drei Monaten möglich, je nachdem, wie schnell das Mittel vom Stoffwechsel aufgenommen wird.«

»Nachdem meine Eierstöcke entfernt wurden, nahm ich Testosteron. Meine Libido fiel drastisch ab, und da ich immer viel Spaß am Sex hatte, störte mich das sehr. Also erhalte ich jetzt alle sechs Wochen eine Injektion mit Depo-Testadiol. Vorher nahm ich Tabletten, doch mit den Spritzen komme ich besser zurecht. Mein Mann verabreicht sie mir in die Hüfte. Vor der Testosterontherapie stellte sich nur dann eine sexuelle Erregung ein, wenn er mich küßte und streichelte und vieles mehr, von allein habe ich nicht masturbiert oder mich für Sex interessiert. Jetzt warte ich richtig darauf. Ich freue mich darauf, und ich tue häufiger den ersten Schritt, als es früher der Fall war.«

Es gibt auch Testosteron-Pellets, die unter die Haut gebracht werden und sechs Monate wirken. Doch diese Methode wird im allgemeinen nur bei Frauen angewendet, deren Eierstöcke operativ entfernt wurden. Dr. Victoria Maclin ist eine der wenigen Ärzte der USA, die Testosteron-Pellets einsetzen. »Testosteron-Pellets verbessern den Cholesterinspiegel zwar nicht, doch sie verschlechtern ihn auch nicht. Ich behandle Frauen, die entweder über eine verminderte Libido klagen oder überhaupt kein sexuelles Verlangen mehr haben. Sie fühlen sich eher lethargisch und haben wenig Lebensfreude. Die Ergänzung der Hormonsubstitution durch Testosteron, wenn der Testosteronspiegel niedrig ist, bringt die Libido zurück und verbessert Ihr Wohlbefinden. Diese Veränderungen sind nicht von einem verstärkten Haarwuchs, einer Gewichtszunahme oder Akne begleitet.«

»In Kalifornien wurde ein Testosteron-Pflaster entwickelt für Männer«, erklärt Dr. Helen Singer Kaplan. »Eine Frau bräuchte nur ein Zehntel davon, und da das Mittel Dihydrotestosteron enthält, das der Körper nicht in Östrogen umwandeln kann, wäre es ideal für Brustkrebspatientinnen.«

Gleich, in welcher Form Sie Testosteron verabreicht bekommen, die Therapie muß unbedingt unter strenger ärztlicher Kontrolle erfolgen.

Allerdings sind nicht alle Frauen an einer Neustimulierung ihrer Libido interessiert. Manchen ist das völlig egal. Da der Sex für sie nicht mehr die Rolle spielt, können sie ihre Energie jetzt in andere Richtungen lenken.

»Etwa mit 58 oder 59 ließ meine Lust auf die Liebe völlig nach. Anfangs hielt ich das für ein Problem, doch jetzt habe ich beschlossen, daß es keines ist. Dann und wann verspüre ich zwar noch eine sexuelle Erregung, aber ich meine, da es so viele andere schöne Sachen in meinem Leben gibt, hat das keine Bedeutung.«

»Vor allem hat meine sexuelle Energie mächtig nachgelassen. Früher hätte ich ständig Sex haben können. Er ging mir

181

nicht aus dem Sinn, und ich brauchte ihn regelrecht. Heute kommt das nicht mehr häufig vor. Die ganzen Phantasien dazu, die uns vorher so gefielen, geben mir nichts mehr. Es ist eine richtige Wende eingetreten, und ich mußte mich darauf einstellen. Eigenartig ist nur, daß es mir eigentlich nicht fehlt. Es ist kein großes Drama. Wir haben den kameradschaftlichen Teil des Lebens begonnen.«

Gesteigerte Lust

In einer dänischen Studie sprachen 9 Prozent der Frauen von einer *Verstärkung* ihres sexuellen Verlangens während oder nach der *Pause*. Dafür kann eine Vielzahl von Faktoren maßgeblich sein. Für so manche Frau bringt die Menopause eine ganz neue sexuelle Freiheit ohne Angst vor einer ungewollten Schwangerschaft. Ein neuer Partner gibt der Frau möglicherweise das Gefühl für ihre eigene Sexualität zurück, während Frauen in einer langjährigen Partnerschaft den Umstand, keine Kinder mehr zu Hause zu haben, als zweite Flitterwochen empfinden mögen.

»Das Büro macht um fünf zu, und wir gehen dann noch ein Glas Wein trinken oder am Strand spazieren. Wenn wir dann zu Hause sind, lieben wir uns und essen danach zu Abend. Als unser Sohn über Weihnachten vom College kam, fehlte uns diese romantische Zeit richtig.«

Auch ein gesteigertes sexuelles Interesse während der *Pause* kann hormonell bedingt sein. Dr. Norma McCoy studierte die Sexualität in allen Altersstufen und machte einige interessante Entdeckungen. »Wir stellten fest, daß die Frau Anfang Vierzig einen Höhepunkt des sexuellen Verlangens hat.

Kinsey und seine Kollegen machten die gleiche Beobachtung, doch er schrieb es der Entwicklungsstufe der Frau zu, da er meinte, die Frauen bräuchten so viele Jahre, um die ihnen in der Jugend anerzogenen sexuellen Hemmungen zu überwinden. Es scheint allerdings, daß hormonelle Veränderungen der wahrscheinlichere Grund dafür sind.«

Genauso wie Sie den Fernseher lauter drehen, wenn Sie den Ton nicht mehr verstehen, versucht der Körper angesichts des sinkenden Östrogenspiegels, die Östrogenbildung anzuregen, indem er die Produktion von FSH und LH ankurbelt. Doch das FSH und LH stimulieren nicht nur die Bildung von Östrogen, sondern regen auch besondere Zellen in der Bindegewebssubstanz der Eierstöcke zur Ausschüttung von Testosteron an. Die Menge des auf diese Weise erzeugten Testosteron ist von Frau zu Frau unterschiedlich. Möglicherweise sind es die Frauen mit der höheren Testosteronproduktion, die dieses gesteigerte sexuelle Verlangen haben.

Gelegentlich kommt es sporadisch zu einer verstärkten Testosteronproduktion, wie in der Pubertät, wenn Sie plötzlich Akne bekommen und unglaublich erregt sind.

»In den vergangenen zwei Jahren, ab 46, bin ich sehr sexuell geworden. Meine Freundinnen sagen mir, wie wenig ihnen daran liegt, und ich weiß, daß mein Östrogenspiegel absinkt. Doch wenn ich überhaupt etwas merke, dann ist es die gestiegene Geschlechtslust.«

Wenn Sie zu der glücklichen Minderheit gehören – mit einem liebenden Partner und einem gesteigerten Verlangen –, sollten Sie Ihr Glück in vollen Zügen genießen. Man weiß nie, wie lange eine stabile Gesundheit und eine stabile Beziehung Ihnen diese Freuden bieten können.

Männer

Der Hauptgrund für ein Ausbleiben des sexuellen Verlangens bei Frauen in heterosexuellen Partnerschaften muß nicht unbedingt in der Menopause liegen. Vielleicht ist es der männliche Partner. In einer Studie hat sich gezeigt, daß Männer um Ende Vierzig und die Fünfzig herum weniger Neigung zum Sex verspüren als Frauen. Eine andere Studie hat ermittelt, daß 80 Prozent der Frauen und 71 Prozent der Männer glaubten, daß der Mann die Schuld am Abbruch der sexuellen Beziehungen trüge.

»Erst letzte Woche sagte ich zu meinem Mann: ›Ich glaube, meine sexuelle Energie ist weg.‹ Er antwortete: ›Deine ist weg? Wenn du meinst, deine ist weg, dann solltest du mal meine sehen. Meine ist das Problem.‹«

Für das Nachlassen des sexuellen Interesses der Männer gibt es zahlreiche mögliche Gründe. Im Alter braucht der Mann eine stärkere direkte Stimulierung des Penis, damit eine Erektion zustande kommt, und es dauert auch länger. Es reicht nicht mehr, sich in der Phantasie erotische Bilder vorzustellen oder den Partner anzusehen. Ist das Glied dann erigiert, hat der Mann mehr Schwierigkeiten, die Erektion auch aufrechtzuerhalten. Störende Gedanken oder Geräusche lenken wie nie zuvor ab. Nicht jeder Liebesakt führt auch zum Orgasmus. All diese Veränderungen sind natürlicher Bestandteil des männlichen Alterungsprozesses, der bereits in den Vierzigern oder Anfang Fünfzig oder auch erst in den Sechzigern oder noch später einsetzen kann. Bemerkt ein Mann nun diese Veränderungen und erkennt nicht ihren natürlichen Ursprung, beginnt er womöglich, seine Liebe zur Partnerin in Frage zu stellen. Vielleicht führt er seine langsamere Reaktion auch darauf zurück, daß *sie* älter wird, daß *sie* ein paar Kilo zugelegt hat, daß *sie* in der Menopause ist. Und sie nimmt die Schuld vielleicht auf sich, weil sie meint, daß die Veränderung im Aussehen und im Gefühlsleben, ihre veränderte Weiblichkeit, irgendwie die Wurzel des Problems sei. Er hat dann Augen für eine jüngere Frau, die seine Erregung und seine Reaktionen, um deren Verlust er fürchtet, neu beleben soll.

Zuweilen beeinträchtigen die klimakterischen Beschwerden der Frau direkt die schwächer gewordenen Reaktionen ihres Mannes. Er fürchtet möglicherweise, sie zu verletzen, wenn sie beim Geschlechtsverkehr Schmerzen hat. Oder er wird zunehmend unsicher und hat Angst, daß er dem Liebesakt nicht mehr gewachsen ist, wenn sie langsamer reagiert und nicht so feucht wird. Diese Unsicherheit kann sich auf sein sexuelles Leistungsvermögen auswirken.

Ganz gleich, was die Ursache ist, viele Männer brechen einfach ihre sexuellen Kontakte ab, anstatt sich mit dem Problem auseinanderzusetzen. Für diese Männer ist es leichter, die Problematik zu verleugnen und dem schmerzlichen Gefühl und der Angst, ihre Männlichkeit zu verlieren, die leider für viele nur durch die Leistungskraft ihres Penis bestimmt wird, aus dem Weg zu gehen.

Der Großteil der Frauen überläßt ihrem Partner die Verantwortung für ihre sexuellen Beziehungen. Männer neigen dazu, in sexueller Hinsicht die Initiative zu ergreifen. Frauen sind eher peinlich berührt oder verlegen, wenn sie dieses Thema ansprechen wollen. Sie befürchten, zu kritisch zu erscheinen oder das Ego ihres Partners zu verletzen, wenn seine Erektionen oder sein sexuelles Interesse Problempunkte darstellen. Wenn die Frau jedoch überhaupt nichts unternimmt und der Mann ablehnend ist, bedeutet dies oft das stillschweigende Ende des Sex.

»Ich glaube, es fing mit den Leiomyomen an. Als sie recht groß waren, hat der Verkehr weh getan. Er fürchtete, mich zu verletzen. Das war ungefähr zur gleichen Zeit, als seine Prostata größer wurde und er Schwierigkeiten mit der Erektion bekam. Wir reden aber nicht darüber. Er hat entschieden, sich nicht mit dem Problem zu befassen. Mit anderen Worten, wir haben keinen Sex mehr.«

Wenn wir erst erkannt haben, daß die sexuelle Erregbarkeit im Alter abnimmt, daß sowohl die Männer wie auch die Frauen stärker stimuliert werden müssen, um den Orgasmus zu erreichen, daß es auch nicht jedesmal zu einem Orgasmus kommt und daß eine mangelnde Erektion oder Schmerzen beim Verkehr nicht das Ende der Liebe bedeuten müssen – dann können wir entspannen und den Verkehr an unsere Reaktionen anpassen. Es ist nicht uninteressant, je entspannter wir sind, desto leichter sind wir erregbar.

Berührungen, Schmusen, Drücken und Streicheleinheiten werden im Liebesspiel einen genauso wichtigen Platz einnehmen wie der Orgasmus selbst – ja ihre Bedeutung steigt mit den Jahren noch an. Das heißt, daß wir den Sex nicht einfrieren sollten, sondern nur unsere Erwartungen und unser Verhalten ändern müssen.

»Es gab Zeiten, da haben wir uns geliebt, ohne das Glied einzuführen. Mein Mann hatte es versucht, und ich meinte, er soll es doch lassen. Oft hat er mich so befriedigt und dann probiert, ob es möglich wäre, hineinzukommen. Wenn es nicht ging, habe ich ihn mit der Hand verwöhnt oder mit dem Mund und alles mögliche gemacht.«

Wenn der Verkehr seltener klappt oder er weniger Befriedigung bringt, spielt die manuelle und orale Stimulierung eine zunehmend wichtige Rolle. Von den Teilnehmern an einer Studie – sexuell aktive Männer und Frauen über 60 Jahre – sagten zwar 97 Prozent, daß ihnen der Sex noch Spaß macht, doch nur 9 Prozent gaben an, daß der Koitus das wichtigste wäre. Selbst wenn der Verkehr nicht zum Orgasmus führt, was erst nur vereinzelt, mit steigendem Alter jedoch immer häufiger der Fall sein wird, kann der Sex dennoch ein Vergnügen sein und zutiefst befriedigend wirken.

Damit Ihr Liebesleben noch lustvoller wird, wäre es notwendig, daß Sie sich besinnen und sich mehr Zeit für die Liebe nehmen. Um Ihr Verlangen neu zu beleben, ist es gut, dann und wann aus der Routine auszubrechen und sich einmal schon am Nachmittag und vielleicht auch woanders als im Schlafzimmer zu lieben. Nehmen Sie zusammen ein Bad, oder duschen Sie gemeinsam, bevor Sie zum Liebesakt übergehen. Leihen Sie sich ein Sexvideo aus, oder lesen Sie leise oder laut erotische Literatur zur Einstimmung auf das nachfolgende Erlebnis. Tragen Sie »sexy« Reizwäsche, um die visuellen Sinne anzuregen. Manche Paare werden auch durch Parfüm stimuliert.

Wenn der Sex einen festen Platz in Ihrem Leben hat, zeigen Sie es ruhig, indem Sie sich Zeit für Ihre sexuellen Beziehungen nehmen. Es wirkt sich nicht gerade fördernd auf das Liebesspiel aus, wenn Sie den Verkehr spät abends, nach einem arbeitsreichen Tag, wenn Sie müde sind und am nächsten Morgen früh aufstehen müssen, noch schnell »einschieben«. Verabreden Sie sich miteinander. Ziehen Sie sich etwas Hübsches an, und unternehmen Sie etwas zusammen. Fahren Sie in ein romantisches Wochenende.

»Für den Sex ist es besser, wenn man mal ein Wochenende Urlaub macht. Bei meinen Hitzewallungen und dem Streß

*der Arbeit müssen wir einfach mal weg und wirklich Zeit
miteinander verbringen. Dann kommt auch die Lust wieder
zurück.«*

Zeit für eine vertraute Zweisamkeit und Zeit für die Liebe
sind entscheidende Faktoren für die Beibehaltung einer lebenslangen befriedigenden sexuellen Partnerschaft. Halten
Sie die Romanze mit kleinen Geschenken, liebevollen Notizen oder Telefonanrufen am Leben. Als Sie sich damals in
ihn verliebt hatten, haben Sie Ihren Partner wahrscheinlich
mit Aufmerksamkeiten überhäuft. Investieren Sie wieder
mehr Energie in Ihre Partnerschaft, und erwecken Sie so die
alten Gefühle zu neuem Leben. Planen Sie Zeit ein, um sich
gefühlsmäßig noch näher zu kommen, so daß Sie das *Bedürfnis* haben, sich zu lieben. Schon wenn Sie jeden Tag sich nur
20 Minuten allein miteinander unterhalten, ohne Fernseher
und ohne Kinder, werden Sie merken, daß sich das Gefühl
der gegenseitigen Nähe wesentlich stärker ausprägt.

Frauen, die eigentlich kein so starkes sexuelles Verlangen
verspüren, haben mir mitgeteilt, daß sie, wenn das Liebesspiel erst einmal begonnen hat, auch in Erregung geraten.
Wenn Ihr Partner also das Liebesspiel beginnt, sollten Sie
nicht erst Ihre Libido analysieren, sondern sich einfach entspannen und warten, was geschieht.

*»Obwohl mein Verlangen ziemlich gedämpft ist, wenn wir uns
lieben, komme ich doch ohne Schwierigkeiten in Erregung.
Ich sage mir selbst: ›Na los, lieben wir uns, und wenn du nicht
richtig auf Touren kommst, auch gut, aber wahrscheinlich
wird es klappen.‹ Und für gewöhnlich ist es auch so.«*

Allem Anschein nach hat der Sex während der *Pause* positive Auswirkungen sowohl auf die Partnerschaft als auch auf

die Gesundheit. Dr. Winnifred Cutler, Mitbegründer des Women's Wellness Program am Krankenhaus der University of Pennsylvania, machte die Beobachtung, daß Frauen, die regelmäßig mindestens einmal wöchentlich Geschlechtsverkehr hatten, zweimal soviel Östrogen in ihrem Blutkreislauf aufwiesen als Frauen, die sexuell inaktiv waren oder nur sporadisch Verkehr hatten. Bei den sexuell aktiveren Frauen kam es auch weniger zu negativen Veränderungen in der Scheidenschleimhaut und tendenziell zu nicht so starken Hitzewallungen.

Eine weitere, in Dänemark durchgeführte Studie ermittelte, daß nur bei 18 Prozent der Frauen, die im Alter von 45 Jahren mehr als zweimal in der Woche Verkehr hatten, nach der Menopause ein Nachlassen des sexuellen Verlangens wahrscheinlich ist, wogegen dieser Anteil bei den Frauen, die weniger als einmal wöchentlich Verkehr hatten, bei 47 Prozent lag. Diese Erkenntnisse könnte man mit »Wer rastet, der rostet« interpretieren. Vielleicht sind sie aber auch nur ein Zeichen dafür, daß die Frau mit einem höheren Hormonspiegel sexuell stärker ansprechbar ist. Wie auch immer, wenn der Sex für Sie wichtig ist – es gibt Mittel und Wege, störende Beschwerden oder ein gedämpftes Verlangen zu behandeln. Und wenn der Masturbation oder dem Verkehr mit dem Partner Priorität zukommt, können Sie davon ausgehen, daß Sie sich noch lange, lange Zeit an einem aktiven Sexualleben erfreuen werden.

Hormone: Für und Wider
und neue Erkenntnisse

Die wohl größte Verwirrung und auch Sorge herrscht darüber, ob die Frau in der *Pause* zusätzlich Hormone einnehmen sollte. Schlagzeilen in den Zeitungen vergrößern unsere Angst, wir lesen, daß Östrogen Brustkrebs verursacht und andere schreckliche Dinge. Dann wieder hören wir von seinen unglaublich positiven Auswirkungen, die uns vor Hitzewallungen, Stimmungsumschwüngen, Herzinfarkten und Hüftgelenkfrakturen schützen. Die einen Ärzte empfehlen, daß jede Frau nach der Menopause eine Hormonsubstitution erhalten sollte, die anderen meinen, man sollte Hormone erst ein Jahr nach der letzten Regelblutung nehmen, auch wenn man sich noch so elend fühlt, stündlich Hitzewallungen hat und an Schlaflosigkeit leidet.

Ganz klar, die Informationsflut ist verwirrend. Wenn die Beschwerden Ihr physisches oder emotionales Wohlbefinden beeinträchtigen oder bei Ihnen ein großes Risiko besteht, an Osteoporose oder einer Herz-Kreislauf-Störung zu erkranken, können sich Hormone als sehr nützlich erweisen. Doch woher wissen Sie, welche Therapie für Sie die richtige ist?

»Die Hormonsubstitution scheint ganz gefährliche Fallstricke zu haben. Da ich wegen einer Nierentransplantation Medikamente nehme, die mein Immunsystem unterdrücken, bin ich krebsgefährdet. Andererseits, da ich Prednison nehme, be-

steht bei mir auch ein größeres Osteoporose-Risiko. Wenn ich
daher Hormone nehmen wollte, um der Osteoporose entge-
genzuwirken, kann ich das eigentlich nicht tun, weil ich na-
türlich mein Krebsrisiko nicht erhöhen möchte. Ich sitze also
in der Klemme.«

Jede einzelne von uns muß ihre eigene persönliche Lösung
finden, die ihren jeweiligen Bedingungen am besten entspricht.
Was für die eine Frau gut ist, muß nicht unbedingt auch der
anderen helfen. Für die oben zitierte Frau bedeutete dies, daß
Sie sich nach einer Beratung für ein Knochenszintigramm
entschied. Der Befund ergab, daß sie keine Knochenmasse
verlor. Jetzt läßt sie jedes Jahr diese Untersuchung ausführen. Solange der Befund in Ordnung ist, besteht für sie kein
Grund, eine Hormontherapie zu beginnen. Auf der Grundlage von Informationen gelang es ihr, einen vernünftigen Ausweg aus ihrer »Klemme« zu finden.

Keine Hormone

Früher war es Frauen, die folgende Beschwerden aufweisen,
verboten, Östrogen zu nehmen:
- östrogenabhängige Krebserkrankung,
- Thromben (Blutgerinnsel), die nicht durch eine Verletzung
  bedingt waren,
- eine Erkrankung der Leber oder der Gallenblase hatten,
- über Diabetes oder Bluthochdruck klagten oder
- Raucher waren.

Heute ist man da jedoch anderer Auffassung. Vor allem für
Raucher ist die Hormonsubstitution anscheinend angebracht.
Auf Diabetes hat sie keinen Einfluß. Und solange Sie die
Hormone nicht oral einnehmen, müssen Sie sich auch keine

Gedanken um Ihre kranke Gallenblase machen. Wenn Ihre Blutgerinnung gestört ist, können Sie trotzdem Hormone nehmen, solange die Gerinnungsfaktoren in Ordnung sind. Mit Ausnahme des synthetischen Östrogens in Antibabypillen und möglicherweise der Östrogentabletten können jetzt auch Frauen mit Bluthochdruck eine Östrogentherapie erhalten, da das Östrogen durch seine entspannende Wirkung auf die Muskelwände der Blutgefäße im allgemeinen zur Senkung von zu hohem Blutdruck beiträgt.

Hormonsubstitutionstherapie

Die Hormonsubstitutionstherapie betrifft die kombinierte Einnahme von Östrogen und Progesteron, die auf verschiedene Weise erfolgen kann. Doch darüber später mehr. Die Hormonsubstitutionstherapie wurde für Frauen *nach* der Menopause entwickelt, das heißt für Frauen, die keine Regelblutung mehr haben und deren Gebärmutter gesund ist.. Ursprünglich wurde nur Östrogen verabreicht, was zu einem verheerenden Anstieg der Fälle von Endometriumkarzinomen (Krebs der Gebärmutterschleimhaut) führte. Die Erkrankungen wurden durch einen ununterbrochenen Aufbau der Gebärmutterschleimhaut bewirkt, den das Östrogen auslöste und die – weil das Progesteron fehlte – niemals abgestoßen wurde, wie es während der reproduktiven Jahre in jedem Zyklus geschieht.

Obwohl die Hormonsubstitutionstherapie mit Östrogen und Progesteron für Frauen nach der Menopause geeignet ist, deren Gebärmutter nicht entfernt wurde, haben doch viele Frauen die ärgsten Beschwerden, wenn sie noch menstruieren. Zu dieser Zeit produziert unser Körper noch selbst Östrogen und Progesteron. Da die Hormonsubstitutionstherapie einen regelmäßigen, aber *künstlichen* Zyklus schafft, ist es wahrscheinlich, daß unsere eigene sprunghafte Hormonausschüttung eine Ovulations-(Mittelblutung) oder Durchbruchblutung hervorruft. Die Durchbruchblutung ist nicht nur eine Belästigung, sondern kann darüber hinaus auch medizinisch relevant sein – ein mögliches Anzeichen für einen Gebärmutterkrebs, Gebärmutterhalskrebs oder andere schwere Erkrankungen. Wenn bei Ihnen Ovulationsblutungen auftreten, sollte Ihr Arzt eine Gebärmutterbiopsie oder eine Ultraschalluntersuchung der Vagina durchführen (wenn die Gebärmutterschleimhaut vier Millimeter oder dünner ist), um sicherzugehen, daß diese Blutung eine Reaktion auf die Hormone darstellt und es keine pathologischen Zellen gibt. Diese Untersuchungen können sehr zeitraubend, teuer und aufreibend sein.

Wenn Sie Hormone nehmen wollen, obwohl Sie noch menstruieren, dann gibt es verschiedene Möglichkeiten, das Dilemma zu umgehen: niedrigdosierte Antibabypillen, zusätzliche Einnahme von Östrogen oder Progesteron in Abhängigkeit von Ihrem individuellen Hormonungleichgewicht.

Niedrigdosierte Antibabypillen

Niedrigdosierte Antibabypillen übernehmen die Kontrolle über Ihren normalen Zyklus. Sie wirken auf die Hypophyse, so daß Sie kein Östrogen oder Progesteron mehr selbst produzieren. Alle Hormone werden jetzt von der Antibabypille geliefert. Die amerikanische Kontrollbehörde für Lebensmittel und Medikamente FDA hat kürzlich eingeschätzt, daß niedrigdosierte Antibabypillen für Frauen bis 50 Jahre kein Risiko darstellen, wenn sie nicht an einer Erkrankung der Gallenblase, an Bluthochdruck oder Blutgerinnungsstörungen leiden und nicht rauchen. Antibabypillen haben den zusätzlichen Nutzen, daß sie übermäßige Blutungen abschwächen und eine Schwangerschaft verhindern.

»Als ich in meinen Zwanzigern war, nahm ich Antibabypillen und hatte keine Probleme damit. Als mein Gynäkologe mir die Pillen als Mittel gegen meine Hitzewallungen und Gefühlsstörungen empfahl, sagte ich sofort ja. Seitdem ich sie nehme, sind meine Beschwerden wie weggeblasen.«

Während die Pille für einige Frauen eine große Hilfe ist, kommen dennoch nicht alle Frauen so gut mit ihr zurecht. Vielleicht erweist es sich als schwierig, eine Pille zu finden, die das für Sie richtige Östrogen-Progesteron-Verhältnis hat. Andernfalls können sich schwerwiegende prämenstruelle Beschwerden (PMS) oder Dysmenorrhö (schmerzhafte Regelblutungen) einstellen.

»Ich erhielt zwei Wochen lang die Antibabypille mit der niedrigsten Dosierung und fühlte mich scheußlich. Ich war deprimiert, müde, aufgedunsen, und mir war übel. Außerdem nahm ich an Gewicht zu.«

Ein weiterer Nachteil ist, daß niedrigdosierte Antibabypillen synthetisches Östrogen enthalten, das 70- bis 100mal stärker wirkt als das bei der Hormonsubstitution eingesetzte »natürliche« Östrogen. Damit erhöht sich geringfügig das Risiko, an Bluthochdruck zu erkranken oder einen Schlaganfall zu bekommen. Niedrigdosierte Antibabypillen wirken sich auch häufig negativ auf das sexuelle Verlangen aus.

Östrogentherapie

Eine Östrogentherapie beinhaltet die zusätzliche Einnahme von Östrogenen zur Ergänzung der vom Körper gebildeten Hormone. Sie beobachten Ihre Symptome, um festzustellen, wann diese in Ihrem Menstruationszyklus auftreten, und beginnen dann ein oder zwei Tage vor dem erwarteten Einsetzen der Beschwerden mit der Einnahme des Östrogens. Auf diese Weise erhöhen Sie Ihren Östrogenspiegel, der dann über Ihrem Normalwert bleibt.

So benötigen Sie anfangs vielleicht nicht mehr als die halbe Dosis Östrogen jeden zweiten Tag in den letzten zwei Wochen des Zyklus. Mit der Veränderung der Symptome empfiehlt sich unter Umständen in der zweiten Zyklushälfte eine höhere tägliche Dosis, oder für Sie ist ebenfalls in der ersten Zyklushälfte eine geringe Dosis angeraten. Da der Spiegel der vom Körper ausgeschütteten Hormone bisweilen unvermittelt ansteigen kann, sollten Sie Ihre Symptome bei einem zu hohen Östrogenspiegel kennen, damit Sie die zusätzliche Einnahme gegebenenfalls reduzieren können. Ein zu hoher Östrogenspiegel kann zu einer Gewichtszunahme, zur Einlagerung von Wasser, schmerzempfindlichen Brüsten, Kopfschmerzen und Übelkeit führen.

Die Östrogenbehandlung ohne gleichzeitige Einnahme von Progesteron ist ziemlich neu. Der Anstieg der Fälle von Gebärmutterkrebs bei der Verabreichung von Östrogenen allein hat die Ärzteschaft verunsichert, und diese Art der Behandlung wurde tabu. Wenn Sie jedoch noch Ihren natürlichen Zyklus haben, erzeugen Sie selber ausreichend Progesteron und müssen es erst dann ergänzend nehmen, wenn der Abstand zwischen den Perioden mehr als zwei Monate beträgt. Doch nicht alle Frauen mit einem regelmäßigen Zyklus sollten zusätzlich Östrogen nehmen. Dr. Mark Glasser,

Leiter der Frauenheilkunde von Kaiser Permanente in Nordkalifornien, meint dazu: »Starke Blutungen deuten darauf hin, daß Sie wahrscheinlich nicht ausreichend Progesteron produzieren und Sie demzufolge kein Kandidat für eine reine Östrogentherapie sind.«

Die Östrogentherapie ist ein wahrer Segen für Frauen in Spitzenpositionen, die aufgrund ihrer Verantwortung geistig, körperlich und emotional immer in Hochform sein müssen. Das zusätzliche Östrogen befreit im allgemeinen schnell von den Beschwerden – innerhalb weniger Tage bis sechs Wochen. Ich nehme seit kurzem ein paar Tage vor dem Eisprung eine viertel Östrogentablette unter der Zunge (sublingual) und während der zehn Tage vor der Regel zweimal täglich eine viertel Tablette. Zu diesem Zeitpunkt in der *Pause* halte ich diese Therapie gegen die sich mit der Zeit verschlimmernde Konzentrationsschwäche und Gereiztheit für wirksamer als andere Behandlungsformen.

»Seit ich Östrogen nehme, fühle ich mich viel besser. Ich wüßte wirklich nicht, was ich tun sollte, wenn ich es wieder absetzen müßte.«

»Ich hatte einen furchtbaren Streß. Meine Mutter lag im Sterben, mein Sohn hatte unheimliche Probleme an der Schule, und bei mir kamen unzählige Male diese Hitzewallungen. Alles schien drunter und drüber zu gehen. Ich befand mich an einem Punkt, wo ich es nicht mehr alleine schaffen konnte. Also nahm ich ein paar Monate lang Hormone. Alle Beschwerden verschwanden, und mir ging es wunderbar.«

Das Finden der richtigen Östrogendosis kann schwierig sein, und häufig ist mit der Zeit eine kleine Veränderung der Dosierung vonnöten, um sie an die veränderte Hormonproduktion des Körpers anzupassen. Das bedeutet, daß Sie mit einem erfahrenen, engagierten Arzt zusammenarbeiten müssen, der willens ist, Ihnen die Zeit zu widmen, die zur Feinabstimmung Ihrer Hormondosierung erforderlich ist. Ohne die richtige Führung und den ärztlichen Rat reihen Sie sich vielleicht in die Masse derer ein, die sich nicht auf Hormone einstellen können.

»Mit 35 setzten unregelmäßige Blutungen ein. Jahrelang hatte ich alle möglichen Beschwerden, doch wurde niemand so richtig daraus schlau – bis ich mit 45 schreckliche Hitzewallungen bekam. Anfangs versuchte ich es mit einer normalen Dosis Östrogen und Progesteron, die jedoch nichts bewirkten. Zwei Jahre lang probierte ich unterschiedliche Hormone. Was bei allen anderen funktionierte, versagte bei mir. Schließlich fand ich einen Arzt, der mich Östrogentabletten in die Scheide einführen ließ, und jetzt, zum ersten Mal seit vier Jahren, bin ich praktisch beschwerdefrei.«

Darreichungsformen von Östrogen

Sehen wir uns einmal die verschiedenen Möglichkeiten an, Östrogene einzunehmen. Am häufigsten werden Östrogene in Form von Tabletten oral verabreicht.

Anscheinend gibt es mit Tabletten weniger Probleme als mit konjugierten Östrogenen vom Pferd, die zwar auch natürlich sind, da sie aus dem Urin tragender Stuten gewonnen werden, jedoch einige Östrogene enthalten, die nur beim Pferd vorkommen.

Oral verabreichtes Östrogen stellt für jene Frauen ein Problem dar, die das Hormon nur unzureichend über den Verdauungstrakt aufnehmen. Selbst bei der doppelten oder dreifachen Dosis stellen sich in diesen Fällen noch Östrogen-mangelsymptome ein. Hier wäre eine andere Darreichungs-form angeraten.

Es gibt einige einfache Varianten, Östrogen auf nichtora-lem Wege zuzuführen. Östrogene können transdermal, das heißt durch die Haut hindurch, verabreicht werden. Die Schei-denwand kann Östrogene ebenfalls aufnehmen, oder man läßt es unter der Zunge zergehen, wobei praktisch kein Nachge-schmack bleibt. Mit diesen Methoden umgeht man einige der Nebenwirkungen, die auftreten können, wenn das Hor-mon aus dem Verdauungstrakt direkt in die Leber kommt. Wird es über die Blutbahn transportiert, ist die Wirkung auf die Leber nicht so stark. Damit ist das Risiko geringer, daß es bei empfindlichen Frauen zu Gerinnungsstörungen und erhöhtem Blutdruck kommt.

Das Pflaster

Das Östrogenpflaster ist eine neuere Entwicklung in der Östro-gensubstitution. Es besteht aus einem kleinen runden Polster, das nur wenige Zentimeter im Durchmesser mißt und das Sie wie ein Verbandspflaster auf die Haut kleben – am Bauch, am Oberschenkel oder am Gesäß. Das Östrogen aus dem Pflaster wird durch die Haut absorbiert. Das Pflaster wird ungefähr zweimal in der Woche gewechselt. Ansonsten be-lassen Sie es auf der Haut, auch beim Duschen, Baden und Schwimmen.

»Anfangs nahm ich die niedrigstdosierten Pillen, doch die Hitzewallungen gingen nicht weg, so daß mein Arzt die Dosis erhöhte. Dann hat er die Dosis noch einmal heraufgesetzt, und meine Brüste wurden so empfindlich, daß sie beim Gehen schmerzten. Schließlich gab er mir das Pflaster, das ich heute noch nehme. Ich muß sagen, für mich ist es einfach das beste.«

Das Östrogenpflaster schont nicht nur die Leber, es gibt den Wirkstoff im Unterschied zu den Tabletten kontinuierlich Tag und Nacht ab. Damit ähnelt es mehr der natürlichen Östrogenausschüttung, was für Frauen, die nach der Tabletteneinnahme besonders empfindlich auf den Hormonstoß reagieren, von Bedeutung sein kann.

Das Pflaster hat jedoch auch Nachteile. Der erste ist, daß es zur Zeit nur in zwei Größen erhältlich ist.

»Das Pflaster war schrecklich. Ich kam mir wie ein Ballon vor – ich wurde immer aufgedunsener.«

»Diese Einschränkung kann man praktisch umgehen«, meint Dr. John Arpels. »Sie kleben etwas Verbandspflaster in die Mitte des Östrogenpflasters. Damit wird ein Teil der Wirkstoffschicht abgedeckt und somit die Gesamtfläche zur Aufnahme des darin enthaltenen Gels verkleinert. In drei oder vier Jahren wird es ein neues Pflaster geben, das man in dosisgerechte Größen schneiden kann.«

Außerdem ist das Östrogenpflaster weitaus teurer als oral verabreichte Hormone. Doch der größte Nachteil sind die Hautreaktionen. »Es gibt zwei Gründe für die empfindliche Reaktion der Haut auf das Östrogenpflaster«, erläutert Dr. Arpels. »Der eine ist der, daß sich der Alkohol aus dem Gel in der Pflastertasche während der Lagerung häufig auf der Rückseite des Pflasters sammelt. Dieser Alkohol kann zu Hautausschlag führen. Wenn Sie das Pflaster vor dem Aufkleben fünf Minuten an der Luft liegen lassen, verdampft der überschüssige Alkohol, und die Haut wird geschont. Der zweite Grund besteht darin, daß das äußerst fest sitzende Pflaster den Sauerstoff von dem Hautareal fernhält. Die Reizung entsteht dadurch, daß die Haut nicht ausreichend Sauerstoff erhält. Wenn es also nicht geholfen hat, das Pflaster vor dem Aufkleben auszulüften, sollten Sie es alle 24 Stunden auf eine andere Stelle am Gesäß setzen, wo die Haut am dicksten ist.«

Östrogen in Form eines Gels ist in Frankreich beliebt. Dafür drückt man einen Gelstrang aus einer Tube auf ein spezielles Lineal und variiert die Dosis je nach Bedarf. Dann wird das Gel in die Haut eingerieben.

Aufnahme über die Scheide

Die Scheidenwand ist für die Aufnahme von Östrogen ausgezeichnet geeignet. Auf diese Weise läßt sich auch vermeiden, daß die erste große Dosis die Leber angreift, wie es bei der oralen Einnahme der Fall ist. Das Östrogen in Cremeform kann in die Scheide eingeführt werden, hat jedoch den Nachteil, daß es recht unangenehm ist und als Liebestöter wirken kann, es sei denn, man wartet mit der Anwendung bis nach dem Geschlechtsverkehr. Östrogentabletten, die für gewöhnlich oral genommen werden, können ebenfalls in die Vagina eingeführt werden. Es ist so wirksam, daß nur ein Viertel der oralen Dosis benötigt wird.

»Ich mußte täglich drei Milligramm eines Östrogenpräparates nehmen, um gegen meine Hitzewallungen und meine Wut anzukommen. Jetzt erziele ich die gleiche Wirkung mit nur einem Milligramm, das ich vaginal und nicht mehr oral nehme.«

Doch manche Frauen finden es zu lästig, sich Tabletten in die Scheide einzuführen. Eine kleine Menge wird sich auf der Unterwäsche wiederfinden. Es ist am besten, wenn Sie die Tablette direkt beim Zubettgehen einführen, damit möglichst wenig wieder heraustropft. Das kann sich natürlich negativ auf Ihr nächtliches Liebesleben auswirken, es sei denn, Sie führen die Tablette wirklich erst unmittelbar vor dem Einschlafen ein. Sollten Sie damit nicht zurechtkommen, können Sie die Tablette auch unter der Zunge auflösen, was im allgemeinen die gleiche positive Wirkung hat.

Progesteron

Wenn Sie keinen Eisprung mehr haben bzw. die Regel in mehr als zweimonatigen Abständen kommt und die Gebärmutter nicht entfernt wurde, müssen Sie mit dem Östrogen auch Progesteron einnehmen.

Das Progesteron schützt die Gebärmutter. Frauen, die eine Kombination aus Östrogen und Progesteron nehmen, haben im Vergleich zu Frauen, die *keine* Hormonsubstitution erhalten, das gleiche oder ein noch geringeres Risiko, an einem Endometriumkarzinom zu erkranken. In vielen Fällen von Hyperplasie, der abnormen Vermehrung von Zellen in der Gebärmutterschleimhaut, aus der sich ein Krebs entwickeln kann, kann schon eine Progesterontherapie von einigen Monaten hilfreich sein, und die Frau muß sich nicht die Gebärmutter entfernen lassen (Hysterektomie).

Progesteron kann auch allein verabreicht werden, wenn eine Frau aufgrund von seltenen oder auch ganz ausbleibenden Ovulationen einen relativ erhöhten Östrogenspiegel aufweist. Das Progesteron wird im allgemeinen zwölf Tage lang in der zweiten Zyklushälfte eingenommen, um Übelkeit, Schwindelgefühle und eine übermäßige Blutung abzuschwächen.

Eine natürliche Progesteroncreme kann gleichfalls angewendet werden, um einem verhältnismäßig hohen Östrogenspiegel in den letzten zwei Wochen des Menstruationszyklus entgegenzuwirken. Sie reiben die Creme in ein unbehaartes

Hautareal ein, da sie dort am besten absorbiert wird. Es ist jedoch nicht einfach, die Creme exakt zu dosieren, und sie sollte nicht verwendet werden, um das Östrogen als Hormonsubstitut, wenn keine Blutungen mehr auftreten, abzuschwächen.

»Mein Hauptproblem waren überstarke Blutungen. Doch seitdem ich Progesteron nehme, ist meine Regel viel schwächer.«

Nach dem Ausbleiben der natürlichen Regel kann das Progesteron abgesetzt oder durch Östrogen ergänzt werden.

Ein Teil der Ärzte empfiehlt heute Progesteron auch für Frauen, denen die Gebärmutter entfernt worden ist, weil sie der Ansicht sind, daß die Brüste das Progesteron ebenfalls auf zyklischer Basis benötigen. Manche Ärzte meinen sogar, daß Frauen, die kein Östrogen nehmen, eine Progesteron-Injektion erhalten sollten oder zumindest einmal im Jahr 12 bis 14 Tage lang Tabletten einnehmen sollten, um dem Östrogen entgegenzuwirken, das möglicherweise in den Fett- und anderen Zellen gebildet wird – oder sie sollten in regelmäßigen Abständen eine Ultraschalluntersuchung oder Biopsie der Gebärmutter ausführen lassen.

Die synthetischen Formen des Progesteron werden Progestine genannt. Am häufigsten werden eine synthetische Version des Progesteron und ein dem Progestin ähnliches Testosteron verschrieben. Progestine unterscheiden sich vom Aufbau her vom körpereigenen Progesteron. Aus diesem Grund treten in manchen Fällen Nebenwirkungen auf. Diese Nebenwirkungen sind der Hauptgrund für das Abbrechen einer Hormonsubstitutionstherapie. Dazu zählen unter anderem Müdigkeitserscheinungen, Wassereinlagerungen, überempfindliche und straffe Brüste, verstärkte Trockenheit der Vagina sowie eine verringerte Libido.

»Ich weiß, daß in der letzten Zykluswoche, wenn ich mit Progesteron einsetze, meine Brüste schmerzen werden. Sie sind dann so empfindlich, daß ich es nicht aushalte, wenn man meine Brustwarzen berührt. Und Bev faßt gern an meine Brustwarzen, so daß die Liebe während dieser Zeit wirklich nicht einfach ist.«

Doch die häufigste und problematischste Nebenwirkung des Progestins sind Stimmungsschwankungen, die von starker Gereiztheit bis tiefster Niedergeschlagenheit reichen.

»Mit Progesteron hatte ich Selbstmordgedanken. Ich sah alles schwarz. 24 Stunden nach dem Absetzen fühlte ich mich wie ein neuer Mensch. Ich wußte, es war das Medikament, denn das war das einzige, was sich in meinem Leben geändert hatte.«

»Provera[1] hat zwar meine starken Blutungen gestoppt, doch ich war völlig verängstigt und hatte diese fürchterlichen Alpträume. Als ich das Behandlungszimmer meiner Ärztin betrat und sie mich fragte, wie es mir geht, bekam ich einen Weinanfall, so daß sie das Mittel sofort absetzte.«

»Immer wenn ich Provera nehme, stellen sich diese Stimmungsumschwünge ein. Ich bin schlechtgelaunt, habe Kopfschmerzen und fange an, mich selbst zu bemitleiden.«

Denken Sie daran, wenn Sie Progestin nehmen, werden die Rezeptoren von dem höheren Progesteronspiegel besetzt und können kein Östrogen aufnehmen. Das Gehirn, dem das Östrogen jetzt fehlt, erzeugt PMS-ähnliche emotionale Symptome.

---

[1] amerikanisches Progesteronpräparat

Wenn Sie jedoch an den Tagen der Progestineinnahme auch etwas Östrogen zuführen, können Sie die Beschwerden lindern. Gelegentlich hilft es an diesen Tagen auch, wenn Sie die Vitamin-B$_6$-Dosis auf 100 bis 300 Milligramm täglich erhöhen.

Zwei Dosierungen

Im allgemeinen wird das Östrogen jeden Tag eingenommen. Früher verschrieb man Östrogen nur für drei Wochen des Zyklus, womit sich die Zahl der Fälle von Endometriumkarzinomen verringerte, da die Gesamtmenge der verabreichten Östrogene um ein Viertel reduziert wurde. In Kombination mit Progestin können Sie jeden Tag Östrogene einnehmen, was sich für jene Frauen, die an den östrogenfreien Tagen Beschwerden hatten, als Segen erwies.

Das Progestin wird im allgemeinen so mit dem Östrogen kombiniert, daß es den Zyklus einer gebärfähigen Frau imitiert. Das bedeutet, daß Sie nach 14 Tagen der Östrogeneinnahme mit dem Progestin beginnen. (Da Sie keine natürliche Periode mehr haben, können Sie der Einfachheit halber mit dem Progestin immer am Ersten eines jeden Monats anfangen.) Die folgenden zehn bis zwölf Tage nehmen Sie Östrogen und Progestin zusammen. Dann setzen Sie das Progestin ab, führen aber weiterhin Östrogen zu. Einige Tage nach dem Absetzen des Progestins werden Sie wahrscheinlich eine Regelblutung haben, die jedoch nur leicht ist, wahrscheinlich immer weniger werden wird und mit den Jahren ganz aufhören kann.

Da viele Frauen, die nicht mehr menstruieren, diese hormonelle Blutung als beunruhigend oder einfach lästig empfinden und aufgrund der häufig auftretenden negativen Reaktionen auf das Progestin wurde eine zweite Form der Hormonsubstitution entwickelt. Ähnlich wie bei den Antibabypillen wird dem Östrogen täglich eine geringe Menge Progestin beigefügt. Über diese Methode ist noch nicht viel bekannt, doch sie scheint die Gebärmutter offensichtlich genauso gut zu schützen wie die Therapie, die den natürlichen Hormonzyklus nachahmt. Der Hauptunterschied besteht darin, daß, wenn es überhaupt zu einer Regelblutung kommt, diese dann noch schwächer ausfällt. Ein Drittel der Frauen, die die Dosiskombination erhalten, haben keine Regel, und bei den meisten der Frauen, bei denen es anfangs noch zu einer Blutung kommt, verschwindet sie nach drei bis sechs Monaten. Nur in 20 Prozent der Fälle tritt die Periode auch nach diesem Zeitpunkt auf. Diese kombinierte Hormonsubstitutionstherapie scheint ebenfalls bei Leiomyomen weniger Nebenwirkungen zu zeigen. Bei dieser Therapie ist ein weiteres Wachstum der Leiomyome unwahrscheinlich. Außerdem werden die bedrückenden Stimmungsumschwünge aufgrund der geringeren Tagesdosis Progestin zum Teil abgeschwächt.

»Nach einem Jahr ganz fürchterlicher Hitzewallungen habe ich aufgegeben. Ich nehme nie Pillen, nicht einmal Aspirin, doch ich beschloß, jeden Tag ohne Unterbrechung niedrigdosiertes Östrogen und Progesteron einzunehmen. Meine Periode ist normal, und es ist einfach herrlich. Ein paar prämenstruelle Symptome sind noch da, doch ich fühle mich als freie Frau, da ich fast nie aufsteigende Hitze habe.«

Diese kombinierte Dosierung wirft allerdings auch Probleme auf. Bei Frauen, die erst seit kurzem in der Menopause sind, kann es bei dieser Behandlung leicht zu Durchbruchblutungen kommen. Teilweise verursacht das Progestin selbst in geringen Dosierungen Kopfschmerzen. Weiterhin wird die Ansicht vertreten, daß die Brüste das Progestin auf zyklischer Basis benötigen und daß diese kontinuierliche Dosierung letztlich nicht optimal ist. Schließlich gibt es verstärkt Beweise dafür, daß nach einigen Jahren häufiger Durchbruchblutungen auftreten, so daß sich die davon betroffenen Frauen erneut einer Gebärmutterbiopsie unterziehen müssen. Aus diesen Gründen wird die kombinierte Therapie nur für Frauen empfohlen, deren letzte natürliche Regel mindestens drei Jahre zurückliegt.

Neue Formen des Progesteron

Aufgrund der aufgezählten Nebenwirkungen des oral verabreichten Progestin werden zur Zeit neue Verfahren erforscht, dem Körper das notwendige Progesteron zum Schutz der Gebärmutter zuzuführen.

Progesteron kann auch über ein Intrauterinpessar (IUP) eingeführt werden. Möglicherweise ist es auch für die Frau nach der Menopause ideal, da es das Progesteron direkt an die Gebärmutter abgibt. Im Unterschied zu den oralen Progestinen ist dieses Progesteron mit dem im Körper der Frau produzierten Hormon identisch. Dr. Roger Lobo, Professor für Gynäkologie an der Universität von Südkalifornien, hat den Nutzen für Frauen im mittleren Lebensalter erforscht. »Pilotstudien, in denen postmenopausale Frauen über das IUP Progesteron erhielten, kamen zu dem Ergebnis«, erläutert Dr. Lobo, »daß ausreichend Progesteron zum Schutz der Gebärmutterschleimhaut ausgeschüttet wurde, die geringe Menge jedoch zu keinerlei meßbaren Veränderungen im Blut führte. Das bedeutet, daß keine systemische Wirkung auftritt und damit auch keine der üblichen Nebenwirkungen zu verzeichnen sind, die Progestin bei Frauen hervorrufen kann.«

Der Hauptnachteil besteht darin, daß das IUP jedes Jahr gewechselt werden muß. Und da es sich um ein recht großes IUP handelt, kann diese Auswechslung eine schmerzhafte Angelegenheit sein. Doch für dieses Problem gibt es eine Lösung. »Das Einsetzen des IUP ist bei uns nicht so unangenehm«, sagt Patricia Baldwin, Krankenschwester und Co-Direktorin eines Frauen-Gesundheitszentrums in Palo Alto, Kalifornien, in dem bereits über 5000 IUP eingesetzt wurden, »weil wir zuerst topisch wirkendes Benzocain-Gel auf die Cervix (Gebärmutterhals) geben, die dadurch für die Injektion eines lokalen Anästhetikums nahezu unempfindlich gemacht wird. Das Anästhetikum·betäubt die Cervix und verringert den Schmerz beim Einführen des IUP ganz erheblich.« Wenn Sie außerdem rechtzeitig vorher Antiprostaglandin nehmen, um den Gebärmuttermuskel zu entspannen, lindert das die möglicherweise auftretenden Krämpfe, bis die Gebärmutter sich an das IUP gewöhnt hat.

Natürliches mikronisiertes Progesteron in Tablettenform, das aus einem Sojabohnenextrakt und zuweilen auch aus der wilden mexikanischen Yamswurzel gewonnen wird, scheint weniger emotionale Störungen hervorzurufen als die synthetischen Progestine. »Mikronisiert« bedeutet, daß das Hormon so behandelt wurde, daß es während der Verdauung nicht zerstört wird.

Das natürliche Progesteron ist ein ziemlich neues Produkt, doch Forschungsergebnisse deuten darauf hin, daß die orale Einnahme von 200 bis 300 Milligramm natürlichem mikronisiertem Progesteron über einen Zeitraum von zehn bis zwölf Tagen pro Zyklus die Gebärmutter schützt. Auch der Cholesterinspiegel wird nicht negativ beeinflußt. Diese Behandlung führt weniger zu Depressionen, Blähungen, Brustschmerzen oder einem Absinken der Libido, wie man es nicht selten beim synthetischen Progestin antrifft. Im Gegenteil, es wird oft von einem Anstieg der Libido berichtet. Eine Pariser Studie zum natürlichen Progesteron konnte bemerkenswerte positive Wirkungen in Fällen von Depressionen, Angstgefühlen und Hitzewallungen nachweisen. Natürliches mikronisiertes Progesteron trägt darüber hinaus zur Unterdrückung von Heißhunger auf Zucker bei Frauen mit dieser Tendenz bei.

Natürliches mikronisiertes Progesteron wird schnell vom Stoffwechsel aufgenommen und sollte daher zweimal täglich zugeführt werden. Da es bei oraler Einnahme Schläfrigkeit hervorrufen kann, ist zu empfehlen, die ersten 100 Milligramm beim Frühstück oder zu Mittag einzunehmen (die Resorption verläuft mit der Nahrungsaufnahme schneller) und die restlichen 100 oder 200 Milligramm beim Zubettgehen.

Sie können eine Schläfrigkeit vermeiden, wenn Sie das Progesteron nicht oral zu sich nehmen. Dr. Kathryn Morris, die in Nordkalifornien praktiziert und sich auf den weiblichen Hormonhaushalt spezialisiert hat, meint dazu: »Bei oraler Verabreichung wird das natürliche Progesteron im Dünndarm so umgewandelt, daß es zu Schläfrigkeit führt. Führen Sie das Progesteron jedoch in kleinen Dosen vaginal oder sublingual zu, umgehen Sie den Verdauungstrakt und werden nicht schläfrig.«

Das natürliche Progesteron ist auch in Form von Zäpfchen erhältlich, die in die Scheide eingeführt werden. Dr. Roger Lobo hat sich mit der Wirkung des natürlichen Progesteron bei vaginaler Anwendung beschäftigt. Er berichtet: »Bei vaginaler Anwendung ist die Absorption des natürlichen Progesteron sehr gut. Sie erhalten eine sehr hohe lokale Konzentration im Uterus, die höher ist, als wenn Sie die gleiche Dosis oral nehmen. Damit wirkt es gegen das Östrogen und schützt den Uterus. Gleichzeitig sind praktisch keine systemischen Auswirkungen zu verzeichnen.«

Die Dosierungen sind nicht immer so zuverlässig wie beim Progestin, und die meisten Ärzte sind damit nicht so vertraut und verschreiben es daher nur ungern. Doch wenn Ihnen Östrogen hilft und Sie nur mit dem Progestin Probleme haben, wäre natürliches Progesteron möglicherweise die Lösung, nach der Sie suchen.

Individuelle Dosierung

Der Haken bei einer wirkungsvollen Hormonsubstitutionstherapie besteht darin, einen Arzt zu finden, der die Behandlung auf Ihre ganz individuellen biochemischen Bedürfnisse ausrichten kann. So wirken manche Hormone besser gegen bestimmte Symptome als andere. Auch reagiert jede Frau unterschiedlich. So hat die eine Frau bei einem bestimmten Östrogenspiegel noch Hitzewallungen, obwohl die Probleme mit der Vagina verschwunden sind. Bei der nächsten Frau ist es umgekehrt. Ein Teil der Frauen hat sich innerhalb von wenigen Monaten an die Hormonsubstitution gewöhnt, und die Nebenwirkungen sind vergessen. Andere Frauen müssen ständig die Behandlungsmethode wechseln.

»Nach einem Jahr mit Hitzewallungen, die alle zwanzig Minuten kamen, ohne Schlaf und dem Gefühl, den Verstand zu verlieren, beschloß ich schließlich, es mit Östrogen zu probieren. Doch bei mir wirkte es nicht. Die Hitzewallungen waren zwar weg, und ich konnte besser schlafen. Ich bekam die Kombinationsdosis, so daß nach ein paar Wochen plötzlich wieder eine Blutung einsetzte. Ich dachte, ich spinne, meine Regelblutungen fangen wieder an. Und das hörte auch nicht auf. Es schmierte ständig. Also gaben sie mir eine höhere Dosis, die ich jeden Tag einnahm und in der letzten Woche aus-

setzte. Diese Zeit war wirklich schlimm, so als ob ich nicht in meinem Körper wäre, sondern zehn Zentimeter von mir selbst entfernt lebte. Und dann fing das Bluten wieder an. Ich versuchte das Hormonpflaster und reagierte allergisch darauf. Schließlich sagte ich mir, vergiß es. Ich werde diese Pferdekur eine Weile machen.«

Ein Arzt, der die Hormondosierung individuell abstimmen kann, ist wie ein kreativer Koch. Jeder kann ein Rezept befolgen, doch man braucht schon mehr Wissen und Erfahrung, um etwas Zucker hinzuzugeben, wenn die Tomatensauce zu sauer ist oder wenn man genau die richtige Menge Knoblauch bestimmen will.

Menopausale Frauen mit einem bißchen hiervon und einem bißchen davon zu behandeln, ist heute noch recht unkonventionell, obwohl es angesichts unserer ganz individuellen biochemischen Struktur durchaus sinnvoll wäre. Ich habe mich mit vielen Frauen unterhalten, denen auf diese Weise geholfen wurde, wenn die konventionelleren Methoden fehlschlugen. Für die oben zitierte Frau bedeutete dies:

»Eine Weile habe ich Östrogencreme genommen. Das war gut für meine Scheide, doch ich habe mir Sorgen gemacht, daß das Östrogen ungehindert wirken konnte. Also nehme ich jetzt fünf Tage die Woche Östrogen und Provera[1] und zwei Tage lang nichts. Ich habe keine Blutungen, und meiner Vagina geht es blendend. Und ich habe nicht mehr die ganze Zeit Angst, Gebärmutterkrebs zu bekommen. Ich fühle mich nicht mehr außerhalb meines Körpers. Hitzewallungen habe ich nur gelegentlich. Und es hat nur zwei oder drei Wochen gedauert, bis es wirkte.«

---

[1] amerikanisches Progesteronpräparat

In einigen Fällen ist es vorteilhafter, täglich nur die halbe Dosis Östrogen oder die ganze Dosis jeden zweiten oder dritten Tag einzunehmen.

»Nachdem ich drei Tage lang eine halbe Östrogentablette genommen hatte, stellten sich die fürchterlichsten Nebenwirkungen ein. Am besten lassen sie sich mit schweren Angstanfällen vergleichen. Mein Herz pochte wild. Meine Brust war wie in einen Schraubstock eingeklemmt. Ich war leicht benommen, schwach und total verängstigt. Also habe ich die Dosis auf eine halbe Tablette jeden dritten Tag reduziert, und mir geht es viel besser.«

»In Zeiten großer Belastung oder wenn eine Frau Antibiotika einnimmt, sie Fieber oder Durchfall hat, ist die Östrogendosis unter Umständen für ein paar Tage zu erhöhen«, schlägt Dr. John Arpels vor. »Unter diesen Bedingungen wird das Östrogen schneller aufgebraucht. Auch wenn eine Frau durch das Progesteron an Nebenwirkungen leidet, kann sie die Östrogendosis an den Tagen um 25 bis 50 Prozent erhöhen, an denen sie Progesteron nimmt, um so leichter darüber hinwegzukommen. Forschungen in Europa haben gezeigt, daß man zur Verhütung von Endometriumkarzinomen nicht jeden Monat Progesteron nehmen muß. Jeden zweiten oder dritten Monat ist vollkommen ausreichend.«

In manchen Fällen ist es möglich, ganz auf das Progesteron zu verzichten. Doch es ist angeraten, sich jedes Jahr oder alle zwei Jahre einer Gebärmutterbiopsie zu unterziehen, solange man Östrogen nimmt. Wenn sich eine Hyperplasie (krankhaft vermehrtes Zellwachstum) entwickelt, die sich erst nach Jahren zum Krebs ausbilden kann, so läßt sie sich in den meisten Fällen sehr wirksam durch eine dreimonatige ununterbrochene Einnahme von Progestin behandeln. Wenn die Frau dann allerdings das Progestin hauptsächlich wegen der Nebenwirkungen abgesetzt hatte, werden diese drei Monate der Therapie mit Sicherheit als recht unangenehm empfunden.

Bei Schwierigkeiten mit der Hormonsubstitutionstherapie sollten Sie zuerst das Progestin oder Progesteron absetzen und dann versuchen, die richtige Darreichungsform und Dosis des Östrogen zu bestimmen. Da sich der Gebärmutterkrebs sehr langsam entwickelt, gehen Sie kein Risiko ein, wenn Sie einige Monate lang ausschließlich Östrogen nehmen. Haben Sie erst die für Sie richtige Östrogendosierung gefunden, experimentieren Sie mit den verschiedenen Formen des Progesteron, bis Sie auch dafür die richtige Dosis bestimmt haben. Auf diese Weise haben Sie es immer nur mit einer unbekannten Größe zu tun, so daß Sie Probleme leichter erkennen und gezielter angehen können.

Der richtige Arzt

Jetzt kennen Sie also alle Behandlungsmöglichkeiten, und nun sagt Ihnen Ihr Gynäkologe, daß Sie sich irren: Ohne Progesteron können Sie kein Östrogen nehmen, obgleich Sie noch menstruieren. Jeden Monat müssen Sie eine Woche mit dem Östrogen aussetzen, um nicht das Risiko eines Endometriumkarzinoms zu erhöhen, und natürliches mikronisiertes Progesteron ist keine wirksame Behandlungsmethode! Was geschieht, wenn Ihr Arzt Ihnen ein Östrogen- und Progesteronpräparat geben möchte, weil diese die am häufigsten verschriebenen Hormone sind, Sie aber lieber Östrogentabletten in die Scheide einführen und natürliches mikronisiertes Progesteron nehmen wollen, weil Sie in dieser Kombination wahrscheinlich am wenigsten Nebenwirkungen haben werden?

Was passiert, wenn Sie auf die konventionelle Behandlung mit starken Krämpfen, Depressionen oder anderen Nebenwirkungen reagieren und trotzdem Hormone nehmen wollen?

Wenn Ihr Arzt davor zurückscheut, etwas Neues auszuprobieren oder sich auf ein Gebiet vorzuwagen, auf dem er oder Sie nicht über ausreichende Erfahrungen verfügen, werden Sie da klein beigeben? Seien wir doch mal ehrlich – der Hormonexperte, das sind nicht Sie, Ihr Arzt ist es, oder zumindest sollte er es sein. Man gibt leicht nach, wenn man sich auf unsicherem Terrain bewegt, und es kann sich als schwierig erweisen, gegen das Selbstbewußtsein des Arztes anzukommen. Doch vergessen Sie nicht, es geht um Ihren Körper. Sie müssen tagaus, tagein mit der *Pause* leben oder versuchen, sich auf eine Hormonbehandlung einzustellen, die für Sie so richtig nicht ist.

»Ich habe die ganzen Informationsblätter vom Menopause-Seminar zu meinem Arzt gebracht. Er war begeistert. Jetzt bin ich die einzige Frau bei meinem Arzt, die Testosteron erhält, und er mußte es extra für mich bestellen. Das war zuerst also ein großer Aufwand. Doch jetzt ist es gut so.«

Wenn Ihr Arzt von den Informationen nichts wissen will, sollten Sie sich bei einem anderen Arzt erkundigen – nicht bei einem anderen Gynäkologen, sondern bei jemandem, der sich auf die Menopause spezialisiert hat. Schließlich würden Sie bei einer bösartigen Hauterkrankung auch sofort zu einem Krebsspezialisten gehen, selbst wenn sie an den äußeren Schamlippen wäre. Wenn Ihr Gynäkologe Ihnen bei Leiomyomen eine Entfernung der Gebärmutter empfiehlt, würden Sie sicher auch zu einem zweiten Arzt gehen, der dafür bekannt ist, daß er derartige Erkrankungen mit weniger radikalen Mitteln behandelt.

Der Kenntnisstand ändert sich so schnell, daß die meisten Gynäkologen und Hausärzte nicht mit den neuesten Entdekkungen und Theorien zur Behandlung von Frauen während der Pause auf dem laufenden sind. Hier kann die Diagnose eines Spezialisten den Ausschlag geben. Demzufolge ist Ihr Arzt, der sicherlich hervorragend Ihre Babys zur Welt gebracht hat, unter den jetzigen Umständen möglicherweise nicht der richtige Ansprechpartner. Hören Sie auf Ihre Intuition. Lassen Sie nicht zu, daß Ihre Loyalität zu Ihrem Arzt Sie um eine gute Behandlung bringt.

»Ich habe wirklich zu lange gewartet. Über ein Jahr lang bin ich jeden Monat fast ausgeblutet, und ständig war ich so erschöpft. Doch ich hatte Angst, meinen Arzt zu wechseln. Mir gefiel, daß mein Arzt eine Frau war, und sie war so etwas wie eine Freundin für mich geworden. Ich glaube, das war das schwerste. Ich kam mir wie ein Verräter vor. Deshalb habe ich viel zu lange gewartet, bevor ich mich entschloß, woanders hinzugehen, um die Hilfe zu erhalten, die ich brauchte.«

Ich hatte eine Patientin, die innerhalb von wenigen Monaten nach dem Beginn einer Hormonsubstitutionstherapie Depressionen bekam. Ihre Lebensumstände ergaben einfach keine Anhaltspunkte. Ich glaubte, daß das von ihr eingenommene Progestin vielleicht dahinterstecken könnte. Da ich mich mit Forschungen in dieser Richtung beschäftigte, willigte ich ein, die Gynäkologin meiner Patientin anzurufen, um eine alternative Behandlung anzusprechen. Ich schlug natürliches Progesteron vor. Die Gynäkologin teilte mir mit, daß es dazu keine Forschungsergebnisse gäbe. Ich entgegnete, daß dies sehr wohl der Fall wäre. Sie sagte mir, ich würde mich irren. Da habe ich meine Patientin an einen Gy-

näkologen überwiesen, der sich auf die Menopause spezialisiert hat.

Manche Schlachten sind es einfach nicht wert, daß man
sie schlägt. Das Ziel besteht darin, die bestmögliche ärztliche Betreuung zu erhalten, und nicht darin, den Bildungs-
stand jener zu heben, die da glauben, sie hätten nichts dazu-
zulernen. Ihr Arzt sollte Ihr Verbündeter sein. Wenn er Sie
nicht entsprechend unterstützt, dann verdienen Sie eine Behandlung durch jemanden, der es tut.

Andererseits müssen Sie auch realistisch bleiben. Da die
Hormone in fast allen Körperfunktionen eine so vielfältige
Rolle spielen und die Hormonproduktion sich von Mensch
zu Mensch außerordentlich unterscheidet – insbesondere in
diesem Lebensabschnitt –, ist die Behandlung der Beschwerden in der *Pause* eine schwierige und zeitaufwendige Angelegenheit. Vielleicht haben Sie die Sache endlich in den Griff
bekommen, nur um nach sechs Monaten wieder völlig aus
dem Gleichgewicht zu geraten, weil sich Ihr Hormonspiegel
erneut verändert hat. Also brauchen Sie Geduld, machen Sie
sich täglich Notizen zu den Beschwerden, und arbeiten Sie
behutsam und vertrauensvoll mit Ihrem Arzt zusammen.

Brustkrebs

Die Angst vor dem Brustkrebs ist eine der Hauptgründe ge-
gen die Einnahme von Östrogen. Schon allein die statistische
Angabe, daß jede achte Frau (13 Prozent) in den USA an
Brustkrebs erkrankt, läßt uns zurückschrecken. Wegen die-
ser Angst hatte ich mich gegen Hormone gewehrt. Doch es
scheint, daß man diese Statistik glattweg fehlinterpretiert hat.
Die Wahrheit ist, daß – wie eine Information des National
Cancer Institute (Nationalen Krebsinstituts) der USA aus dem

Jahre 1992 besagt – jede achte Frau in ihrem Leben an Krebs erkrankt, wenn sie über 95 Jahre alt wird, und das Brustkrebsrisiko steigt mit dem Alter wesentlich an. Bis zum Alter von 50 Jahren liegt das Risiko einer Brustkrebserkrankung der Brüste bei nur zwei Prozent. Wenn Sie bis zum fünfzigsten Lebensjahr noch keinen Brustkrebs haben, besteht bis zum Alter von 70 Jahren ein Risiko von fünf Prozent. Hat sich bis zum siebzigsten Lebensjahr noch kein Brustkrebs entwickelt, besteht bis zum Alter von 85 Jahren ein Risiko von vier Prozent. Mit jedem Jahr, das Sie ohne Brustkrebs leben, lassen Sie auch das Risiko für dieses Jahr hinter sich zurück. Das heißt also, daß wir nun alle wohl etwas ruhiger schlafen können.

Die nächste Frage ist die, welchen Einfluß die Einnahme von Östrogen auf die Ausbildung von Brustkrebs hat. Die Forschungsergebnisse zum Östrogen und zum Brustkrebs sind da widersprüchlich. Die voneinander abweichenden Erkenntnisse liegen in einer Reihe von Faktoren begründet. Erstens gibt es wahrscheinlich vier verschiedene Formen von Brustkrebs, und Östrogen wirkt sich bei jedem Typ unterschiedlich aus. Zweitens verstehen wir einfach noch nicht, wie Östrogen in der Brust umgebaut wird. Das Fettgewebe in der Brust ist in der Lage, unabhängig von einer möglichen Hormonsubstitution, sein eigenes Östrogen zu bilden, und vielleicht steht dieser spezifische lokale Stoffwechsel mit dem Krebs in Verbindung. Schließlich wurden bei der Auswertung in vielen Studien die verschiedene Formen und Dosierungen von Östrogen nicht ausreichend beachtet, was die Forschungsergebnisse verfälscht haben könnte. Als man einmal alle Studien zusammennahm, fand ein Statistiker ein leicht erhöhtes Risiko, an Brustkrebs zu erkranken, wenn das Östrogen allein genommen wird, jedoch kein erhöhtes Risiko bei gleichzeitiger Einnahme von Progestinen.

Dr. Patricia T. Kelly, Leiterin der Genetik- und Krebsberatung bei der Salick Health Care Inc. und Autorin von *Understanding Breast Cancer,* merkt dazu an: »Niemand hat bisher wirklich einen direkten Bezug zwischen Östrogen und Brustkrebs herstellen können. Wenn Östrogen der Verursacher wäre, warum stellen wir dann bei Frauen, die keine Hormone nehmen, *nach* der Menopause, wenn ein Großteil ihrer Östrogenproduktion eingestellt ist, einen kontinuierlichen Anstieg an Erkrankungen fest? Außerdem, wenn wir es mit einer auslösenden Substanz zu tun hätten, würde man doch erwarten, daß sich das Risiko *erhöht*, wenn man die Dosis für die Frau heraufsetzt. Doch das ist nicht der Fall. Wir würden erwarten, daß sich das Risiko *erhöht*, je länger sie Hormone nimmt. Wissen Sie, wir verfügen über Daten zu Frauen, die seit bis zu 20 Jahren Hormone nehmen, ohne daß sich das Risiko signifikant erhöht hat. Das Risiko sinkt auch *nicht*, nachdem die Frau die Hormonsubstitution *eingestellt* hat. Diesen Aspekt habe ich gründlich überprüft, und ich war erstaunt, daß es nur ab und zu eine Studie gab, die ein leicht erhöhtes Risiko feststellte.«

Obwohl nur wenige Experten der Meinung sind, daß Östrogen wirklich Krebs *verursacht*, stimmt man doch weitgehend darin überein, daß es als »Dünger« wirkt, das heißt, die Samen sind bereits im Boden vorhanden, das Östrogen beschleunigt nur ihr Wachstum.

»Ein Jahr lang erhielt ich eine Hormonsubstitutionstherapie, und dann entwickelte sich der Brustkrebs. Zum Glück war er mikroskopisch klein und wurde bei der Mammographie entdeckt. Es wurde eine Tumorexstirpation vorgenommen, und ich erhielt Bestrahlungen. Außerdem setzte ich das Östrogen ab, da sich herausstellte, daß der Tumor östrogenpositiv war.«

Sieht man sich bestimmte Daten einmal genauer an, scheint es einige Faktoren zu geben, die die Wahrscheinlichkeit, an Brustkrebs zu erkranken, *erhöhen*. Eine frühe Menarche oder eine späte Menopause, nach dem 55. Lebensjahr, sind anerkannte Risikofaktoren für eine Erkrankung an Brustkrebs. Das gleiche gilt für eine ausgetragene Erstschwangerschaft nach dem 30. Lebensjahr. Doch andere mögliche Gründe sind nicht so eindeutig. Frauen mit einer gutartigen Brusterkrankung sollen zwar krebsgefährdet sein, doch Dr. Kelly betont: »Nur für drei bis fünf Prozent der Frauen mit einer gutartigen Erkrankung der Brust, besteht ein erhöhtes Risiko. Der Großteil der Studien unterscheidet nicht zwischen Frauen mit und ohne gutartige Erkrankung, sondern schert sie alle über einen Kamm. Es ist, als ob man einen Tropfen rote Tinte (gutartige Erkrankung) in ein Glas Wasser (andere Brusterkrankungen) gibt – das Wasser wird rosa, und man meint, daß alle Frauen mit einer gutartigen Brusterkrankung ein erhöhtes Risiko haben. Genauso erbringen die meisten Studien, daß, als Gruppe gesehen, die Frauen, die keine Kinder geboren haben, stärker brustkrebsgefährdet sind. Doch mindestens eine Studie hat nachgewiesen, daß das erhöhte Risiko nur auf jene Frauen zutrifft, die aufgrund eines Progesteronmangels unfruchtbar sind.«

Das Risiko, an Brustkrebs zu erkranken, setzt sich wahrscheinlich aus einer Kombination aus individueller erblicher Veranlagung und Umweltfaktoren zusammen. 85 bis 90 Prozent der Frauen mit der Diagnose Brustkrebs haben *keinen* nahen Verwandten mit dieser Erkrankung. Doch wenn mütterlicherseits *oder* väterlicherseits in der Familie der Frau bereits eine Krebserkrankung in der Anamnese vorgekommen ist, vor allem wenn die Mutter oder eine Schwester vor der Menopause Krebs hatte, kann sich das Risiko auf 20 bis 30 Prozent erhöhen, je nachdem, wie viele enge Verwandte an bösartigen Tumoren in einer oder beiden Brüsten erkrankten.

Doch Dr. Kellys Forschung hat ergeben, daß heutige Studien keinen Beweis dafür erbringen, daß die Einnahme von Hormonen das Risiko *weiter* erhöht. »Ich kann Ihnen nur sagen, daß im Vergleich zu Frauen, die eine Mutter oder Schwester mit Brustkrebs haben und die keine Hormone nehmen, einige Studien ein *verringertes* Risiko bei Frauen erkennen lassen, die bei einer ähnlichen Familienanamnese eine Hormonsubstitution erhalten. Und der *Großteil* der Studien kann keinerlei Risikoerhöhung feststellen. Auch bedeutet die Substitutionsbehandlung mit Hormonen für Frauen mit einer gutartigen Brusterkrankung keine verstärkte Gefährdung, an Brustkrebs zu erkranken.«

Darüber hinaus zeigen Untersuchungen, daß Frauen, die zur Zeit der Diagnose von Brustkrebs Östrogene nehmen, anscheinend größere Überlebenschancen haben als Frauen ohne Östrogentherapie. »Wir wissen nicht, ob das daran liegt, daß die Frauen von einer besseren Beobachtung durch den Arzt profitieren«, meint Dr. Roland Young, außerordentlicher Professor für Frauenheilkunde am Baylor College of Medicine in Houston, Texas. »Oder es liegt einfach darin begründet, daß diese Frauen stärker auf einen möglichen Brustkrebs achten und ihre Brüste gewissenhafter selbst abtasten. Doch ich glaube, daß Östrogen die Brüste sogar schützen kann. Studien deuten teilweise darauf hin, daß die Krebsbildung verlangsamt wird, wenn Frauen mit präkanzerösen Schädigungen oder gutartigen Brusterkrankungen Östrogen einnehmen.«

Ich muß sagen, daß mir diese Forschungsergebnisse meine Angst vor Östrogen und Brustkrebs genommen haben. Die Studien, die tatsächlich von einem verstärkten Brustkrebsrisiko für hormonbehandelte Frauen sprechen, geben nur eine

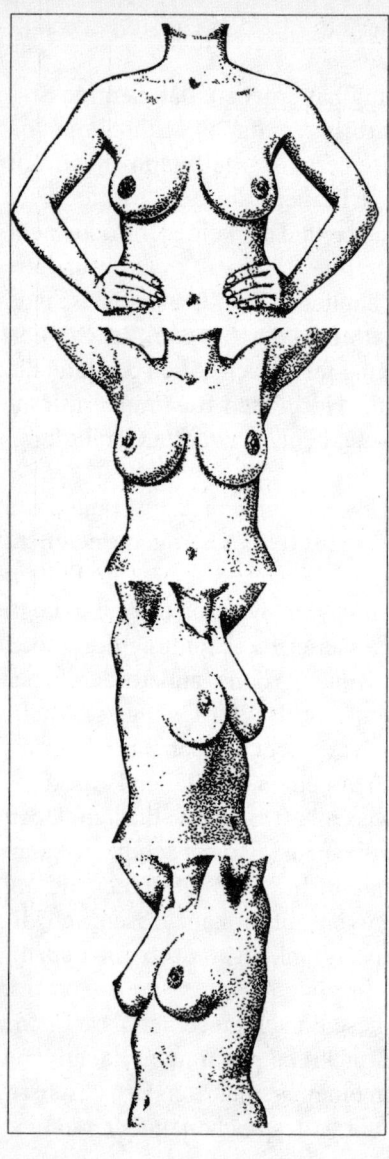

Abb. 4
Monatliche
Selbstuntersuchung

Bild 1
Stellen Sie sich entspannt vor
den Spiegel. Stützen Sie die
Hände auf die Hüften, und
betrachten Sie Ihren Busen.

Bild 2
Jetzt verschränken Sie die
Arme hinter dem Kopf.
Lassen Sie sich Zeit, und
beobachten Sie genau.

Bild 3 und 4
Drehen Sie mit erhobenen Ar-
men den Oberkörper langsam
nach links und anschließend
nach rechts. Alles okay?

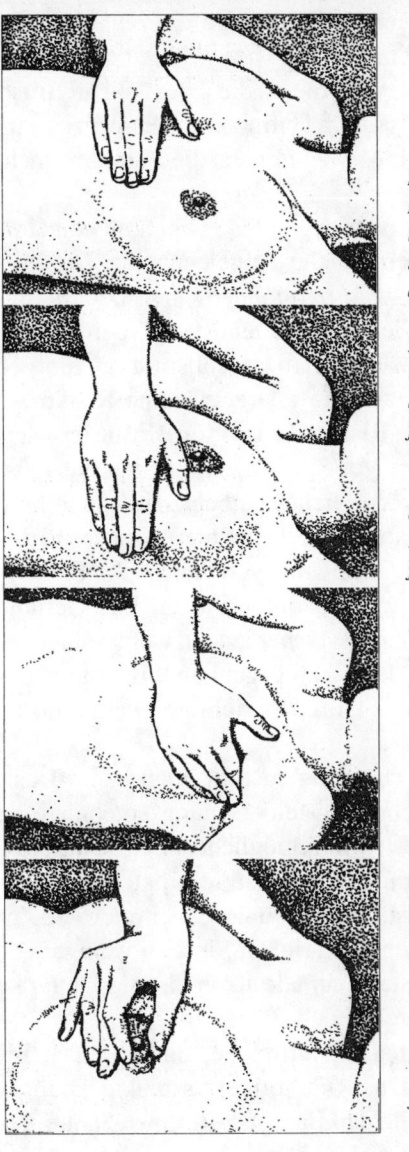

Bild 5
Beginnen Sie die Untersuchung im Liegen oben auf der Innenseite der linken Brust, und wandern Sie langsam nach außen.

Bild 6
Untersuchen Sie nun die äußere Seite der Brust, ebenfalls linienförmig von oben nach unten. Tasten Sie kreisförmig die Umgebung des Warzenhofes ab. Hat sich was verändert? Ist Ihre Brust schmerzempfindlicher geworden?

Bild 7
Nun zu den Lymphknoten. Tasten Sie mit den Fingerspitzen die Achselhöhle ab.

Bild 8
Pressen Sie mit Daumen und Zeigefinger Ihre Brustwarze. Sondert sie Flüssigkeit ab? Wiederholen Sie nun die Untersuchung an der rechten Brust. Wenn Sie unsicher sind, lassen Sie sich beim Arzt die richtigen Handgriffe zeigen. Wenn Sie Veränderungen feststellen, scheuen Sie sich nicht, zum Arzt zu gehen.

221

sehr geringe Erhöhung an. Dr. Graham Colditz, außerordentlicher Professor für Medizin an der Harvard Medical School, führt dazu aus: »Auf tausend Frauen, die jedes Jahr an Brustkrebs erkranken, ohne zusätzlich Hormone zu nehmen, kommt ein Fall von Brustkrebs hinzu bei Frauen, die Östrogene nehmen.«

Die Entscheidung für oder gegen die Einnahme von Hormonen ist eine ganz persönliche Angelegenheit. Die Forschungsergebnisse sind zwar beruhigend, aber nicht definitiv, obwohl sich selbst die zurückhaltendsten Experten einig sind, daß eine niedrigdosierte Östrogensubstitution, die sich über nicht mehr als acht Jahre erstreckt, ohne Risiko ist. Frauen mit ausgeprägten Risikofaktoren für Brustkrebs werden möglicherweise noch vorsichtiger sein wollen. Sie müssen Ihr gegenwärtiges körperliches Unbehagen gegen Ihren künftigen Seelenfrieden abwägen. Wenn Ihre Angst vor Brustkrebs so groß ist, daß die Einnahme von Hormonen Sie psychisch zu sehr belasten würde, sollten Sie auf Ihre Gefühle hören. Sind Sie den Hormonen bisher jedoch wegen einer unbegründeten Angst aus dem Weg gegangen, hilft Ihnen das hier Gesagte vielleicht, die Dinge im richtigen Verhältnis zu sehen.

Gleich, wie Ihre Entscheidung ausfällt, man kann Brustkrebs vorbeugen. Während jüngste Forschungsergebnisse erkennen lassen, daß die Fettzufuhr möglicherweise keine Auswirkung auf die Ausbildung von Brustkrebs hat, werden für den starken Alkoholkonsum geringfügige, aber relevante Zusammenhänge nachgewiesen. Trinken Sie also weniger Alkohol. Diese Aussage scheint auf alle alkoholischen Getränke gleichermaßen zuzutreffen.

Weiterhin sollten Sie ballaststoffreiche Nahrung bevorzugen – frisches Gemüse, Obst und Vollkornprodukte. Es mehren sich die Beweise dafür, daß Ballaststoffe einen Schutz gegen Brustkrebs bieten. Schließlich sollten Sie Ihren Verbrauch an geräucherten, gepökelten, auf Holzkohle zubereiteten oder mit Nitraten haltbar gemachten Lebensmitteln auf ein Minimum reduzieren.

Da die meisten Fälle von Brustkrebs nach dem vierzigsten Lebensjahr auftreten, sollten Sie die regelmäßige Selbstuntersuchung der Brust nicht vergessen. Heben Sie unter der Dusche, in der Badewanne oder im Bett den Arm an, und tasten Sie die gesamte Brust einschließlich der Achseln ab. Achten Sie auf Knötchen, Wülste oder runzelige Hautstellen, auf harte, erbsenähnliche Zysten. Sie werden sicherlich ganz normale festere Gewebspartien ertasten, die sich Ihr Arzt jedoch ansehen sollte. Auf diese Weise werden Sie den Aufbau Ihrer Brüste kennenlernen.

Neben der regelmäßigen Selbstuntersuchung (Abb. 4) geht man davon aus, daß ab dem fünfzigsten Lebensjahr jedes Jahr eine Mammographie gemacht werden sollte. Leider ist die Mammographie auch nicht unfehlbar, so daß manche bösartige Veränderung übersehen wird. Als zusätzlichen Schutz sollte Ihr Arzt bei Ihrem jährlichen Abstrich immer auch die Brust untersuchen.

Nach dem Brustkrebs

Die Chemotherapie kann bei jüngeren Frauen vorübergehend eine Menopause hervorrufen, während sie bei älteren, aber noch nicht menopausalen Frauen auf Dauer zur Menopause führen kann. Das liegt darin begründet, daß die Chemotherapie Ihre Eierstöcke unter Umständen völlig ausschaltet und gelegentlich sogar die Funktion der Nebenniere beeinträchtigt. Die Östrogen- und die Testosteronproduktion sind davon betroffen, und der Abfall im Hormonspiegel kann so plötzlich und drastisch eintreten, daß die Rezeptoren um Hilfe schreien. Als Folge kann sich abrupt eine Menopause mit starken Hitzewallungen, extremen Stimmungsumschwüngen und einem jähen Abfall im sexuellen Verlangen, in der Erregbarkeit und der Orgasmusfähigkeit einstellen. Wenn Sie zur Behandlung ein Antiöstrogen erhalten, kann dies ebenfalls viele dieser Symptome auslösen. Wenn das noch zu der psychischen Belastung durch eine potentiell tödliche Erkrankung, dem möglichen Verlust einer Brust und anderen psychischen Problemen hinzukommt, kann die geheilte Brustkrebspatientin manchmal kaum sagen, ob die emotionalen und sexuellen Beschwerden psychisch oder hormonell bedingt sind.

War Ihre Krebserkrankung östrogenabhängig und leiden Sie aufgrund der Behandlung unter schweren menopausalen Symptomen, gibt es durchaus Auswege aus dieser Situation, die jedoch alle sehr umstritten scheinen. Eines der am stärksten diskutierten Themen ist der Einsatz von Östrogen bei Frauen, die an östrogenabhängigem Brustkrebs erkrankt waren. Manche Ärzte sind der Ansicht, daß man nie vollkommen geheilt ist und daß eine Frau mit östrogenabhängigem Krebs in der Anamnese immer gefährdet bleibt und deshalb nie Östrogen erhalten sollte. Andere wiederum betonen das genaue Gegenteil – daß Östrogen nicht mit Brustkrebs in Verbindung steht. Die letztgenannte Auffassung wird durch Studien zur Schwangerschaft und Hormonsubstitutionstherapie bei Frauen gestützt, die einmal an Brustkrebs erkrankt waren. In der Schwangerschaft erhöht sich der Östrogenspiegel der Frau auf das 100- bis 500fache. Trotzdem ergab sich für Frauen, deren Brustkrebs während der Schwangerschaft diagnostiziert wurde oder die *nach* der Brustkrebsbehandlung schwanger wurden, die gleiche Überlebens- und Rezidivrate wie für Frauen, die zur Zeit der Erkrankung nicht schwanger waren bzw. später nicht schwanger wurden. In anderen Untersuchungen stellte man fest, daß Frauen, die nach einer Brustkrebsbehandlung mit einer Hormonsubstitutionstherapie begannen, gegenüber den Frauen ohne Hormonsubstitutionstherapie kein signifikant erhöhtes Risiko eines Brustkrebsrezidivs aufwiesen. Eine jüngst in Australien von Dr. John A. Eden durchgeführte Studie weist darauf hin, daß die Überlebens- und Rezidivrate bei Frauen, die Östrogen in Verbindung mit einer hohen täglichen Progestindosis (50 mg) nahmen, im Vergleich zu Frauen ohne Hormonbehandlung besser war.

Da die Rolle des Östrogens bei der Ausbildung von Brustkrebs eine Frage auf Leben und Tod ist, verlangen viele Frauen eindeutigere Beweise, bevor sie ihre Beschwerden durch eine Östrogenbehandlung lindern wollen. Wenn diese Beschwerden die Lebensqualität jedoch wesentlich beeinträchtigen, ist es beruhigend zu wissen, daß die Hormonsubstitutionstherapie möglicherweise nicht völlig ausgeschlossen ist.

In der Zwischenzeit kann man sich auf nichthormonelle Therapien konzentrieren, obwohl sich die von mir befragten Ärzte über deren Wirksamkeit nicht einig waren. Betablocker helfen bei Hitzewallungen, doch treten auch Nebenwirkungen auf. Sprechen Sie ausführlich mit Ihrem Arzt darüber.

Progestin vermindert bei etwa der Hälfte der Fälle ebenfalls Hitzewallungen. Androgene helfen in 50 Prozent der Fälle bei Hitzewallungen und haben den Vorteil, daß sie die Libido anregen und ein Gefühl des Wohlbefindens vermitteln. Und vergessen Sie nicht, daß auch 400 bis 800 I. E. Vitamin E Hitzewallungen lindern können. Mönchspfeffer, 1- bis 2prozentige Testosteroncreme, natürliche Progesteroncreme und sehr geringe Dosen Östrogencreme können ebenfalls hilfreich sein.

Testosteron als Creme, Tablette oder Injektion kann das sexuelle Verlangen wesentlich steigern, wenn die Chemotherapie die Menge an bioverfügbarem Testosteron verringert hat. Niedrigdosiertes Testosteron kann jeden Tag oral oder sublingual genommen werden. Injektionen sind ungefähr in monatlichem Abstand möglich. Ein Testosteron-Pflaster, das für Brustkrebspatientinnen geeignet ist, wird zur Zeit entwickelt. (Die Seiten 178–181 enthalten ausführlichere Informationen zur sicheren Anwendung der verschiedenen Testosteron-Präparate.)

Akupunktur und homöopathische Mittel scheinen für Brustkrebspatientinnen sicher zu sein, obwohl deren Wirksamkeit für diese Gruppe Frauen nicht richtig erforscht ist. Sie müssen eventuell selbst ausprobieren, was bei Ihnen am besten wirkt. Angesichts der ganzen Kontroverse um das Östrogen bleibt abzuwarten, ob Kräuterzubereitungen, die Phytoöstrogene (aus Pflanzen extrahierte Östrogene) enthalten (zum Beispiel Dong Quai und Cimicifuga racemosa), für Brustkrebspatientinnen geeignet sind. Wenn Sie vor der Einnahme von Östrogenen zurückscheuen, müßten Sie wahrscheinlich genauso darauf bedacht sein, Kräuterzubereitungen mit Phytoöstrogenen zu meiden.

Eine Entscheidung für das ganze Leben?

Viele Frauen befürchten, daß sie sich mit der einmaligen Entscheidung für die Einnahme von Hormonen für ihr ganzes Leben festgelegt haben – das ist nicht der Fall. Sie können die Hormonsubstitution jederzeit abbrechen – schon nach der zweiten Tablette oder auch erst nach zehn Jahren. Oder Sie nehmen sie bis an Ihr Lebensende. Doch treffen Sie die Entscheidung für eine Hormontherapie erst nach reiflicher Überlegung. Manche Frauen leiden nach dem Absetzen der Hormone eine Zeitlang unter lästigen Symptomen.

Wenn Sie beschließen, die Hormone abzusetzen, ist es wichtig, sie langsam auszuschleichen. Ein abrupter Abbruch der Einnahme erzeugt eine Art künstliche Menopause, und die mißlichen Hitzewallungen, die Schlaflosigkeit, die Angstgefühle, die Stimmungsumschwünge usw., die Sie alle schon einmal hatten, kehren sehr wahrscheinlich, wieder und zeitweise sogar noch stärker als zuvor.

»Als sich alles in meinem Leben endlich beruhigt hatte, setzte ich die Hormone auf einmal ab. Es folgte ein Monat gräßlicher Hitzewallungen, doch meine Periode blieb kurz danach aus, und dann waren auch die Hitzewallungen weg.«

»Als ich mit den Hormonen anfing, hatte ich nicht so schlimme Beschwerden. Daher traf mich meine Reaktion beim Absetzen unvorbereitet. Innerhalb weniger Tage hatte ich solche heftigen Panikattacken, daß ich Angst hatte, ins Krankenhaus zu müssen.«

Im Prinzip werden sich um so weniger Symptome einstellen, je langsamer Sie Ihre Östrogendosis reduzieren.

»Über drei Monate hinweg verringerte ich allmählich die Dosierung des Östrogen- und des Progesteronpräparats. Erst nahm ich jeden zweiten Tag eine Tablette, dann jeden dritten Tag, und im letzten Monat nahm ich ungefähr fünf Östrogentabletten und eine Progesterontablette. Zwei Monate ging alles gut. Doch dann kamen die Hitzewallungen wieder.«

Die Beschwerden treten auf, wenn den Rezeptoren das Östrogen entzogen wird. Wenn Sie die Östrogenzufuhr langsam drosseln, tritt der Hormonmangel immer nur bei wenigen Rezeptoren auf, so daß sich die Symptome nicht so heftig zeigen, obwohl sie nicht ganz unterdrückt werden.

Es steht außer Frage, daß eine Hormonsubstitution oder Östrogenbehandlung bei Hitzewallungen, Schlaflosigkeit, schmerzhaftem Geschlechtsverkehr, Stimmungsumschwüngen, Gereiztheit und anderen Mißlichkeiten Abhilfe schafft, wenn die Lebensqualität der Frau wesentlich beeinträchtigt ist. Eine andauernde Menstruation, ein möglicherweise leicht erhöhtes Brustkrebsrisiko und potentielle Probleme bei der Einstellung auf die Hormone – mit den Nebenwirkungen, die von empfindlichen Brüsten, verschiedenen Allergien und schmerzhaften Regelblutungen bis zu ernsten Depressionen reichen – sind Nachteile, über die man sich im klaren sein muß.

Es gibt nicht einen Typ von Menopause und nicht einen Typ von Frau. Deshalb gibt es auch nicht die perfekte Therapie für alle Fälle. Je mehr Produkte auf dem Markt erscheinen und je weiter die Forschung voranschreitet, desto mehr Alternativen werden uns zur Verfügung stehen. Aus diesem Grund ist es für Sie besonders wichtig, einen erfahrenen Spezialisten zu finden, der Ihnen zur Seite steht und der über die neuesten Behandlungsmöglichkeiten informiert ist.

Alternativen im Blickpunkt: Homöopathie, Akupunktur und Kräuter

Gegen fast alle unangenehmen Begleiterscheinungen der *Pause* gibt es wirksame alternative Behandlungen zur Hormontherapie und Hormonsubstitution. Ich habe mit vielen Frauen gesprochen, denen die Homöopathie, Akupunktur und Kräuterzubereitungen geholfen haben, auch bei starken Blutungen, Gereiztheit und Hitzewallungen. Zwar wirkt nicht alles bei jedem, doch sind diese alternativen Methoden ein Segen für die Frauen, die zwar physische Beschwerden haben, jedoch keine Hormone nehmen sollten, auf eine Hormontherapie nicht zufriedenstellend ansprechen oder auch einfach eine Abneigung gegenüber dieser Behandlungsform haben.

»Ich hatte schreckliche Blutungen. In der Mitte des Zyklus nahm ich fünfzehn Tage lang Progesteron, das den Zyklus regeln sollte, doch da waren diese schlimmen Beschwerden. Mir war, als ob ich schwanger wäre. In diesen zwei Wochen nahm ich fünf bis sieben Pfund zu und war stark depressiv. Mein Körper fühlte sich schrecklich. Dann nahm ich homöopathische Mittel. Wenn ich meine Regel bekomme, nehme ich jede Stunde fünf Tabletten, bis die Blutung nachläßt. Meistens dauert es fünf Stunden, doch das Mittel schwächt sie wirklich ab.«

Die Homöopathie und die Akupunktur behandeln eher den ganzen Menschen als einige spezifische Symptome. Das folgende Kapitel enthält Informationen über diese wenig bekannten oder kaum verstandenen Alternativen zur konventionellen Hormontherapie oder Hormonsubstitution.

Homöopathie

Der deutsche Arzt Dr. Samuel Hahnemann begründete Ende des 18. Jahrhunderts die Homöopathie, die heute in Europa recht verbreitet ist. So halten 50 Prozent der französischen Ärzte und 45 Prozent der Ärzte Hollands die homöopathischen Mittel für wirksam. 42 Prozent der britischen Ärzte überweisen ihre Patienten an Homöopathen. Erst Anfang des 19. Jahrhunderts gelangte die Homöopathie auch in die USA.

In der Homöopathie sieht man Beschwerden als Verteidigungsmittel an, als Versuche des Körpers, sich auf eine Belastung oder Infektion einzustellen. Demzufolge sind die klimakterischen Beschwerden für den Homöopathen ein Ausdruck dafür, daß der Körper Anstrengungen unternimmt, sich selbst von den hormonellen Veränderungen zu heilen.

Ein Homöopath folgt der »Weisheit« des Körpers – er verschreibt Mittel, die aus minimalen Dosen verschiedener Substanzen bestehen und die in größeren Mengen bei einem gesunden Menschen genau die Beschwerden hervorrufen würden, die der Patient verspürt. Das wird als Ähnlichkeitsprinzip der Homöopathie bezeichnet. So wird das Mittel Allium cepa aus Zwiebeln gewonnen. Es dient der Behandlung von Erkältungen und von Heuschnupfen, wenn der Patient rote und tränende Augen hat und die Nase läuft – genau die Erscheinungen, die wir kennen, wenn wir rohe Zwiebeln schneiden.

Die Schulmedizin hat bei der Behandlung von Allergien dieses Therapieprinzip von der Homöopathie übernommen – man trinkt sozusagen einen Schluck Alkohol, um den Kater zu vertreiben. Der Patient erhält eine winzige Dosis von den Substanzen injiziert, auf die er allergisch reagiert, so daß er sich an die Substanz gewöhnen kann und die Empfindlichkeit abgebaut wird. Ein Homöopath arbeitet jedoch nicht mit Spritzen, sondern mit winzigen Pillen (oder Tropfen), die Sie unter die Zunge legen und die über die Schleimhaut aufgenommen werden. Es wird empfohlen, die Pillen nicht mit der bloßen Hand anzufassen, wenn Sie sie unter die Zunge legen, da das Salz auf Ihrer Haut die Heilkraft des Mittels verändern kann.

Das homöopathische Mittel oder Präparat wird in einem Verfahren, Potenzierung genannt, zubereitet. Dabei wird ein Teil der verwendeten Substanz mit 99 Teilen Wasser oder Äthylalkohol verdünnt und dann kräftig geschüttelt. Ein Teil der entstandenen Mixtur wird mit 99 Teilen Wasser oder Äthylalkohol weiter verdünnt und erneut geschüttelt. Dieser Vorgang wird mehrmals wiederholt und führt paradoxerweise dazu, daß sich die Wirksamkeit des Mittels mit jeder Verdünnung erhöht. Ein 1000mal verdünntes Präparat ist weitaus stärker als ein Mittel, daß nur dreimal verdünnt wurde. Gleich, welche Substanz verwendet wird – ob eine Pflanze oder ein Mineral wie Kupfer oder eine aus tierischen Flüssigkeiten gewonnene Substanz – dieser Prozeß der Verdünnung macht aus dem Mittel ein homöopathisches Präparat.

Dana Ullman, Amtsärztin und Mitautorin von *Homöopathie – Die sanfte Heilkunst*, erläutert: »Wir wissen noch nicht genau, wie diese kleinen Dosen wirken. Wir erkennen jedoch eine Art Resonanzwirkung im Körper, so als ob man auf einem Klavier ein ›C‹ anschlägt und dadurch bei einem zweiten Klavier im Raum die gleiche Note mitschwingt. Auf diese

Weise wird der Körper hypersensibel und ›schwingt sich ein‹ auf die Wirkung des homöopathischen Präparats.«

Für den Homöopathen sind Körper und Geist untrennbar. So werden beispielsweise drei Frauen, die unter der gleichen Arbeitsbelastung stehen, aufgrund ihrer unterschiedlichen genetischen und emotionalen Veranlagung auch verschiedene Reaktionen zeigen. Die eine Frau reagiert möglicherweise mit einem hohen Blutdruck, die zweite mit einem Geschwür, die dritte mit Wutanfällen und Gefühlsausbrüchen. Um das richtige Heilmittel zu finden, sieht sich der Homöopath nicht nur die Symptome an, sondern die Frau insgesamt, ihre Persönlichkeit, ihre Eßgewohnheiten und andere Merkmale.

Die alternativen Heilmethoden sind leider noch nicht so gründlich erforscht wie die westliche Schulmedizin. Das *British Medical Journal* überprüfte 107 zwischen 1966 und 1990 durchgeführte Studien, in denen homöopathische Mittel Einsatz fanden. 77 Prozent der Studien erbrachten eine positive Wirkung dieser Substanzen. Von den 16 methodisch am besten gesicherten Studien wiesen 88 Prozent den Wert der homöopathischen Therapie nach.

Zwar sind viele Homöopathen auch ausgebildete Ärzte, jedoch ist keine spezielle zusätzliche Ausbildung gefordert, um homöopathische Mittel zu verschreiben.

Eine homöopathische Behandlung ruft selten lang anhaltende Nebenwirkungen hervor, doch ein unerfahrener Homöopath kann Sie schnell enttäuschen und Ihre Zeit und Ihr Geld verschwenden. Vor dem ersten Untersuchungstermin sollten Sie ihn nach seinen Erfahrungen, seiner Ausbildung und seinen Erfolgen bei der Behandlung von Frauen mit Ihren Beschwerden befragen.

Es gibt zwei Kategorien von homöopathischen Heilmitteln. Die eine Art, die konstitutionellen (auf den Allgemeinzustand wirkenden) Mittel, behandelt die gesamte Person. Dazu zählen nicht nur die physischen Symptome, sondern ebenso die psychischen Merkmale und Persönlichkeitsaspekte. Der zweite Typ von Präparaten wirkt symptomspezifisch.

Auf der Grundlage zahlreicher Gespräche mit führenden Homöopathen habe ich einige der konstitutionellen Mittel aufgeführt, die am häufigsten während der *Pause* verschrieben werden. Zwar wird kaum eine Frau *alle* Symptome haben, die für ein bestimmtes Präparat typisch sind, doch berücksichtigt der Homöopath bei der Bestimmung eines spezifischen Heilmittels die generelle psychische und physische Erscheinung der Frau.

Viele dieser Heilmittel sind in Reformhäusern frei verkäuflich. Doch behandeln Sie sich nicht selbst. Man braucht einen erfahrenen Homöopathen, um das richtige Präparat, die angemessene Dosis und eine entsprechende Einnahmehäufigkeit zu bestimmen.

Sepia

Das aus dem getrockneten Tintensekret einiger Kopffüßler gewonnene Sepia gehört zu den Mitteln, die in der *Pause* am häufigsten verschrieben werden. Es wird vor allem eingesetzt gegen Pusteln, Leberflecke, Mundtrockenheit, trockene Augen und trockene Vagina. Zumeist friert die Frau, hauptsächlich an Händen und Füßen, und hat wahrscheinlich eine verminderte Funktion der Schilddrüse und der Nebenniere sowie einen niedrigen Blutdruck. Nach Sport fühlt sie sich besser, und sie scheint ihn wirklich zu brauchen. Für Sex interessiert sie sich oft überhaupt nicht, oder er macht ihr keinen Spaß. Vielleicht ist ihr übel, vor allem am Morgen. Eventuell hat sie in der Beckenregion ein drückendes Gefühl und im allgemeinen einen schwachen Rücken. Sie ist abgehetzt, müde und gereizt. Zuweilen ist sie bissig und möchte häufig lieber allein gelassen werden.

»Bei diesen Symptomen kann Sepia die Frau wieder ins Gleichgewicht bringen«, berichtet Dr. Ifeoma Ikenze, die am Albert Einstein College of Medicine zum Homöopathen und Arzt ausgebildet wurde und in Marin County, Kalifornien, praktiziert. »In ein paar Monaten wird sie wahrscheinlich viel fröhlicher sein und auch mit ihren Kollegen und ihrem Ehemann besser zurechtkommen.«

»Ich hatte diese ganzen Stimmungsumschwünge, diese Gereiztheit und starke Blutungen und war ständig nur erschöpft. Nachts kamen Hitzewallungen, nach denen ich keinen Schlaf mehr finden konnte. In jedem Zyklus war ich zwei Wochen lang müde. Nachdem ich die Sepia-Pillen einnahm, hatte ich wieder mehr Kraft für die Arbeit und für mein Leben. Es ist wirklich wie ein Wunder.«

Nux vomica

Nux vomica wird aus der Brechnuß gewonnen. Typische Symptome, bei denen Nux vomica eingesetzt wird, sind Rückenschmerzen, Übelkeit, Verstopfung und häufiges Wachwerden. In dieser Zeit kann eine untypische Tendenz zur Übertreibung sowie der Drang, alles perfekt zu machen, problematisch werden. Frauen, denen Nux vomica helfen kann, bemerken oft, daß sie viel Ärger in sich aufstauen, was gleichfalls zu Symptomen führen kann. Nux vomica wird häufig in Kombination mit Sepia verordnet.

Natrium muriaticum

Natrum muriaticum wird aus Meersalz gewonnen und kann Frauen ihr natürliches Gleichgewicht zurückgeben, die bei sich feststellen, daß sie introvertiert und empfindlich geworden sind. Möglicherweise nehmen sie viel übel und kommen nicht über längst vergangene Kränkungen hinweg, können aber nicht recht weinen. Sie verbringen viel Zeit damit, darüber nachzugrübeln, wie die Dinge hätten anders verlaufen können, und stoßen in dieser Zeit auf große Probleme in der Partnerschaft.

Natrum muriaticum hilft Frauen, die Schwierigkeiten haben, ihre Sexualität zum Ausdruck zu bringen, und zu vaginaler Trockenheit tendieren. Vielleicht verlieren sie auch ihre Haare, oder es setzt ein verstärktes Haarwachstum im Gesicht ein. Diesen Frauen wird schnell unangenehm warm. Der Halsbereich reagiert empfindlich auf Kleidung, und vor, während oder nach der Menstruation treten im allgemeinen Kopfschmerzen auf.

Pulsatilla

Pulsatilla wird aus der Kuhschelle hergestellt. Im Unterschied zu den Frauen, denen Sepia oder Nux vomica Linderung verschafft, hilft Pulsatilla Frauen, die in dieser Phase des Lebens weinerlich und empfindlich reagieren. Schon kleine Dinge können sie fröhlich oder traurig stimmen. Sie merken selbst, daß es ihnen schwerfällt, bestimmt aufzutreten. Eventuell sind sie auch kraftlos, zeigen kaum Interesse am Sex und haben ein übersteigertes Verlangen nach Zuwendung und Unterstützung.

Pulsatilla wirkt, wenn Ihnen die ganze Zeit über zu warm ist und Sie sich an der kühlen Luft viel wohler fühlen. Außerdem hilft es gegen starke Menstruationsbeschwerden wie heftige Blutungen, Krämpfe und eine unregelmäßige Regel.

»Die Hitzewallungen störten mich mächtig, und ich wachte jede Nacht zwei- bis viermal auf. Nachdem ich etwa zehn Tage Pulsatilla genommen hatte, ließen die Hitzewallungen

nach, und ich konnte wieder durchschlafen. Nach einer weiteren Weile waren sie ganz verschwunden.«

Lachesis

Lachesis wird aus dem Gift der amerikanischen tropischen Buschmeisterschlange gewonnen. Das Mittel hilft Frauen, die sich ganz gegen ihre sonstige Art rechthaberisch und diktatorisch aufführen. Es wird sogar bei Wutanfällen, vor allem vor der Menstruation, gegeben. Außerdem erleben sich diese Frauen vielleicht als eifersüchtig und von einem starken sexuellen Verlangen getrieben. Sie neigen zu Migräne, und ihnen ist oft warm. Ihre Symptome sind häufig auf der linken Körperseite lokalisiert und wahrscheinlich morgens am stärksten ausgeprägt. Diese Frauen reagieren besonders empfindlich auf den Druck enganliegender Kleidung, vor allem um die Taille herum.

Lycopodium

Lycopodium wird aus Bärlapp hergestellt. Es hilft vor allem Frauen, die zu dieser Zeit an einem ungewöhnlichen Verlust an Selbstvertrauen leiden. Sie sind zögerlich und gegen ihre sonstige Art unschlüssig. Vielfach wird auch über ein schlechtes Gedächtnis geklagt und darüber, daß sie keinen klaren Gedanken fassen können. Wahrscheinlich fühlen sie sich morgens beim Aufstehen am schlechtesten. Tagsüber bessert sich der Zustand bis gegen 16 Uhr. Dann brechen sie zusammen.

»Ich war so erschöpft, daß meine Homöopathin eine Reihe von Bluttests ausführte, falls da etwas nicht stimmte. Doch es war nichts festzustellen, und sie verschrieb mir ein anderes Mittel: Lycopodium. Das hat geholfen.«

Lycopodium wirkt auch bei Magenbeschwerden und Blähungen und wenn Sie scheinbar eine ganze Reihe von Nahrungsmitteln nicht mehr vertragen. Stellt sich ein Hungerge-
fühl ein, müssen Sie sofort etwas essen, oder Sie werden
zittrig und gereizt, so daß Sie manchmal keine Kraft mehr
haben. Kommen jetzt noch Schmerzen hinzu, etwa im Kopf
oder in den Schultern, dann betreffen sie zumeist die rechte
Körperhälfte, oder sie beginnen rechts und wandern dann
nach links.

Nichtkonstitutionelle Mittel

Female Glandular sind Tropfen, die in Reformläden angebo-
ten werden und das Gleichgewicht zwischen Östrogen und
Progesteron herstellen, ohne selbst Hormone zu enthalten.
»Female Glandular bringt die endokrinen Drüsen wieder ins
Gleichgewicht: die Eierstöcke, die Schilddrüse, die Hypophyse, die Nebenniere und das Knochenmark«, betont Dr.
Ifeoma Ikenze. Es ist besonders für Frauen zu empfehlen,
die sich träge fühlen, deren Perioden sowohl vom Zeitpunkt
als auch von der Intensität her schwanken und die unter aufsteigender Hitze und Gereiztheit leiden. Da es sich bei Female Glandular nicht um ein konstitutionelles Mittel handelt,
sondern um ein auf spezifische akute Symptome ausgerichte-
tes Präparat, spielen die jeweiligen Persönlichkeitsmerkmale
der Frau keine Rolle. Es kann gegebenenfalls auch zusätzlich zu einem der konstitutionellen Mittel verordnet werden.

*»Ich erhielt Pulsatilla und Female Glandular, und innerhalb
von sechs Wochen hörten die Hitzewallungen auf. Mir fiel
auch meine Müdigkeit auf, die durch nichts in meinem Leben begründet sein konnte, doch auch das ist schon seit einer ganzen Weile verschwunden.«*

Neben Female Glandular gibt es weitere homöopathische Heilmittel, die als Kombination einer Reihe von Substanzen ganz speziell zur Behandlung von klimakterischen Beschwerden entwickelt wurden. Einer der Vorteile der homöopathischen Präparate besteht darin, daß sie nicht so teuer sind. Zwar werden Sie sie anfangs eventuell mehrmals täglich einnehmen müssen, doch schon nach einer gewissen Zeit erfolgt die Einnahme dann nur noch einmal in der Woche oder im Monat.

Nachteile

Homöopathische Mittel sind jedoch kein Allheilmittel und wirken nicht bei jedem.

»Ich erhielt Sepia gegen meine Gereiztheit, doch ich bekam nur Durchfall davon. Dann wurden meine Brüste über einen längeren Zeitraum empfindlicher, so daß mich mein Homöopath am Ende des zweiten Zyklus auf Arsenicum album umstellte. Und das hat auch nur meinen Durchfall beseitigt.«

»Ich war fürchterlich gereizt, deprimiert und überhaupt nicht auf der Höhe, als ob irgendein Dämon von meiner Person Besitz ergriffen hätte. Drei Wochen lang nahm ich Cilica und Female Glandular, die aber nichts zu bewirken schienen. Da setzte mich mein Homöopath auf Calcaria carbonica. Das nahm ich einen Monat lang, und ich hatte das schlimmste Wochenende meines Lebens. Daher werde ich es jetzt wohl mal mit Östrogen probieren.«

»Sie brauchen vielleicht zwei, mitunter auch drei Anläufe, bevor Sie das richtige Mittel gefunden haben«, meint Amtsärztin Dana Ullman. »Wenn die Frau dann das richtige Mittel erhält, wird sie häufig eine kurze Zeit verstärkte Beschwerden verspüren. Das ist für gewöhnlich ein gutes Zeichen, da es bedeutet, daß das Mittel wirkt.«

»Viele Jahre lang hatte ich oft schreckliche Kopfschmerzen. Etwa eine Woche nachdem ich Nux vomica eingenommen hatte, kam es zu den schlimmsten Kopfschmerzen, die ich je erlebt hatte. Ich glaubte, sterben zu müssen. Nach fast zwei Tagen waren sie verschwunden, und ich habe seitdem nie wieder welche gehabt.«

Bei der homöopathischen Behandlungsmethode dauert es zuweilen fünf bis sechs Wochen, ehe sich die Beschwerden mindern, und drei bis sechs Monate, bevor sich eine endgültige Besserung einstellt. Es ist daher wichtig, daß Sie nicht zu früh aufgeben. Außerdem gehen manche Veränderungen unmerklich vor sich, so daß die Frau sie nicht immer erkennen wird, wenn man ihr nicht gerade ihre ursprünglichen Beschwerden wieder ins Gedächtnis ruft.

Meinen zweiten Besuch beim Homöopathen werde ich wohl nie vergessen. Ich hatte einen Monat lang Sepia genommen, und meine Müdigkeit hatte sich erheblich gebessert. Vollkommen überrascht war ich jedoch, als sie mich nach meinen Gelenkschmerzen im Genick und dem Kältegefühl im Fingernagel fragte. Diese beiden Symptome, die mich über ein Jahr lang ständig gestört hatten, bevor ich das neue Mittel nahm, hatte ich völlig vergessen.

Es ist auch nicht ungewöhnlich, wenn Sie mehr als ein homöopathisches Mittel benötigen. Das erste Präparat verbessert möglicherweise Ihren allgemeinen Gesundheitszustand, während das zweite für den weiteren Heilungsprozeß erforderlich ist. Doch im allgemeinen ist die Homöopathie, wenn Sie bei Ihnen wirkt, eine sanfte Therapieform und recht preiswert. Sie dürfen jedoch nicht vergessen, das Kaffeetrinken aufzugeben (auch keinen entkoffeinierten Kaffee) sowie alle Produkte zu meiden, die Menthol enthalten, da diese Substanzen die Wirkung der homöopathischen Mittel aufheben.

Chinesische Kräuterzubereitungen und Akupunktur

Die chinesische Heilkunst kann auf eine Tradition zurückblicken, die zweitausend Jahre älter ist als die der westlichen Medizin.

Dr. Martin L. Rossman, der als Arzt und Akupunkteur in Nordkalifornien tätig ist, erläutert: »Die Akupunktur wird erfolgreich bei Hitzewallungen, starken Blutungen, Verdauungsstörungen, Schlaflosigkeit und Stimmungsumschwüngen angewendet. Doch können wir nicht sagen, ob sie auch bei Osteoporose oder Herzerkrankungen wirkt.«

Das Ziel der chinesischen Heilkunst besteht in der Harmonisierung der Energieströme, die als »Qi« (ausgesprochen »tschi«) bezeichnet werden, im Körper insgesamt. Die medizinische Philosophie der Chinesen geht unter anderem davon aus, daß die in uns vorhandene Menge an Qi davon abhängt, wieviel wir bei unserer Geburt ererbt haben, und davon, wie erfolgreich wir diese Energie geschützt und erhalten haben. Dr. Efrem Korngold ist Akupunkteur und Mitautor von *Between Heaven and Earth: A Guide to Chinese Medicine.* Er erklärt dazu: »Die Niere ist die Batterie des Körpers. Sie speichert die Reserven und befähigt uns, mit Belastungen und Herausforderungen, Krankheit und Verletzungen fertig zu werden.«

Die Reserven an Qi können sich erschöpfen, wenn wir uns selbst durch Überarbeitung und zu wenige Ruhephasen aus-

Erschöpftsein

Trockenheit

Nachlassen der Sehkraft

Wassereinlagerungen

Nachlassen der Gedächtnisleistung und geistige Trägheit

Verlust des sexuellen Verlangens

Schmerzen im Rücken, in Beinen, Hüfte oder Füßen

Schwächere Regelblutung

Plötzliches Grauwerden oder Ausdünnen der Haare

Brüchige Knochen oder steife Gelenke

laugen, wie es beim Großteil der Frauen der Fall ist, die zur Arbeit gehen, Kinder großziehen und in ihrer Freizeit Sport treiben. »Übermäßige Belastungen des Lebens werden an den Qi-Reserven zehren«, fügt Harriet Beinfield, Akupunkteurin und Mitautorin von *Between Heaven and Earth*, hinzu. »Und wenn Sie Ihre Reserven angreifen, geht das an die Substanz, vor allem auf lange Sicht. Frauen, bei denen diese Reserven angegriffen sind, klagen in der Menopause besonders häufig über Beschwerden.«

Im allgemeinen signalisiert die Menopause den natürlichen Abfall im Qi der Niere, der direkt mit den klimakterischen Symptomen in Zusammenhang steht.

Den chinesischen Heilprinzipien zufolge muß die Qi-Energie während des ganzen Lebens zumindest teilweise wieder nachgefüllt werden, vor allem zu Zeiten, in denen man auf Probleme stößt oder in denen ein Übergang in eine neue Phase bevorsteht, da der Mensch dann gezwungenermaßen auf diese Reserven zurückgreifen muß. Akupunktur, Kräuterzubereitungen und spezielle Yoga-Atmungstechniken, ausreichend

Ruhe und eine gesunde Ernährung tragen zum Auffüllen Ihrer Qi-Energie bei.

Korngold und Beinfield berichten, daß etwa 80 Prozent der Frauen, die von ihnen wegen klimakterischer Beschwerden behandelt wurden, entweder vollkommen beschwerdefrei wurden oder doch zumindest eine wesentliche Linderung erfuhren. Wenn Sie das erste Mal zur Akupunktur gehen, wird sicherlich eine umfangreiche Anamnese aufgenommen. Während Sie Ihre Beschwerden beschreiben, wird der Akupunkteur auf leichte Veränderungen in Ihrer Gesichtsfarbe sowie auf den Klang und den Tonfall Ihrer Stimme achten, da sich aus beiden gewisse Schlüsse für die Diagnose ableiten lassen. Möglicherweise wird auch Ihre Zunge untersucht und an beiden Handgelenken der Puls gemessen.

Die chinesische Heilkunst kennt zwölf Pulsarten, von denen jede zu einem bestimmten Organ oder zu einer bestimmten Funktion in Beziehung steht. So ist die Leber für viele Kopfschmerzen, für Gereiztheit und innere Spannung, Stimmungsumschwünge sowie Hals- und Schulterverspannungen verantwortlich. Trockene Haut steht mit der Lunge in Zusammenhang, und starke Blutungen und Verdauungsstörungen mit der Milz; Schlaflosigkeit, Hitzewallungen und Angstgefühle mit dem Herzen; Erschöpftsein und eine nachlassende Libido mit der Niere. Damit können Kräuter, die auf das jeweilige betroffene Organsystem wirken, die damit verbundenen Beschwerden wesentlich verringern.

Jede Pulsart entspricht einem der zwölf Meridiane, den Hauptsträngen des Energieflusses im Körper. Dr. Martin L. Rossman führt dazu aus: »Die traditionelle chinesische medizinische Lehre besagt, wenn ausreichend Qi von guter Qualität vorhanden ist und durch alle Meridiane fließt, dann sind Sie gesund und beschwerdefrei. Ist dieser Energiestrom jedoch unterbrochen oder wird er behindert, ist er zu stark oder zu schwach, dann entsteht eine Unausgewogenheit, die Sie anfällig für Krankheiten macht.«

Zur Verstärkung oder Abschwächung des Energiestromes, zur Übertragung der Energie zwischen den Meridianen oder zur Förderung der Funktion eines Organs wird der Akupunkteur Punkte auf dem entsprechenden Meridian stimulieren, die unter anderem Neurotransmitter ausschütten. Diese Reizung kann erfolgen, indem er an den entsprechenden Punkten dünne Nadeln unter die Haut sticht. Die Nadeln sind einzeln und steril verpackt, so daß eine Ansteckung mit Hepatitis oder Aids ausgeschlossen ist. Der eine oder andere Akupunkteur nutzt auch die Reizung durch elektrischen Strom, und mancher massiert die jeweiligen Punkte mit der Hand. Ein langsam abbrennendes Kraut mit Namen Moxa (eine chinesische Beifußart) wird dabei häufig eingesetzt, um den Akupunkturpunkt aufzuwärmen und den Heilungsprozeß zu beschleunigen.

Im allgemeinen erfolgt die Akupunkturbehandlung zweimal wöchentlich über einen Zeitraum von mehreren Wochen. Wenn Sie auf die Therapie ansprechen, verlängert sich der Abstand eventuell auf einmal pro Woche und dann auf zweimal monatlich. Mit fortschreitender Besserung des Gesundheitszustandes des Patienten wird sich dieser Abstand immer weiter vergrößern.

Kräuterzubereitungen werden zur Förderung des Heilungsprozesses verschrieben und tragen zu positiven Veränderungen bei, so daß der Patient weniger Akupunktur-Behandlungen braucht. In ihrer natürlichen getrockneten Form kann man Tees aus den Kräutern kochen. Doch es gibt sie auch in fertigen Zubereitungen als flüssigen Extrakt mit Alkohol und Wasser. Wenn Sie den Extrakt dann unter die Zunge tropfen lassen, wird er über die Schleimhäute resorbiert. Sollte Sie der Alkohol stören, dann können Sie den Extrakt mit kochendem Wasser mischen, das den Alkohol verdampfen läßt, und ihn dann als Tee trinken.

Die verschiedenen chinesischen Kräuter werden für gewöhnlich kombiniert, um die Wirkung der einzelnen Bestandteile zu verstärken und auszugleichen. Sie können auch auf die spezifischen Bedürfnisse und Symptome der Frau hin kombiniert werden.

»Meine Hitzewallungen schafften mich vollends. Etwa vier Monate lang nahmen sie mir alle Kraft, dann streikte mein Rücken, und ich wußte nicht, wie weiter. Ich nahm das Östrogenpflaster und reagierte fürchterlich darauf – entweder wurde ich fast ohnmächtig, wenn ich aufstand, oder mein Herz raste. Es war einfach schrecklich, so daß ich das Pflaster wieder abnahm. Doch da mich niemand darauf hingewiesen hatte, daß ich es langsam absetzen muß, kam es zu einem Rebound-Phänomen, das heißt, die Hitzewallungen waren so stark wie nie zuvor. Also ging ich zu einem Akupunkteur, der mir zwei Flaschen mit einem flüssigen Kräuterextrakt gab. Nach vier bis sechs Wochen hatten die Hitzewallungen ganz erheblich nachgelassen.«

Neben der Linderung körperlicher Beschwerden werden chinesische Kräuter auch erfolgreich gegen Stimmungsumschwünge, Depressionen und das Wutgefühl eingesetzt, das bei hormonellen Veränderungen plötzlich in uns aufsteigen kann. Kräuter können in jeder Phase des Lebens als vorbeugende Therapie Anwendung finden, um die Körperkräfte zu stärken.

Doch nur, weil es sich bei Kräutern um natürliche Produkte handelt, heißt das noch lange nicht, daß man sie unbedacht nehmen sollte. Sie können eine sehr starke Reaktion hervorrufen. Das falsche Kraut oder die falsche Dosis können Ihre

Symptome verschlimmern oder den Gesundheitszustand insgesamt beeinträchtigen. Obwohl viele chinesische Kräuterzubereitungen in Reformläden frei käuflich sind, sollten Sie diese nur unter Anleitung eines Heilpraktikers oder Arztes nehmen, die sich auf die chinesische Heilkunst spezialisiert haben.

Als ich Julie Freiberg kennenlernte, die als Akupunkteurin und Krankenpflegerin praktiziert und auf die Behandlung von klimakterischen Störungen spezialisiert ist, hatte mir die Homöopathie bereits bei den meisten Beschwerden geholfen. Dennoch war ich zuweilen noch sehr gereizt, ängstlich und energieloser, als mir lieb war. Mrs. Freiberg meinte, ich besäße ein Zuviel an Leber-Qi. Anscheinend ist die Ansammlung von Qi in der Leber unter amerikanischen Frauen weit verbreitet. Dr. Martin L. Rossman hierzu: »Ein Qi-Andrang in der Leber ist typisch für die ›Supermutter‹. Die Leber ist nicht nur für die Regulierung der Menstruation wichtig, sie ist gleichzeitig das für die Qualität der Organisation des Lebens verantwortliche Organ. Diese wird durch den Streß beeinträchtigt, der dadurch entsteht, daß man in zu kurzer Zeit zuviel bewältigen will.«

Zur Regulierung dieses Qi-Staus wurde ich in acht Sitzungen mit Nadeln behandelt, und 18 Monate nahm ich eine chinesische Kräuterzubereitung, die meine Gereiztheit dämmte. Als mir während eines Urlaubs einmal das Kräutermittel ausging, kehrte meine alte Gereiztheit zurück. Ich hatte schon vergessen, wie schlimm das eigentlich war.

Dong Quai und Ginseng sind weitere chinesische Pflanzenpräparate, die häufig in der Menopause verordnet werden.

»Mein Akupunkteur gab mir Dong Quai und Ginseng. Meine Stimmung besserte sich wesentlich. Ich fühle mich viel, viel besser. Und wenn ich eine starke Blutung habe, was etwa alle

drei bis vier Monate vorkommt, erhalte ich eine Akupunktur-Behandlung und die Blutung, hört auf.«

Der Nachteil der Akupunktur und der Kräutertherapie besteht darin, daß sie teuer sein können. Während manche Patienten sofort auf die Behandlung ansprechen, dauert es bei anderen länger, bis sich positive Wirkungen zeigen. Wenn Sie sich für die Akupunktur entscheiden sollten, müßten Sie mit sechs bis acht Behandlungen rechnen, ehe Sie eine Aussage über deren Wirksamkeit treffen können. Es ist aber möglich, daß Sie die Kosten von Ihrer Krankenkasse erstattet bekommen.

»Seit sechs Wochen gehe ich jetzt einmal wöchentlich zur Akupunktur, und ich wollte die Behandlung schon abbrechen, weil es mir zuerst schlechter ging, dann erst besser. Jetzt merke ich den Unterschied. Ich habe zwar ab und zu noch Beschwerden, doch es werden mit jedem Tag weniger.«

Kräuter und Phytosterine

Neben den chinesischen Kräutern habe ich in diesem Buch auch viele westliche Pflanzen erwähnt, die bei der Behandlung verschiedener klimakterischer Beschwerden eingesetzt werden. Man glaubt, daß einige dieser Pflanzen deshalb wirksam sind, weil sie Phytosterine – pflanzliche Östrogene und Progesterone – enthalten. Die Pflanzen brauchen die Phytosterine für ihr Wachstum. »Die Therapie mit phytosterinreichen Pflanzen unterscheidet sich deutlich von der Einnahme von Hormonen«, unterstreicht Susun S. Weed, Autorin von *Menopausal Years*. »Phytosterine liefern eher die hormonellen Bausteine als die Hormone selbst. Sie ermöglichen dem Körper, genau die Mengen und Kombinationen von Hormonen zu erzeugen, die er benötigt.«

Phytosterine können Sie auf verschiedene Weise aufnehmen, beispielsweise über die Nahrung. Sojabohnen, Yams, Papayafrüchte, Erbsen und Gurken sind besonders reich an diesen pflanzlichen Hormonen. Der Umstand, daß die Japaner sehr viel Tofu essen, das aus Sojabohnen gemacht wird, erklärt möglicherweise, warum in Japan sowenig Frauen in der *Pause* an Hitzewallungen leiden.

Pflanzen wie Cimicifuga racemosa und Dong Quai enthalten viel Phytosterine. Doch Dr. David Shefrin, der als Arzt natürliche Heilmethoden praktiziert und einen Extraktionsprozeß zur Phytosteringewinnung entwickelt hat, meint dazu: »Da die Phytosterine schwächer sind als die vom Arzt verschriebenen Östrogene, benötigt man davon mehr, um eine Wirkung zu erzielen.« Aus diesem Grund verordnen viele Heilpraktiker gegen klimakterische Beschwerden diese Kräuter in hohen Dosen. Wenn Sie phytoöstrogenreiche Kräuterzubereitungen einnehmen, ohne gleichzeitig auch Progesteron zuzuführen, ist es unter Umständen notwendig, jedes Jahr eine Gebärmutterbiopsie oder eine Ultraschalluntersuchung der Vagina ausführen zu lassen, um ein Endometriumkarzinom rechtzeitig zu erkennen.

Bei der Kräutertherapie besteht der größte Nachteil darin, daß die erforderlichen Mengen teuer werden können.

»Ich hatte aufsteigende Hitze und nächtliche Schweißausbrüche. Ich wollte eine natürliche Therapie und nahm ungefähr vier Monate lang Vitex-Tropfen ein. Die Beschwerden hörten auf. Da ich sehr viel unterwegs bin und keine Zeit habe, mir ständig Tees zu kochen, waren die Tropfen praktischer, obwohl sie alle zwei bis drei Wochen 70 Dollar kosteten. Es

waren aber nur vier Monate, dadurch ging es. Und ich bin
damit zufrieden.«

Phytosterine, die aus speziellen Extrakten von Yamswurzeln
und Sojabohnen zubereitet werden, sind als Cremes erhältlich, die in die unbehaarten Hautareale eingerieben werden
können. Ebenfalls erhältlich sind Tabletten, die sich unter
der Zunge auflösen. Die Anwendung der Phytosterine ist
noch recht umstritten, und es existieren gegenwärtig kaum
Forschungsdaten zu diesem Bereich, doch die kommenden
Jahre werden mit Sicherheit weitere Erkenntnisse zu diesen
pflanzlichen Hormonen bringen.

NACH DER »PAUSE«

Eine Prise Vorbeugung:
Herzerkrankungen und Osteoporose

Ein Verkaufsargument für die Hormonsubstitutionstherapie ist die Tatsache, daß sie das Risiko einer Herzerkrankung und von Osteoporose vermindern hilft. Von den befragten Frauen nahmen nicht wenige Hormone, um Knochenbrüchen und Herzinfarkten vorzubeugen. Doch bevor Sie sich für die in ihrer Wirkung nicht zu unterschätzenden Hormone entscheiden, um sich vorbeugend zu schützen, wäre es wichtig, Ihr individuelles Risiko für eine derartige Erkrankung kritisch einzuschätzen. Wer behauptet, daß jede Frau nach der Menopause Hormone bekommen sollte, kann auch gleich sagen, daß man bei jeder schwangeren Frau einen Kaiserschnitt durchführen müsse, *nur für den Fall*, daß es während der Entbindung doch zu Komplikationen käme. Bei manchen Frauen wird er angebracht sein. Bei anderen aber nicht. Die eine Frau braucht Hormone, die andere nicht. Außerdem müssen Sie Ihre Eßgewohnheiten und den Umfang Ihrer sportlichen Aktivitäten überprüfen, da diese neben den Hormonen ebenfalls eine wichtige Rolle bei der Prävention von Osteoporose und Herzinfarkten spielen.

Prävention von Herzerkrankungen

In den westlichen Ländern nimmt der Herzinfarkt bei den Todesursachen den ersten Platz ein.

Östrogen schützt das Herz und das Kreislaufsystem. Das ist einer der Gründe, warum bei Frauen vor dem fünfzigsten Lebensjahr ein sechsmal *geringeres* Risiko besteht, eine Herz-Kreislauf-Erkrankung zu entwickeln als bei Männern. Doch nach der Menopause geht dieser Vorsprung allmählich verloren. Innerhalb von 30 Monaten nach der Menopause beginnt der HDL-Spiegel (das »gute« Cholesterin, das die Arterien von Fettablagerungen freihält) langsam zu sinken. Das LDL (das »schlechte« Cholesterin, das zur Ablagerung von Plaques in den Arterien führt) steigt an. Mit der Zeit ähnelt der Cholesterinspiegel der Frau dem des Mannes, und zehn Jahre nach der Menopause hat sich die Infarktrate der Frau drastisch erhöht. Das bedeutet, daß bei einer Frau, die mit Fünfzig kaum infarktgefährdet war, im Alter von 60 Jahren bereits ein deutlich höheres Risiko besteht, vor allem wenn sie sich nicht durch eine gesündere Ernährung und sportliche Aktivitäten auf die neue Phase eingestellt hat.

Allein das Rauchen ist für die Hälfte aller Herzinfarkte verantwortlich. Selbst wenn Sie täglich nur ein paar Zigaretten rauchen, *verdoppeln* Sie Ihr Risiko. Doch Rauchen ist nicht der einzige Faktor, der die Wahrscheinlichkeit einer Erkrankung der Herzkranzgefäße vergrößert.

Zu den Risikofaktoren für eine Herzerkrankung zählen:
- Rauchen,
- Übergewicht (30 Prozent mehr als das Idealgewicht),
- genetische Veranlagung (Eltern mit einem Herzinfarkt vor dem 55. Lebensjahr),
- Bluthochdruck,

- beide Eierstöcke entfernt,
- Verhältnis vom HDL zum Gesamt-Cholesterinspiegel liegt bei 4,5 oder höher,
- keine sportliche Betätigung.

Je mehr Risikofaktoren bei Ihnen zusammenkommen, desto größer ist Ihr individuelles Risiko und desto nützlicher ist eine Östrogenbehandlung.

Hormone zur Vorbeugung

Die Fachleute sind sich größtenteils einig, daß eine Östrogentherapie die Zahl der Herzinfarkte und Schlaganfälle um rund 50 Prozent verringert. Die bekannte *Nurses Health Study*, in der mehr als 48 000 postmenopausale Frauen beobachtet wurden, wies nach, daß bei Frauen, die irgendwann einmal Östrogen genommen hatten, ein um 25 Prozent geringeres Risiko einer Herz-Kreislauf-Erkrankung bestand. Unter den Frauen, die immer noch Östrogen einnahmen, lag die Wahrscheinlichkeit einer derartigen Erkrankung um 50 Prozent niedriger. Ein erhöhtes Schlaganfallrisiko wurde nicht festgestellt. Selbst für Frauen ohne die üblichen Risikofaktoren einer Herzerkrankung ergab sich mit einer Östrogenbehandlung eine geringere Gefährdung.

Das Östrogen scheint das Herz-Kreislauf-System auf verschiedene Weise zu schützen. Ganz allgemein senkt es den Blutdruck. Die vom Östrogen stimulierten Rezeptoren in den Wänden der Blutgefäße öffnen die Gefäße und bewirken eine gute Durchblutung, genauso wie das Östrogen auch zu einer bessere Durchblutung des Beckenbereiches führt und die Sexualfunktionen unterstützt.

Auf den Cholesterinspiegel wirkt das Östrogen in zweierlei Hinsicht direkt. Dr. John Arpels erläutert in diesem Zusammenhang: »Als erstes *vermehrt* das Östrogen die Rezeptoren, die das schlechte Cholesterin (LDL) deaktivieren, und verhindert dessen Umwandlung in Plaques (Ablagerungen an den Gefäßinnenwänden). Zweitens erhöht es die Wiederverwendbarkeit des guten Cholesterin (HDL), indem es das Enzym abschwächt, das es zerstört.« Da der Cholesterinspiegel in direktem Bezug zur Ausbildung einer Herzerkrankung steht, wird klar, warum Östrogen für Risikopatienten ein wirksames Präventivmittel darstellt.

Früher meinten die Ärzte, daß sich nur oral verabreichtes Östrogen positiv auf die Blutfettwerte (Cholesterin) auswirken würde. Doch es hat sich gezeigt, daß die nichtoralen Darreichungsformen (das Pflaster, sublingual genommene oder vaginal eingeführte Tabletten) einen ähnlichen Nutzen haben können. Bei der nichtoralen Verabreichung dauert es allerdings sechs bis zwölf Monate länger, bis sich der Cholesterinspiegel auf den gleichen Wert gesenkt hat, da die Leber keine große Anfangsdosis erhält, wie es in den ersten Stunden nach der oralen Einnahme der Fall ist, sondern eine konstante tägliche Dosis zugeführt bekommt.

Natürliches Progesteron und nichtandrogene Progestine scheinen die Blutfettwerte nicht so negativ zu beeinflussen, wie wir es von Progestinen her kennen, die aus Androgenen hergestellt werden.

Da die Wahrscheinlichkeit, an einem Herzinfarkt zu sterben, über zehnmal größer ist als die eines tödlichen Brustkrebses, befürwortet ein Teil der Ärzte die Hormonsubstitutionstherapie als Schutz vor einer Herzerkrankung ungeachtet möglicher Risikofaktoren der Frau für einen Brustkrebs. Trotzdem muß vor der Entscheidung für oder gegen eine solche Therapie immer eine individuelle, das heißt auf die jeweilige Frau ausgerichtete Risikoabschätzung erfolgen. Dr. Meir Stampfer, der an der Harvard Medical School Forschungen betreibt, meint dazu: »Wenn bei Ihnen nicht gerade ein sehr hohes Risiko einer Herz-Kreislauf-Erkrankung besteht, können Sie sich wahrscheinlich selbst ausreichend ohne Hormone schützen, indem Sie Ihre Eßgewohnheiten ändern und mehr Sport treiben. Ob Sie nun Hormone nehmen oder nicht, wenn Sie *wirklich* etwas für Ihren Schutz tun wollen, dann müßten Sie ohnehin Ihre Ernährung und Ihre sportlichen Aktivitäten entsprechend darauf ausrichten.«

Es gibt jedoch auch Frauen, die trotz eines einwandfreien Speiseplans immer noch einen hohen Spiegel an schlechtem Cholesterin (LDL) erzeugen. Für diese Frauen könnte Östrogen außerordentlich von Nutzen sein.

Sport

Von Natur aus sind wir Menschen bewegungsaktive Lebewesen. Regelmäßig mindestens 20 Minuten Aerobic am Tag oder dreimal wöchentlich 60 Minuten werden Ihr Herz kräftigen und die Konzentration des guten Cholesterins (HDL) erhöhen. Forschungsergebnisse haben bestätigt, daß mit steigender körperlicher Aktivität das Risiko, an Krebs oder Herzinfarkt zu sterben, abnimmt. Eine Untersuchung in Dallas an mehr als 3000 Frauen ergab, daß eine untrainierte Frau in jedem Lebensalter ihr Sterberisiko um fast die Hälfte reduzieren könnte, wenn sie Sport treiben würde (den gleichen Nutzen würde die Einnahme von Östrogen erbringen). »Aktive Frauen können in physiologischer Hinsicht 20 Jahre jünger sein als gleichaltrige Frauen mit wenig Bewegung«, meint Dr. Barbara Drinkwater vom Pacific Medical Center in Seattle. »Zwar gibt es keine Garantie dafür, daß Sport Ihr Leben verlängert, doch er wird Ihre Lebensqualität erhöhen.«

Wenn Sie seit Jahren sportlich inaktiv waren, sollten Sie sich zuvor ärztlich untersuchen oder einen Belastungstest ausführen lassen. Setzen Sie dem Sport immer Dehnungsübungen voran, und beginnen Sie langsam. Dann verlängern und intensivieren Sie die Belastung schrittweise, doch erzwingen Sie keine Leistung. Forschungen haben sogar gezeigt, daß Frauen, die von völliger Inaktivität zu *etwas* Aktivität übergehen, am meisten von den Übungen profitieren.

Wählen Sie einen Sport, der Ihnen Spaß macht – oder probieren Sie etwas Neues aus. Statt sich in einer Turnhalle zu biegen, möchten Sie vielleicht lieber mit dem Fahrrad in der Natur unterwegs sein. Statt sich mit einer Freundin zum Essen zu verabreden, sollten Sie gemeinsam einen Spaziergang machen. Eine angenehme Unterhaltung lenkt Sie dabei von der körperlichen Anstrengung ab. Wenn Sie allein Sport treiben, können Musik oder ein Buch vom Band diese Aufgabe übernehmen. Manche Frauen schwören auf Yoga-, Aerobic- oder Samba-Kurse. Wählen Sie die für Sie richtige Form aus, und machen Sie den regelmäßigen Sport zu einem Bestandteil Ihres Lebens. Tragen Sie ihn mit Tinte in Ihren Kalender ein, damit Sie ihn nicht wegen eines Zahnarzttermins oder einer Verabredung wieder wegradieren können.

Ich gehe montags, mittwochs und freitags, nachdem ich meine Tochter an der Schule abgesetzt habe, zum Sport. Dienstags 8 Uhr und donnerstags 13 Uhr mache ich mit Freunden einen Spaziergang. Bevor ich mir diese Termine festgelegt hatte, trieb ich nur unregelmäßig Sport, weil ich zuviel Arbeit hatte oder andere toll klingende Ausreden fand. Zwar *hasse* ich es, frühmorgens körperlich aktiv zu sein, und ich wünschte mir, der Tag hätte mehr Stunden, damit ich meine Vorhaben alle schaffe, doch fühle ich mich nach der körperlichen Belastung wirklich *viel* besser. Tatsächlich ist mir diese Zeit so ans Herz gewachsen, daß sie mir richtig fehlt, wenn ich auf Reisen bin.

Wenn wir uns unsere Gesundheit erhalten wollen, ist es von ausschlaggebender Bedeutung, daß wir Zeit für uns selbst finden, sowohl für den Sport wie für die Entspannung.

Ernährung

Die Framingham-Studie, an der 5200 Einwohner von Framingham, Massachusetts, teilnahmen, hatte zum Ergebnis, daß in mehr als 40 Jahren von den Personen, deren Cholesterinspiegel nicht höher als 150 mg/dl lag, *keine* einen Herzinfarkt erlitt und daß das Infarktrisiko direkt mit einem Anstieg in der Konzentration des LDL-Cholesterins in Zusammenhang steht. Sie sollten also regelmäßig Ihren Cholesterinspiegel untersuchen lassen.

Ein Speisezettel, der wenig gesättigte Fette und Cholesterin, dafür aber viel Obst, Gemüse und Vollkornprodukte enthält, wird bei den meisten Frauen den Cholesterinspiegel tief halten. Wenn Sie Ihren Fettanteil in der Nahrung auf höchstens 30 Prozent der täglich verbrauchten Kalorien fixieren, reduzieren Sie für gewöhnlich Ihren Cholesterinspiegel um 10 bis 15 Prozent. Bevorzugen Sie mehrfach ungesättigte Fette wie Sojabohnenöl, Sonnenblumenöl, Sesamöl, Maiskeimöl, Rapsöl und streichfähige Margarine. Meiden Sie gesättigte Fette, die vor allem in Fleisch, in Schmalz, in der Butter, in nicht fettreduzierten Molkereiprodukten vorkommen, und Nahrungsmittel, die Backfett, Palmöl, Kokosöl und gehärtete Öle enthalten.

Lernen Sie, wie man fettreiche Produkte durch fettfreie Erzeugnisse ersetzt. Nehmen Sie Zitronensaft, Hühnerbrühe, Wein oder Essig anstatt Butter und Öle. Tauschen Sie den Sauerrahm oder die Mayonnaise gegen fettreduzierten Joghurt aus, und nehmen Sie mageren anstatt Vollfettkäse. Essen Sie fettarme Käsesorten wie Frischkäse oder Mozzarella.

Statt Fleisch setzen Sie weiße Bohnen, Erbsen und andere Gemüse auf den Speisezettel. Wenn überhaupt Fleisch auf den Tisch kommt, dann nur mageres, und schneiden Sie den Fettrand vor dem Zubereiten ab. Gießen Sie das Bratenfett während und nach dem Braten, Schmoren oder Grillen ab.

Meiden Sie	Bevorzugen Sie
Kokosnüsse	Obst
Vollfett-Molkereiprodukte	Gemüse
Butter, Eis	Teigwaren, Nudeln
Lebensmittel, die in gehärtetem Öl	Getreidespeisen
gebraten oder gebacken wurden	
(z.B. Pommes Frites, Kartoffelchips,	
bestimmte Backwaren)	
die meisten Käsesorten	weiße Bohnen und Erbsen
Mayonnaise	Tofu
Geflügel mit Haut	Vollkornbrotsorten
Speck	
Innereien	Öl:
Eigelb	Olivenöl
Thunfisch in Öl	Erdnußöl
Wurst, Bockwurst	Safloröl
Aufschnitt	
gehärtete Pflanzenöle	Sonnenblumenöl
Palmöl	Maisöl
Kokosöl	Sojabohnenöl
	Rapsöl

Braten Sie nur im Backofen und nichts in der Pfanne. Essen Sie Geflügel ohne Haut und ausschließlich fettarme Molkereiprodukte. Meiden Sie Innereien, Eigelb, Wurst und Bockwurst, die einen hohen Cholesteringehalt haben, sowie Nüsse, Erdnußbutter, Oliven und Avocados, die sehr fettreich sind. Eine salzarme Ernährung ist wichtig, wenn Sie einen zu hohen Blutdruck senken wollen.

Ballaststoffe tragen zur Senkung des Cholesterinspiegels bei. Achten Sie deshalb auf ballaststoffreiche Nahrung: rohes Obst und Gemüse mit Schale, Kleie und Vollkornprodukte wie Weizen-Vollkornbrot und Getreidespeisen, die reich an Hafer, Mais und Weizen sind, sowie Hülsenfrüchte, zu denen die Limabohne und Erbsen zählen. Doch denken Sie daran, daß eine *zu* ballaststoffreiche Ernährung anscheinend den Östrogenspiegel senkt. Wie überall ist auch hier ein Zuviel nicht gut.

Vitamine

Vitamin C beugt Herz-Kreislauf-Erkrankungen vor und bekämpft die Auswirkungen von Überlastungen. Viele Forscher empfehlen Vitamin C in Super-Dosen von 500 bis einigen tausend Milligramm pro Tag. Versuchen Sie herauszufinden, ob Sie zuviel Vitamin C einnehmen: Bei einem leichten Durchfall müßten Sie die Dosis verringern. Am besten sind Tabletten. Die zusätzliche Einnahme von Vitamin E in Dosierungen von über 1000 I. E. täglich wird mit einem verringerten Risiko einer Herz-Kreislauf-Erkrankung in Verbindung gebracht, wenn das Vitamin länger als zwei Jahre genommen wird. Ein niedrigdosiertes Aspirin pro Tag soll ebenfalls diesen Schutz bieten.

Osteoporose

Die Osteoporose bedeutet wörtlich übersetzt soviel wie »poröse Knochen«. Wenn das feste Knochengewebe schwindet, werden die Knochen schwächer und brechen leichter. Normalerweise gehen jedes Jahr 10 Prozent des Skeletts verloren und werden wieder erneuert. *Osteoklasten* sind Zellen, die die alte Knochensubstanz abbauen und dann von den *Osteoblasten* abgelöst werden, die die neue Knochensubstanz bilden. Solange zwischen Osteoklasten und Osteoblasten ein Gleichgewicht herrscht, verringert sich die Knochenmasse nicht.

Ein gesunkener Östrogenspiegel führt jedoch zu einer verstärkten Reabsorption alter Knochenmasse, die dadurch poröser wird. Gleichzeitig verkürzt sich mit zunehmendem Alter die Lebenszeit der Osteoblasten, so daß sie die porösen Stellen nicht mehr so effektiv auffüllen können. Darüber hinaus wird mit zunehmendem Alter das für die Knochenbildung erforderliche Kalzium nicht mehr so gut über den Verdauungstrakt aufgenommen. Unter dem Strich kommt heraus, daß bei uns *allen* in bestimmtem Maße eine Osteoporose wahrscheinlich ist. Doch heißt Osteoporose nicht unbedingt, daß auch die Knochen brechen müssen. Die Wahrheit ist eher die, daß nur wenige von uns *wegen* der Osteoporose einen Knochenbruch erleiden, vor allem wenn wir uns gesund ernähren und Sport treiben.

Dr. Bruce Ettinger, Spezialist für Osteoporose bei Kaiser Permanente in San Francisco, erläutert dazu: »Bei weißen Frauen in den USA liegt die durchschnittliche Wahrscheinlichkeit, bis zum Alter von 82 Jahren eine Hüftgelenkfraktur zu erleiden, bei 15 Prozent. Bis zum Alter von 90 Jahren erhöht sich das Risiko auf 30 Prozent und steigt mit jedem Jahr weiter an. Doch hat dieser Anstieg *sehr wenig mit dem Knochenschwund* zu tun. In hohem Alter sind Frakturen vor allem auf den Verlust an Beweglichkeit zurückzuführen und auf die Unfähigkeit, uns aufzufangen, wenn wir einmal das Gleichgewicht verloren haben. Ein mangelndes Gleichgewichtsgefühl ist eine Nebenwirkung vieler Medikamente, die in höherem Alter häufiger verschrieben werden. Zu Hüftgelenkfrakturen kommt es, wenn wir unglücklich fallen, und das kann auch passieren, wenn unsere Knochen noch voll in Ordnung sind.«

Dr. Ettinger fährt fort: »Handgelenkfrakturen sind eine andere Geschichte. Man nimmt an, daß sie auftreten, wenn Sie richtig fallen. Sie wollen den Fall mit dem Arm abfangen. Im Unterschied zu den Hüftgelenkfrakturen, die im Alter zunehmen, bleibt das Risiko einer Handgelenkfraktur nach dem

60. Lebensjahr relativ konstant und liegt bei etwa 15 Prozent, auf die gesamte Lebenszeit berechnet.«

Statistisch gesehen besteht eine sehr geringe Wahrscheinlichkeit, daß eine Frau aufgrund einer Osteoporose der Wirbelsäule eine Fraktur erleidet. Die Verkürzung der Körperhöhe, die durch die altersbedingte Kompression der Wirbelsäule zustande kommt, und der leichte Rundrücken verursachen im allgemeinen keine Schmerzen und sind nicht behandlungsbedürftig. Eine schwere Krümmung des Rückens ist selten. Die meisten Frauen mit Rückenschmerzen leiden an Arthritis, die für die ältere Frau ein viel größeres Problem darstellt als die Osteoporose.

Diese Risikoangaben sind nur Durchschnittswerte und sagen kaum etwas darüber aus, inwieweit jeder von uns persönlich gefährdet ist. Jeder reagiert anders. Und so besteht auch bei jedem eine andere Wahrscheinlichkeit, an Osteoporose zu erkranken. Bei der einen Frau kann das Risiko erheblich größer sein als bei der anderen.

Risikofaktoren für die Osteoporose sind:
- Rauchen
- starker Alkoholkonsum
- starker Konsum von koffeinhaltigen Getränken
- dünne Knochen
- keine Kinder
- Bewegungsarmut
- vor dem 40. Lebensjahr die Menopause beendet oder Eierstöcke entfernt
- unzureichende Milchzufuhr, vor allem zwischen dem 1. und 16. Lebensjahr
- Einnahme von Kortison oder Schilddrüsenmedikamenten
- genetisch bedingt (Mutter, Großmutter oder Tante hatte Osteoporose)

- Regelblutung setzte längere Zeit wegen Anorexie oder Bulimie aus

Keiner dieser Risikofaktoren bedeutet für sich genommen, daß Sie gefährdet sind, Osteoporose zu bekommen. Doch eine Kombination von Faktoren erhöht die Wahrscheinlichkeit, daran zu erkranken.

Wenn Sie besorgt sind, daß sich bei Ihnen ein Knochenschwund bemerkbar machen könnten, besteht die Möglichkeit, sich an Krankenhäuser und Spezialkliniken zu wenden, die über moderne Geräte zur Messung der Knochendichte verfügen.

Sollten bei Ihnen mehrere Risikofaktoren zusammenkommen, wäre es angebracht, ab dem 35. Lebensjahr die Knochendichte überprüfen zu lassen. Wenn sie im normalen Bereich liegt, besteht bei Ihnen kein Osteoporose-Risiko, zumindest nicht zu diesem Zeitpunkt. Da sich der Knochenschwund jedoch während der *Pause* und etwa noch zehn Jahre danach beschleunigt, sollten Sie die Untersuchung alle paar Jahre wiederholen lassen, um abzusichern, daß Sie nicht plötzlich zu schnell Knochenmasse verlieren.

Hormone

Eine Hormonsubstitutionstherapie zur Prävention von Osteoporose wird im wesentlichen für stark gefährdete Frauen in Frage kommen, da bei ihnen bereits ein für ihr Alter überdurchschnittlicher Knochenschwund *eingetreten* ist. Man schätzt ein, daß eine Östrogensubstitution das Frakturrisiko um die Hälfte reduziert. Östrogen als Pflaster oder Tablette verhindert den verstärkten Knochenschwund durch die Tätigkeit der Osteoklasten. Das gilt vor allem während und nach der *Pause*, wenn der Verlust an Knochensubstanz am schnellsten fortschreitet. Demgegenüber hat Dr. Ed Lufkin, außerordentlicher Professor für Medizin an der Mayo Clinic in Rochester, Minnesota, kürzlich in einer Studie den Nachweis erbracht, daß man mit der Östrogeneinnahme auch so lange warten könnte, bis die Knochendichte bereits Probleme aufwirft. Seinen Untersuchungen zufolge zeigte das Östrogen bei *älteren* Frauen mit *nachgewiesener Osteoporose* die größte Wirkung. Die Östrogeneinnahme erbrachte bei Frauen im ersten Jahr eine *Erhöhung* der Knochendichte der Wirbelsäule um acht Prozent bei einer durchschnittlichen Verbesserung von 15 Prozent im Verlauf von drei Jahren. Die Wirkung auf den Unterarm und das Hüftgelenk war nicht so ausgeprägt, doch bei Östrogenpatienten immer noch positiv. »Aus dieser Studie ziehen wir die wesentliche Schlußfolgerung«, berichtet Dr. Lufkin, »daß das Alter an sich keine Barriere für die Hormonbehandlung darstellt. Zu den Patienten, die am stärksten auf die Therapie ansprachen, gehörten Frauen, die bereits zahlreiche Brüche hatten und für die die Menopause schon wesentlich länger zurücklag.«

Östrogen spielt auch bei der Kalziumverwertung des Körpers eine zentrale Rolle. Wenn Sie allerdings über ausreichend Fettzellen für die Östrogenproduktion verfügen, müssen Sie sich darum weniger Sorgen machen. Auch hier haben die Superschlanken wieder das Nachsehen.

Neben dem bisher Gesagten scheint die wichtigste Schutzfunktion des Östrogen darin zu bestehen, daß es einer altersbedingten Verschlechterung der Reaktionszeit entgegenwirkt. Das bedeutet, wenn Sie Östrogen nehmen, sind Sie vielleicht eher in der Lage, sich beim Fallen selbst abzufangen und einen Sturz zu verhindern. Dr. Stanley Birge, Direktor des Program on Aging an der Washington University School of Medicine in St. Louis, gibt zu verstehen: »Die Häufigkeit von Hüftgelenkfrakturen erhöht sich, *nachdem* die osteoporotischen Prozesse in der postmenopausalen Frau schwächer werden. Die Zahl der Handgelenkfrakturen nimmt ab, gerade wenn wir bei den Hüftgelenkfrakturen exponentiell einen Anstieg verzeichnen – nach dem 70. Lebensjahr. Das heißt, daß die Frauen unglücklich fallen. Sie nutzen nicht die Arme, um den Sturz abzufangen. Außerdem schützt Östrogen nur die Frauen vor Hüftgelenkfrakturen, deren Hormoneinnahme noch andauert. Das Gesagte und die Studien, die eine positive Auswirkung des Östrogen auf die geistigen Fähigkeiten sowie bei der Alzheimer-Krankheit nachweisen, bringen uns zu der Schlußfolgerung, daß die vorteilhafte Wirkung des Östrogen eher auf eine Veränderung der Reaktionszeit der Frau und der Fähigkeit, richtig zu fallen, zurückzuführen ist, als daß es irgend etwas mit der Knochendichte zu tun hätte.«

Wenn Sie Östrogen nur zur Prävention von Osteoporose nehmen, können Sie die Dosis auf die Hälfte der normalen Substitutionsdosierung kürzen, wenn Sie gleichzeitig jeden Tag 1 500 Milligramm Kalzium zuführen. In Kombination mit Östrogen beeinträchtigen die synthetischen Progestine nicht die frakturmindernde Wirkung des Östrogen, wenn Sie das Östrogen jedoch absetzen, kommt es zu dem gleichen beschleunigten Knochenschwund, der eingetreten wäre, wenn Sie das Hormon nicht genommen hätten.

Es scheint, daß niedrigdosiertes Testosteron für stark gefährdete Frauen von Vorteil sein könnte, da es die Knochendichte erhöht. Dr. Notelovitz hat eine Östrogen-Testosteron-Substitutionstherapie untersucht. Er meint: »Obwohl das Testosteron angeblich Leberschäden hervorrufen soll, konnten wir bei den von uns verabreichten geringen Dosen keine negativen Auswirkungen auf die Leber feststellen. Da Testosteron jedoch den Cholesterinspiegel in ganz geringem Maße verschlechtert, stellt eine Kombination aus Testosteron und Östrogen eine wirksame Lösung für Frauen dar, bei denen *kein* erhöhtes Risiko einer kardiovaskulären Erkrankung besteht, die jedoch stark osteoporosegefährdet *sind*.«

Schließlich wäre noch zu sagen, daß die Hormone nur ein einzelner Faktor in dem komplexen Mechanismus sind, der für die Gesundheit der Knochen ausschlaggebend ist. Sport, genetische Veranlagung und Kalzium sind hierbei ebenso wichtig. Sehen wir uns diese Faktoren deshalb einmal genauer an.

Sport

Zur Erhaltung einer hohen Knochenfestigkeit und Knochendichte ist Sport eine unabdingbare Voraussetzung. Untersuchungen haben gezeigt, daß Sport den Knochenschwund nicht nur aufhält, sondern die Knochenmasse sogar erhöht. Menschen aus ländlichen Gegenden, die körperlich aktiver sind und oftmals schwere Lasten über große Entfernungen tragen, haben seltener Osteoporose. Eine Studie wies nach, daß sich bei Frauen, die dreimal in der Woche je eine Stunde Sport getrieben haben, die Knochendichte um etwa 2,3 Prozent erhöhte, während sie bei sportlich inaktiven Frauen um 3,3 Prozent *abnahm*. Sobald Sie jedoch mit dem Sport aufhören, geht ihr Zugewinn verloren.

Sie sollten täglich zwanzig Minuten oder mindestens dreimal in der Woche je eine Stunde gewichtsorientierte Übungen durchführen. Gehen, Fahrradfahren, Tai Chi und Tennis sind gewichtsorientierte Sportarten, weil Sie Ihr ganzes Körpergewicht dabei tragen müssen. Schwimmen ist zwar gut für den Kreislauf, trägt jedoch nicht zur Erhaltung der Knochenmasse bei, da das Wasser den Körper mitträgt.

Genetische Faktoren

Auch wenn alle anderen Voraussetzungen gleich sind, so haben doch manche Menschen eine höhere Knochendichte, oder sie verlieren im Laufe der Zeit langsamer an Knochenmasse. Schwarze Frauen haben beispielsweise eine um 13 Prozent größere Knochenmasse als weiße Frauen, die auch dreimal häufiger von Knochenbrüchen betroffen sind. Diese Differenz ist teilweise durch genetisch bedingte Unterschiede in der Körpermasse begründet. Je größer der Körper, desto mehr Gewicht tragen Sie buchstäblich »mit sich herum«. Dieses Gewicht, wie auch die gewichtsorientierten Übungen, kräftigen Ihre Knochen. Weitere Unterschiede sind aller Wahrscheinlichkeit nach wiederum auf andere genetische Faktoren zurückzuführen, deren Mechanismus noch nicht völlig geklärt ist.

Kalzium

Das Kalzium in den Knochen ist unerläßlich zur Prävention einer Osteoporose. Das Problem scheint jedoch weniger darin zu liegen, daß wir zuwenig Kalzium zuführen, sondern daß wir zuviel Kalzium *ausscheiden*. Die Kalziumausscheidung wird durch eine hohe Säureproduktion bedingt. Als Folge davon kommt es zu einer negativen Kalziumbilanz – wir verlieren mehr Kalzium, als wir zuführen.

Kalziumräuber

Eine starke endogene Säureproduktion wird durch eine Reihe von Faktoren verursacht. Bestimmte Medikamente, Rauchen, starker Alkoholkonsum (wodurch es auch häufiger zu Stürzen kommt) sowie täglich drei und mehr Tassen koffeinhaltiger Getränke schaden Ihrem Knochenbau. *Zuviel* Phosphat kann die Knochenbildung beeinträchtigen, so daß Sie auch den Konsum von Erfrischungsgetränken und ballaststoffarmen Nahrungsmitteln, die reich an Phosphaten sind, einschränken sollten. Nicht zu vergessen sind die Phospate, die in Konservierungsmitteln enthalten sind. Zuviel Salz läßt die Nieren mehr Kalzium ausscheiden.

Sie werden vielleicht gewußt haben, daß eine Ernährung, die reich an tierischem Eiweiß ist, ebenfalls zu einer negativen Kalziumbilanz beiträgt. Eine Reihe von Studien konnte nachweisen, daß bei Vegetariern die Knochendichte höher ist als bei Nichtvegetariern. Die Länder, in denen am meisten tierisches Eiweiß gegessen wird – Norwegen, Schweden, Dänemark, Neuseeland und die USA – haben auch die höchste Rate an Knochenbrüchen. Selbst ein genetisch bedingter Schutz kann durch eine falsche Ernährung abgebaut werden. Schwarze Frauen, die sich sehr proteinreich ernähren, erreichen das gleiche Osteoporose-Risiko wie weiße Frauen mit ähnlichen Ernährungsgewohnheiten.

Andererseits ist die Osteoporose in den Ländern Afrikas und Asiens selten, in denen wenig Fleisch auf dem Speisezettel steht. Obwohl dieses Ergebnis auch etwas mit körperlicher Betätigung zu tun haben könnte, stellte eine Studie in China kürzlich unter Fleischessern im Vergleich zu Vegetariern der gleichen Gemeinschaft einen leicht höheren, aber signifikanten Anstieg im Knochenschwund fest. Diese Fleischesser in China aßen dabei sehr wenig Fleisch. Wenn sie soviel Fleisch verzehren würden, wie wir es tun, wäre der Knochenschwund vielleicht noch viel stärker ausgefallen.

Es ist ein Märchen, daß wir riesige Mengen tierisches Eiweiß verdrücken müssen, um gesund zu sein. Viele Amerikaner essen 105 bis 120 Gramm Eiweiß täglich – mehr als die doppelte Menge ihres eigentlichen Bedarfs, wie die Weltgesundheitsorganisation und das Food and Nutrition Board der USA feststellen. Gelänge es uns, die Eiweißzufuhr auf unter 50 Gramm am Tag zu reduzieren, würden wir eine positive Kalziumbilanz erreichen.

Doch wieviel genau sind 50 Gramm Eiweiß? 100 Gramm Fleisch, Huhn, Fisch oder Käse enthalten ungefähr 21 Gramm Eiweiß. Wenn man jetzt noch bedenkt, wieviel Eiweißquellen es neben Huhn, Fleisch und Fisch noch gibt, erkennt man, wie leicht die 50 Gramm täglich überschritten sind und warum die Osteoporose in unserem Land ein solches Problem darstellt.

Kalzium in der Nahrung

Wir müssen nicht nur darauf achten, daß unseren Knochen nicht zuviel Kalzium entzogen wird, sondern auch absichern, daß wir mit der Nahrung genügend davon zuführen. Milchprodukte sind gute Kalziumlieferanten. »Eine gerade in China abgeschlossene Studie hat ergeben«, erklärt Dr. Jifan Hu von der Cornell University, »daß Frauen, die Milchprodukte aßen, in allen Altersgruppen eine wesentlich höhere Knochenmasse aufwiesen als Frauen, die Molkereiprodukte mieden.«

Entrahmte Milch hat sogar einen höheren Kalziumanteil als Vollmilch, so daß Sie mit fettreduzierten Molkereiprodukten Ihre Kalziumaufnahme nicht verringern. Neben den Molkereiprodukten stellen grüne Blattgemüse eine wichtige Kalziumquelle dar: Kohl, Schnittsenf, Löwenzahnblätter, Kohlrabiblätter, Spinat und Schnittmangold. Broccoli und Petersilie enthalten ebenfalls viel Kalzium. Mit Kalzium angereicherter Orangen- oder Apfelsaft ist auch zu empfehlen. Tatsächlich enthalten 250 ml dieses Saftes ungefähr 300 Milligramm Kalzium, genausoviel wie 250 ml Milch.

Nüsse sind zwar reich an Kalzium, doch enthalten sie auch viel Fett, so daß Sie davon nicht zu viele essen sollten.

Kalziumpräparate

Sie sollten Ihre Ernährung mit so viel Kalzium ergänzen, daß Sie insgesamt auf 1200 bis 1500 Milligramm reinen Kalziums täglich kommen. Doch achten Sie darauf, nicht *zuviel* Kalzium zuzuführen. Mehr als 2000 Milligramm am Tag kann die Nieren schädigen. Wenn in Ihrer Familie Nierensteine vorgekommen sind, sollten Sie vor der Einnahme von Kalziumpräparaten Ihren Arzt um Rat befragen.

Lesen Sie den Beipackzettel des Präparates genau. Sie müssen wissen, wieviel *reines* Kalzium in jeder Tablette enthalten ist. Möglicherweise müssen Sie nach dieser Angabe erst im Kleingedruckten suchen. Nehmen Sie das Kalzium in zwei oder drei Dosen über den Tag verteilt ein. Einen Teil sollten Sie mit der Mahlzeit und einen Teil vor dem Schlafengehen einnehmen.

Kalziumpräparate gibt es in verschiedenen Darreichungsformen. Manche Fachleute meinen, Kalziumzitrat wird vom Körper am besten resorbiert, obwohl es zumeist teurer ist. Wenn Ihr Kalziumpräparat Äpfelsäure enthält, wird das Kalzium viel wirksamer aufgenommen, und Sie müssen nicht soviel davon nehmen. Sollte Kalziumzitrat bei Ihnen eine Magenverstimmung oder Durchfall verursachen, wechseln Sie das Mittel. Nicht zu empfehlen wären Knochenmehlpräparate, da sie Schwermetalle, einschließlich Blei enthalten, die toxisch wirken können.

Viele Kalziummittel sind unwirksam, weil sie sich im Magen nur unzureichend auflösen, vor allem wenn die Säuresekretion im Alter nachläßt. Sie können Ihr Kalziumpräparat testen, indem Sie eine Tablette in ein kleines Glas Essig legen und mehrmals umrühren. Hat sich die Tablette innerhalb von 15 Minuten aufgelöst, wird sie sich auch im Magen auflösen. Wenn der Essig der Tablette nichts anhaben kann, wird Ihre Magensäure ebenfalls nicht damit zurechtkommen.

Kalziumpräparate dürfen Sie nicht zu den Mahlzeiten nehmen, da sie die Resorption der Nährstoffe aus den Lebensmitteln beeinträchtigen. Und nehmen Sie nie Kalzium, das Aluminium enthält.

Am besten nimmt man Kalzium mit Vitamin D, Vitamin K, Magnesium, Kupfer, Zink, Mangan, Silizium und Bor auf. Jedes gute Multivitamin-/Multimineralpräparat wird diese Elemente enthalten.

Diese Mengen sollten Sie täglich zuführen (einschließlich über die Nahrung):

Kalzium (reines): 1200–1500 mg
Vitamin D: 400 I. E.
Magnesium: 150–400 I. E.
Bor: 3–5 mg
Vitamin K, Kupfer, Zink, Mangan, Silizium: Mengen nicht bestimmt

Ob mit oder ohne Östrogenbehandlung, es ist in jedem Fall unabdingbar, Sport zu treiben, Kalziumräuber zu meiden und ausreichend Kalzium und Kalziumhelfer zuzuführen, um die Knochen nicht brüchig werden zu lassen.

Da sich der Knochenschwund zu Beginn der Pause beschleunigt und bis etwa zehn Jahre nach der letzten Regel anhält, sollten Sie sofort, wenn Sie eine Veränderung im Menstruationszyklus bemerken, Ihre Eßgewohnheiten und sportlichen Aktivitäten überprüfen. Bei jungen Mädchen muß man darauf achten, daß sie von früh an regelmäßig Sport treiben, sich kalziumreich und mit wenig tierischen Eiweißen ernähren. Im Alter von 18 Jahren verfügt man über die meiste Knochensubstanz. Hat eine Frau eine höhere Knochenmasse, hat sie auch eine bessere Ausgangsbasis, und selbst bei dem beschleunigten Verlust zur Menopause werden eventuelle osteoporotische Komplikationen erst in viel höherem Alter eintreten.

Vorwärts und
immer weiter

Wenn man auf die Menopause zu sprechen kommt, hört man zumeist die schlechten Nachrichten – und davon habe ich jetzt wirklich genug geredet. Doch sollten wir die vielen positiven Seiten nicht unterschlagen. Die Frau, die durch die *Pause* geht, nimmt einen neuen Platz in ihrem Leben ein. Sie nimmt sich selbst ernster. Ihre Beziehungen zum Partner und den Kollegen gestalten sich auf andere Art. Sie trifft neue Entscheidungen für ihr Leben, wie ich es sonst nur nach Monaten oder Jahren der Psychotherapie kenne.

Das Bewußtsein, die Mitte des Lebens erreicht zu haben, in Verbindung mit den körperlichen Beschwerden der *Pause,* dient als Sprungbrett, von dem die Frauen sich in einen neuen interessanten Abschnitt ihres Lebens hineinkatapultieren. Diesen Abschnitt können Sie genauso intensiv erleben wie die Ausbildungszeit oder die Zeit der Kindererziehung. Es ist wie in einem guten Theaterstück, der letzte Akt ist oft der spannendste, der, der das Vorangegangene verbindet und uns ein Gefühl der Befriedigung verschafft.

Doch Übergänge haben ihre Tücken, und eine solche Wende wie die Menopause kann unser Leben schon durcheinanderbringen. Sie führt uns unsere eigene Sterblichkeit vor Augen, was auch eine befreiende Wirkung haben kann. Wie jemand, der an einer lebensgefährlichen Krankheit gelitten hat, werden wir vielleicht unsere Ziele neu bestimmen und

bemüht sein, jeden Augenblick des Lebens voll auszule-
ben.

*»Ich meine, man kostet manche Momente richtig aus, wenn
man erkannt hat, wie kurz das Leben eigentlich ist. Das hat
die Menopause bei mir bewirkt. Ich merke, ich werde älter,
und will doch mein Leben noch genießen. Wenn ich nicht so
viele lästige Beschwerden gehabt hätte, würde ich das Leben
vielleicht mehr als selbstverständlich hinnehmen.«*

*»Wenn ich an meine begrenzte Lebenszeit denke, achte ich
darauf, daß ich wirklich das mache, was ich möchte. Ich
plane auch mehr Dinge ein, von denen ich weiß, daß ich sie
machen will. Ich zwinge mich nicht so sehr, vor allem nicht,
seit ich physische Beschwerden habe. Die Arbeit macht mir
noch Spaß, doch es gibt auch andere Dinge, für die ich vorher keine Zeit hatte und denen ich mich jetzt widme.«*

Diese gedankliche Auseinandersetzung mit Prioritäten bringt
es mit sich, daß sich Frauen damit abfinden, bestimmte Ziele
nicht erreicht zu haben.

*»Für mich ist die Menopause der Beginn des letzten Lebens-
drittels, und ich frage mich, ob ich den Rest meines Lebens in
einem selbstgeschaffenen Wettrennen, einem Rennen ohne
Ende, verbringen möchte. Denn ich baue ständig neue Hür-
den vor mir auf. Jetzt gehe ich zum Beispiel nur noch zu einem Kurs und nicht mehr zu drei. Ich möchte mich nicht
mehr in diesen Arbeitsplan hineinzwängen, wie ich es zuvor
immer getan habe. Ich möchte mehr Freizeit haben, um Bücher zu lesen, mit Freunden und Kindern zusammenzusein,
und mehr Zeit für mich selbst haben.«*

An diesem Punkt im Leben macht sich die Frau nicht mehr soviel Sorgen darum, was andere Menschen denken, sondern achtet mehr darauf, was *sie selbst* denkt.

»Wenn ich will, kann ich wie eine verrückte alte Tante aussehen. Meine Tochter meint, daß die Leute über mich herfallen würden, wenn ich so etwas anziehe, doch mir ist das egal.«

»Jetzt genieße ich die einfachen Dinge im Leben, das Alleinsein, Spaziergänge am Strand, Musikhören, ich gehe mit meinem Mann zu Konzerten – alles Dinge, die mir viel bedeuten. Ich fühle mich wirklich mehr als ich selbst.«

»Ich mache mir nicht mehr soviel Gedanken. Als mein Mann noch ständig unterwegs war und ich mit den beiden Kindern allein blieb, meinte ich, einfach alles im Haus erledigen zu müssen. Doch das ist jetzt vorbei. Ich sehe etwas unordentlich herumliegen und sage mir: ›Das hebe ich morgen auf‹ oder etwas Ähnliches. Ich stehe nicht länger unter diesem Druck.«

Der Großteil der Frauen sieht die Menopause nicht als ein Zeichen für das Ende, sondern als einen Neuanfang.

»Es ist eine aufregende Zeit, denn so vieles ist anders. Für mich ist es die nächste Hälfte, nicht die letzte Hälfte. Es gibt eine Menge Dinge, auf die ich mich freue, und viele tolle Sachen zu entdecken. Ich bin so ruhig wie noch nie. Ich fühle mich konzentriert und zufrieden. Es ist ein schönes Gefühl, da zu sein, wo ich jetzt bin.«

Wenn die Hormone ihr Gleichgewicht wiedergefunden haben und die Hitzewallungen abklingen, kehrt die Energie wieder dauerhaft in den Körper zurück, ohne das monatliche Auf und Ab. Vorbei sind die lästigen Regelblutungen, und die Schwangerschaft ist kein Thema mehr – all das kann sehr befreiend wirken.

»Ich mußte immer aufpassen, nicht schwanger zu werden. Daß ich nicht mehr jeden Monat diese Sorge habe, ist ein herrliches, wunderbares Gefühl. Was die Attraktivität anbelangt, nun, ich fühle mich sehr attraktiv, vital und munter. Und dann sind die Kinder endlich erwachsen, und ich bin frei.«

Der Begriff »Freiheit« fiel immer wieder in meinen Gesprächen mit den Frauen. Das Freisein von der Pflicht, Kinder großzuziehen, das Freisein von der Meinung anderer, die Freiheit, man selbst zu sein.

»Ich fühle mich total befreit, ein freier Mensch, der tun und lassen kann, was er möchte. Ich genieße mein Leben richtig, die Zeit mit meinen Kindern und den Enkeln. Ich habe viel Schweres durchgemacht, einschließlich Epilepsie, doch den Kindern geht es jetzt gut, und ich erfreue mich an ihnen, ohne noch Verantwortung tragen zu müssen. Das ist toll.«

»Bei mir mußte früher immer alles stimmen, ich war so ein Ordnungsfanatiker, doch als ich durch die Menopause ging, verlor ich total die Kontrolle. Ich bin dankbar, daß mir das passiert ist, denn heute bin ich ganz anders. Mir ist, als ob ich eine Haut abgestreift habe, ich bin nicht mehr die Person, die ich vorher war. Ich bin viel ausgeglichener, unbeschwerter und lustiger. Ich mache mir nicht mehr solche Gedanken um viele Dinge, die mich früher berührt hatten – wie das Haus aussieht, daß ich alles rechtzeitig schaffe –, oder

*ich mache manche Sachen gar nicht. Ich verspüre nicht mehr
den Druck, keine Fehler zu machen – nicht zu 100 Prozent,
aber doch zu 51 Prozent der Zeit. Gerade genug, um zu entspannen.«*

In anderen Zivilisationen sehen wir, daß die Frau nach der
Menopause mehr Freiheit und einen höheren Status genießt.
Frauen, die in den reproduktiven Jahren einen Schleier tragen mußten, können diesen jetzt ablegen. Sie sind von den
monatlichen Reinigungsritualen entbunden. Sie können reisen, Aktivitäten beginnen, die ihnen zuvor verboten waren,
wie zum Beispiel mit Männern zusammen zu trinken. In
Tonga dürfen die Frauen vorher verbotene Nahrung essen,
wie Stachelschwein und Affe, und sogar an Geschäften teil-
nehmen. Frauen der Kapauku Papua und in China werden
ihren Männern gleichgestellt. In Ost-Timbira nimmt die Frau
nach dem Aufhören der Blutungen an einem Ritual teil, nach
welchem ihr offiziell die gleiche Achtung entgegengebracht
wird, wie sie der Mann genießt. Bei den Winnebago-India-
nern ist es der Frau dann gestattet, am Bau von Ritual-Wig-
wams teilzunehmen. Und viele Eingeborenenfrauen können
erst nach der Menopause heilige Frauen, Heiratsvermittlerin
oder Hebamme werden. Frauen in Mexiko, indianische Frauen
und die Frauen bei den Cree im westlichen Saskatchewan dürfen erst nach der Menopause schamanistische und Heilkräfte
ausüben.

Als Folge des gehobenen Status und der positiven Veränderungen in ihrer Rolle stehen die Frauen dieser Kulturen
der Menopause entweder gleichgültig gegenüber oder sehen
sie als ein positives Ereignis in ihrem Leben an. Sie nähern
sich ihr nicht mit der Furcht und Ablehnung der Frauen in
den Industrieländern, denen beim Erreichen dieses Lebensabschnitts nicht mehr Achtung zuteil wird. Die Frau in den

nichtwestlichen Kulturen scheint zudem weniger physische Beschwerden in der Menopause zu erleben. Natürlich spielen Vererbung, Streß und Ernährung eine Rolle, doch wenn wir uns einmal interkulturelle Studien ansehen, so stellen wir fest, daß Frauen in anderen Kulturen zwar auch viele der körperlichen Symptome der Frauen in westlichen Zivilisationen haben, sie jedoch als weniger lästig empfunden werden. In diesen nichtwestlichen Kulturen überwiegen die positiven Auswirkungen der Menopause. Es ist wie der Schmerz beim ersten Geschlechtsverkehr – Sie fühlen, daß die Lust, die Sie dabei empfinden, das anfängliche Unbehagen wert ist.

Bei den Mohawk-Frauen steht diese Übergangsphase mit der Vorstellung von der Zeit in Verbindung, Zeit *für sie selbst* und Zeit, die sinnvoll *ihr* gewidmet wird. Ich sprach mit Frauen, die mit ihrem Leben sehr zufrieden waren und die meinten, sie hätten sich das Recht auf diese Zeit an der Sonne verdient.

»Ich habe mir neue Ziele gesetzt. Ich möchte reisen, forschen, neue Dinge lernen. Es gibt da draußen soviel zu tun und zu erforschen, doch ich konnte es bisher nicht nutzen, weil meine Familie immer an erster Stelle stand. Jetzt sind meine Ziele wieder eigennütziger geworden.«

»Es ist der Beginn eines neuen Abschnitts in meinem Leben, eines Abschnitts, in dem ich wirklich ich selbst bin und mich um mich selbst kümmere. Mein ganzes Leben war ich Musikerin. Ja, und vor zwei Jahren habe ich die Harfe genommen, und jetzt spiele ich auf Hochzeiten und Partys. Ich habe mir auch gerade dieses Apartment gemietet. Hier kann ich alles das tun, was mir Spaß macht, und ich muß auf niemanden Rücksicht nehmen.«

»Einen Augenblick mal. Ich habe etwas verdient. Ich habe all das durchgemacht, und ich muß mich jetzt um mich selbst kümmern, oder ich bin nur noch ein Wrack. Ich brauche etwas Anerkennung, und wenn die anderen meine Bedürfnisse nicht achten, ich werde es.«

»Ich habe das Haus umgestaltet. Ich habe ein neues Bett, eine herrliche Steppdecke, einen neuen Teppich. Ich mache das Haus zu meinem Haus. Als ich noch jünger war, konnte ich das nicht. Nicht etwa, weil das Geld fehlte. Es stand einfach in Widerspruch zu dem, wie ich mich selbst sah. Ich wollte kein Geld für mich ausgeben. Jetzt gehe ich jeden Monat zur Gesichtskosmetik. Ich respektiere mich heute auf eine neue Art.«

Eine der grundlegendsten Veränderungen, die mir in meinen Gesprächen auffiel, war die Verlagerung der Aufmerksamkeit weg von der Umwelt hin zu sich selbst. Die Frau fühlt sich nicht länger als eine Art Haushälterin. Sie muß ihre Bedürfnisse nicht länger denen des Mannes oder der Kinder unterordnen.

»Ich habe endgültig den Punkt erreicht, an dem ich nicht das geringste Interesse mehr daran habe, die miese Laune meines Mannes zu ertragen oder sonst noch alles, was er macht, um mich einzuschüchtern. Ich werde mich damit nicht mehr abgeben. Das habe ich ihm absolut klargemacht. Ich bin jetzt nicht mehr so stumm und habe keine Angst mehr, daß er mich sitzenläßt. Es ist so wie: Ich bin nicht euer Dienstmädchen. macht euren Kram allein.«

»Ich war immer ziemlich viel für andere da. Hatte selten Zeit für mich, für Dinge für mich, nicht mal zum Einkaufen. Für

alle anderen habe ich es getan, und ich habe eine große Familie. Ich habe entschieden, daß das nicht so weitergeht, und ich habe allen mitgeteilt, daß sich einiges ändern wird. Sie glaubten, die Stimmungsumschwünge und Hitzewallungen wären daran schuld und meinten wohl, ich würde das schon irgendwie wieder lassen. Doch können die anderen mal was für mich tun. Eine meiner Töchter hat das erkannt, und die anderen werden auch bald aus ihrer Traumwelt aufschrecken.«

Doch die Frau trifft nicht nur Entscheidungen *innerhalb* ihrer Partnerschaft: Wenn sie feststellen muß, daß ihre Bedürfnisse nicht berücksichtigt werden, ist jetzt der Zeitpunkt gekommen, daß sie diese Beziehung hinter sich läßt.

»Mit 47, gerade als ich durch die Menopause ging, wurde mir klar, daß er mich nicht heiraten würde, wir nie eine größere Wohnung haben würden, und auch wegen unserer unterschiedlichen Interessen war es vollkommen lächerlich. Ich erkannte, daß ich zehn Jahre lang unglücklich gewesen war und daß ich jetzt genug Zugeständnisse gemacht hatte. Ich spürte, es war an der Zeit, daß er etwas mehr dazu beitragen sollte. Als er sich weigerte, sagte ich ihm, er könne ausziehen.«

»Ich lebte mit meiner Freundin zusammen und fühlte mich wie in einer Falle. Vor einem Monat habe ich mit ihr Schluß gemacht. Jetzt werde ich genau das tun, was ich will, jede Minute, die ich habe.«

Viele Frauen, die in keiner festen Partnerschaft mehr leben, werden sich immer stärker über die Vorteile klar, auch keine neue mehr zu beginnen.

»Ich möchte nicht noch einmal mit jemandem eine feste Be-
ziehung aufbauen. Ich bin fünfzig. Ich möchte keinen, der
fünfundsechzig ist, und um den ich mich kümmern muß, wenn
er krank wird. An so etwas bin ich nicht interessiert. Ich will
keinen Mann mehr in meinem Leben. Ich will mich nicht nach
seinen oder unseren Bedürfnissen richten, das habe ich durch.
Ich will mich einfach auf meine Bedürfnisse konzentrieren.«

Ob mit oder ohne Partner, die Frau entdeckt, daß sich ihr Leben auf neue und erfüllende Weise entfalten kann.

»Ich habe indianisches Blut in mir. Ich wurde in »Großmut-
ters Wigwam« aufgenommen, was nach der letzten Regel-
blutung möglich ist. Sie nennen uns Grey Hairs – Grauhaar.
Damals ist irgend etwas vor sich gegangen, und seitdem
fühle ich meine Kraft neu in mir. Ich war immer Lehrerin und
Beraterin gewesen, doch ich habe in meiner Arbeit und mei-
nem Leben eine neue Freude und Ausgeglichenheit gefun-
den. Heute ist mein Unterricht klarer, reifer geworden.«

Jetzt, wo sich die Frauen weniger darum sorgen, es anderen
recht zu machen, und mehr darauf achten, ihren eigenen Bedürfnissen nachzukommen, entwickeln sie nach der Menopause in vielen Fällen ein neues Selbstbewußtsein. Sie empfinden eine deutliche, stärkere Selbstsicherheit.

»Ich fühle mich jetzt sehr effektiv, kompetent, selbstsicher. Ich
merke, daß meine Autorität gewachsen ist – mehr als je zu-
vor in meinem Leben.«

Androgene, die männlichen Hormone, spielen bei der verstärkten Selbstsicherheit und dem Selbstbewußtsein sicher
eine Rolle. Während und nach der *Pause* erhöht sich mitun-

ter nicht nur der Androgenspiegel, sondern mit dem gesunkenen Östrogenspiegel können die Androgene zu dieser Zeit auch ungehindert ihre Wirkung entfalten. In einer Studie hatten Forscher festgestellt, daß die Frau nach der Menopause ein stärkeres Gefühl der Sicherheit und des Könnens entwickelt. Viele Frauen kehrten zur Schulbank zurück, wechselten ihren Beruf, wurden intellektuell aktiver oder nahmen neue kreative Vorhaben in Angriff.

»Nie zuvor hatte ich irgend etwas geschrieben. Doch im letzten Jahr habe ich Artikel, Kurzgeschichten und Kritiken zu einer Reihe von Büchern und zu einem Film verfaßt, und sie haben sie alle veröffentlicht.«

»Ich bin alleinstehend und habe gerade einen neuen Beruf angefangen. In meinem ersten Leben war ich Mutter. Dann bin ich zurück in die Schule und habe jetzt meine Zulassung als Physiotherapeutin. Das ist ein großes Erlebnis. Und ich reise viel. Letztes Jahr war ich in Japan, und dieses Jahr im Sommer besuche ich Thailand. Es gefällt mir wirklich, an welchem Punkt ich angekommen bin.«

»Als ich 50 wurde, begann ich als Geburtstagsgeschenk mit Jungs Analytischer Theorie, weil ich die neuen Möglichkeiten in meinem Leben erkunden wollte.«

»Jetzt habe ich mich sogar in die Politik gestürzt. Das wollte ich schon immer machen, hatte jedoch nie die Zeit dafür, weil meine Kinder mich stets brauchten.«

»Ich nehme mein Interesse für die Kunst ernster. Drei bis vier Stunden täglich male ich, und dann nehme ich noch Unterricht.«

Teilweise erlauben wir es uns sogar, unsere Weisheit zu zeigen, ohne uns dafür zu schämen oder zu entschuldigen.

»Neulich rief mich jemand an und sagte: ›Sie wurden mir empfohlen, weil ich wirklich einen älteren, erfahrenen Therapeuten brauche.‹ Ich flippe nicht aus, nur weil man mich an mein Alter erinnert.«

»Bei mir hat sich eine Veränderung geistiger Art vollzogen. Ich habe einen Punkt erreicht, an dem ich merke, daß ich an Klugheit gewonnen habe. Und ich schätze diese Jahre als die ersten in einem neuen Lebensabschnitt.«

Jüngere Forschungsergebnisse weisen eine direkte Beziehung zwischen einer zufriedenstellenden Arbeit und persönlicher Erfüllung in diesem Lebensabschnitt nach. Doch nicht alle Frauen kommen so leicht vorwärts. Manche fühlen sich in ihrer fürsorglichen Rolle gefangen, insbesondere, wenn sie gebrechliche Eltern haben. Anderen fehlt einfach das Selbstvertrauen, die notwendigen Schritte zu tun, um ihrer Persönlichkeit neue Seiten abzugewinnen. Wer kürzlich den Partner verloren hat, ist bestürzt und oft orientierungslos, selbst wenn die Beziehung alles andere als befriedigend war. Die Betroffenen haben ein Stück schwierigen Weges vor sich, wenn sie diese Phase ihres Lebens erfolgreich bewältigen wollen.

Jene, die nie die Sicherheit ihres Heimes verlassen haben, werden Angst davor haben, einen neuen Weg zu beschreiten. Wenn Sie Ihr Leben den anderen gewidmet haben, sind Sie vielleicht gar nicht daran gewöhnt, auch für sich selbst dazusein. Sie wüßten wohl, was sie tun könnten, meinen aber, nicht die innere Kraft und Erfahrung zu haben, damit zurechtzukommen. Wenn das bei Ihnen der Fall ist, fangen Sie mit kleinen Schritten an. »Beginnen Sie damit, eine Minute am Tag das zu machen, was Ihnen gefällt«, rät Joyce A. Venice, psychiatrische Krankenpflegerin in New Jersey, die PMS- und Menopause-Selbsthilfegruppen leitet. »Wenn Sie nicht wissen, was es sein könnte, experimentieren Sie einfach. Nehmen Sie nachmittags ein Bad, arbeiten Sie im Garten, treiben Sie irgendeinen Sport. Das Buch mit dem Titel *Eine Minute für dich* von *Spencer Johnson* wird Ihnen helfen, herauszufinden, was Ihnen Freude bereiten könnte. Wenn Sie ein Familienmitglied pflegen, unter Streß stehen, ist es besonders wichtig, einen Weg zu finden, Zeit für sich zu haben. Wenn Sie mehr auf sich selbst achten, werden Sie auch anderen besser helfen können.«

Vielleicht denken Sie auch daran, Ihre Zeit in den Dienst einer Organisation zu stellen, die Ihre Hände, Ihre Augen, Ihr Mitwirken braucht. Auf diese Weise werden Sie weiterhin geben – doch auch neue Fertigkeiten erwerben, neue Beziehungen knüpfen, neue Erfahrungen machen. Für viele Frauen ist dies ein Weg, eine Befriedigung zu erfahren, die ihnen im Leben bisher versagt geblieben war.

Dieses »dritte Drittel« Ihres Lebens heißt vielleicht, ein Wagnis einzugehen und die Dinge auf neue Art anzupacken. Gehen Sie davon aus, daß die Unsicherheit und der Zweifel Sie einige Zeit begleiten werden. Wenn Sie neue Dinge ausprobieren, kommen Sie sich vielleicht wie ein Forscher vor, der nach dem Leben sucht, ohne genau zu wissen, was er finden wird. Ihr einziges Ziel besteht darin, eine wirklich unvoreingenommene Entdeckung zu machen: zu lernen, was Ihnen Freude bereitet und was Sie gut können. Wenn Sie von keiner vorgefaßten Erwartung geleitet werden, eröffnen sich Ihnen möglicherweise neuartige und völlig überraschende Wege.

Sie werden sich unter Umständen nicht nur von Vorurteilen

trennen müssen, sondern auch von Menschen oder von Ihrer Arbeit. Eine Frau wurde nach zwölf Jahren entlassen und war am Boden zerstört. Sie meinte, in ihrem Alter wolle sie niemand mehr haben, ein wirkliches Problem auf dem Arbeitsmarkt heutzutage, der Jugend und Sex-Appeal häufig höher bewertet als Erfahrung und Reife. Doch sie riß sich zusammen, ging zu Vorstellungsgesprächen und fand eine Teilzeitarbeit, mit der sie genausoviel verdient wie mit ihrem Vollzeitjob davor. Eine andere Frau, die kurz zuvor erneut geheiratet hatte, einen Mann, der zehn Jahre jünger war als sie, verzweifelte, als er sie, gerade als sie fünfzig wurde, wegen einer anderen Frau verließ.

»Ich habe fast zwei Jahre gebraucht, bis ich darüber wegkam. Obwohl es klar war, daß er mich nicht mehr wollte, fiel es mir schwer, ihn gehen zu lassen. Alleine sein ist so beängstigend. Doch jetzt leiste ich ehrenamtliche Arbeit. Ich habe wieder mit dem Klavierspielen angefangen, und die Musik ist zur Liebe meines Lebens geworden. Außerdem bin ich in ein neues Apartment gezogen. Es ist, als wenn Phönix aus der Asche emporsteigt.«

Gerade wenn Sie mehr für sich sein wollen, wird es Ihnen schwerfallen, Ihren Partner zu enttäuschen, der vielleicht vor der Rente steht und mehr Zeit mit Ihnen verbringen möchte. Während Sie an Schwung gewinnen, verliert er jetzt womöglich an Energie. An diesem Unterschied kann Ihre Beziehung leiden, bis ein neues Gleichgewicht entstanden ist.

»Ich will, daß jeder Tag zählt, aufregend ist. Mein armer Mann. Er ist nicht mehr der gleiche. Er baut ab. Er will lesen, wenn mir nach Tanzen ist. Wir haben also zur Zeit damit Probleme.«

Möglicherweise spielen Sie mit dem Gedanken, eine Frauen-Selbsthilfegruppe zu gründen, die Ihnen durch diese Phase hilft. Ohne Unterstützung durch andere fühlen sich viele Frauen verloren.

»Ich war die erste von allen meinen Freundinnen, die die Menopause hatte, und ich konnte mit niemandem darüber reden. Ich kam mir isoliert und allein gelassen vor. Gern hätte ich gewußt, was andere Frauen empfinden, denn eine Weile lang habe ich wirklich geglaubt, verrückt zu werden. So ganz allein war es wirklich sehr schwer.«

In den 70er Jahren halfen Frauengruppen vielen unter uns, den Übergang von hilflosen, passiven Frauen zu aktiven und gleichberechtigten Teilnehmern am Leben zu bewältigen. Wir verglichen unser Leben, teilten uns unsere Probleme mit und boten Lösungen an, die die anderen Gruppenmitglieder nach Belieben übernehmen konnten. Die Neubestimmung unserer Rolle heute, in dieser Phase des Lebens – wie wir es in den 70ern gemacht hatten – ist einfacher mit der Unterstützung durch andere Frauen.

»Die Selbsthilfegruppe nahm mir viel Angst. Ich sah die unglaubliche Verschiedenheit und daß es nicht nur einen Weg zur Menopause gibt. Ich erhielt die Gewißheit, daß ich angesichts der großen Vielfalt dessen, was passieren kann, ziemlich normal bin.«

»Es ist einfach toll, von anderen Frauen Erlebnisse zu hören, die den meinen so ähnlich sind. Das macht wirklich einen riesigen Unterschied, zu wissen, daß man nicht allein ist, denn diese elf Jahre waren nicht leicht. Ich würde sagen, ich bin mehr als einmal durch die Hölle gegangen. Doch ich

habe es überstanden, und meine Kinder haben es auch über-
standen. Es ist wie auf einer wichtigen Versammlung: Sie ha-
ben Ihre eigene Geschichte nie zuvor gehört, und dann sagt
plötzlich jemand, daß er dasselbe erlebt hat, und es ist wie:
›Mein Gott, ich bin okay. Ich bin nicht krank.‹«

»Die Menopause-Gruppe hat mir viel gegeben. Man hört
anderen Frauen zu und merkt, auf welche Weise sie ihre Ge-
sundheit in die Hand genommen haben. Obwohl ich mit ei-
nem Arzt verheiratet bin, habe ich meine eigene Gesundheit
doch recht vernachlässigt. Ich meinte immer, daß mein Kör-
per sich um sich selbst kümmern würde. Doch dann stellte
man fest, daß ich ein Fibrom hatte. Als ich zur Gruppe stieß,
war ich verzweifelt, aber ich biß mich durch. Ich versuchte,
eben jeden Monat die vier oder fünf Tage mit den Krämpfen
und starken Blutungen zu überstehen. Doch es ist nicht spur-
los an mir vorübergegangen. Wenn ich den anderen zuhörte,
erkannte ich, daß es wirklich ein Problem war und ich nicht
die richtige Betreuung erhielt. Im Endergebnis habe ich jetzt
die richtige Behandlung gefunden.«

Frederika Ebel-Riehl, Ausbildungskoordinator für das Women's Health Center in Flemington, New Jersey, unterstreicht:
»Diese Unterstützung ist sehr wichtig, da die Frau erkennt,
daß sie nicht allein ist. Diese Gruppen geben den Frauen die
Kraft, sich neue Ziele zu stecken, ein Hobby zu beginnen oder
den Beruf zu wechseln. Es aktiviert sie und hilft ihnen, sich
auf sich selbst zu konzentrieren und nicht mehr so stark auf
ihre Rolle als Hausfrau oder sogar Opfer. Ich kenne Frauen,
die sich bisher an das Alte festklammerten und dann wieder
auf die Schule gingen, neue Freundschaften knüpften und in
anderen Frauen eine wertvolle Hilfe fanden.«
   Das Wissen, daß man gesund und auf dem richtigen Weg

ist, kann die Gefühle der Unsicherheit und der Angst, diese häufigen Begleiter der *Pause*, zerstreuen. Eine norwegische Studie zeigte, daß Frauen mit vielen sozialen Kontakten während der Menopause weniger mit psychischen Beschwerden zu kämpfen hatten. Eine andere Studie wies nach, daß Informationen und Beruhigung bereits ausreichten und bei 40 Prozent der Frauen, die in Menopause-Zentren um Rat nachsuchten, die Ängste zerstreut hatten.

Wenn Sie sich einer Menopause-Gruppe anschließen wollen und in Ihrer Umgebung keine finden können, sollten Sie daran denken, selbst eine solche Gruppe ins Leben zu rufen. Sammeln Sie Ihre Freundinnen um sich und fordern Sie sie auf, *ihre* Freundinnen mitzubringen. Bauen Sie eine Gruppe von zehn bis zwölf Mitgliedern auf. Das ist für den Anfang nicht zuviel, es können immer noch welche abspringen, ohne die Gruppe zu gefährden.

In den ersten zwei bis drei Treffen sollten die Frauen über ihre Erfahrungen – die physischen und die psychischen – mit der *Pause* sprechen. Jedes zweite oder dritte Mal könnte man einen Gastredner einladen.

Suchen Sie sich Ärzte heraus, die sich auf die Menopause spezialisiert haben. Auf diese Weise erhalten Sie nicht nur die neuesten Informationen, sondern Sie ermutigen die Mediziner auch, ihr Interesse auf dieses Gebiet auszudehnen. Laden Sie nicht jemanden ein, nur weil er oder sie Ihr Gynäkologe ist oder weil Sie ihn oder sie mögen. Ein auf Geburtshilfe spezialisierter Arzt ist vielleicht nicht über die modernsten Behandlungsformen der Menopause informiert. Aus dem gleichen Grund sollten Sie nur solche Akupunkteure, Naturheilkundige und Homöopathen auswählen, die in der Arbeit mit Frauen in der *Pause* Erfahrung haben.

Nutzen Sie die Unterstützung durch die Gruppe, um auch die Menschen um sie herum in Kenntnis zu setzen. So manche Frau zögert aus Angst, die Arbeit zu verlieren, mit ihrem Kollegenkreis über ihre Probleme, die sie in der *Pause* zu bewältigen hat, zu sprechen. Doch jeder, Mann und Frau, macht einmal diese oder jene Belastungsphase durch. Wir heiraten, lassen uns scheiden, müssen mit Krankheit oder Tod eines geliebten Menschen zurechtkommen, und wir alle brauchen in dieser Zeit die Unterstützung durch unsere Arbeitskollegen. Sollte das nicht ausreichen, müssen wir uns um eine professionelle Beratung kümmern, damit die lästigen Beschwerden uns nicht daran hindern, unsere Aufgaben – ob nun zu Hause oder im Beruf – ordentlich und zufriedenstellend auszuführen.

Je mehr wir uns mit anderen unterhalten, desto weniger machen wir aus der Menopause ein Geheimnis. Menschen mit schwulen oder lesbischen Partnern oder Kollegen haben keine Angst vor der Homosexualität. Nur wenn man etwas hinter verschlossenen Türen versteckt, wird man Angst davor bekommen. Das gleiche gilt für die Menopause. Unsere Zivilisation muß über die Menopause informiert werden. Das wird uns niemand abnehmen. Das ist unsere Aufgabe. Wir allein sind in der Lage, ein neues Image zu schaffen, ein Image, das zeigt, wie *wir* uns in dieser Lebensphase fühlen, und nicht wie andere meinen, uns sehen zu müssen. Wenn wir Erfolg haben, öffnen wir unseren jüngeren Schwestern und unseren Töchtern den Weg, wie wir es mit der Frauenbewegung in den 60er und 70er Jahren getan haben.

Wir können sexy, wir können vital sein. Wir sind produktiv und wir sind kreativ. Daß wir älter werden, heißt nicht, daß wir die besten Jahre hinter uns haben. Ein edler Wein wird über viele Jahre hinweg immer besser werden, bevor er zu säuern beginnt. Tatsächlich gewinnen manche Frauen erst nach der Menopause die Erkenntnis ihres eigenen Ich.

»Ich komme mir wie in den besten Jahren vor. Ich blicke auf mein halbes Leben zurück und sehe diese Strukturen in meinen Beziehungen auftauchen. Ich erkenne, was mir wirklich am Herzen liegt und wie ich auf die Welt um mich herum in Zukunft einen noch positiveren Einfluß ausüben kann.«

Ganz klar, die Jahre nach der Menopause werden sich von der Zeit davor unterscheiden. Doch eine gesunde Einstellung und ein gesunder Körper können das dritte Drittel zum besten Teil unseres Lebens werden lassen.

Epilog

Männer:
Partner in der Menopause[1]

Wenn Sie mit einer Frau zusammenleben, die durch die *Pause* geht, sich dabei emotional aus der Bahn geworfen fühlt und über physische Beschwerden klagt, kann es sein, daß Sie nicht wissen, wie Sie sich verhalten sollen. Vielleicht bezweifeln Sie sogar, daß wirklich nur die Menopause daran schuld hat. Sie sind besorgt, daß sich die sanfte Dr. Jekyll in eine böse Mrs. Hyde verwandelt hat – für immer.

Jemand, der die *Pause* nicht selbst durchgemacht hat, kann dieses Erlebnis nicht in vollem Umfang verstehen. Ihre Partnerin sieht gesund aus und fühlt sich trotzdem zeitweise oder ständig schlecht, ihre Emotionen sind abgeflacht, und sie zeigt wenig Interesse. Nachts wacht sie mehrmals auf und kann nur schwer wieder einschlafen. Sie ist ängstlich und unsicher, wie es für sie nicht typisch ist. Sie gewöhnt sich die Unsitte an, tagsüber die Heizung ständig ab- und wieder anzudrehen und in kalten Nächten die Bettdecke wegzustoßen. Beim kleinsten Anlaß gerät sie in Wut, und die geringfügigste Kritik läßt sie verzweifeln.

Auch wenn ihr Übergang zur Menopause das ganze Spektrum von leichten Unannehmlichkeiten bis zu einem ausge-

---

[1] Dieses Kapitel habe ich den männlichen Partnern gewidmet, denn die weiblichen Partner, die durch die Pause gehen, werden das Buch wahrscheinlich insgesamt lesen wollen, da sich die Informationen letztlich auch auf sie beziehen.

wachsenen Alptraum umfassen kann, sollten Sie nie vergessen: Sie wird da durchkommen – das hat alles einmal ein Ende. Das ist vielleicht das wichtigste. Ihre Partnerin wird ein neues hormonelles Gleichgewicht gewinnen und sich wieder besser fühlen. Doch die Reise dorthin kann beschwerlich werden, und Ihre Beziehung zueinander könnte sich verändern.

Diese Veränderung muß allerdings nichts Schlechtes bedeuten. Der Zustand vorher mag ja ganz angenehm gewesen sein, doch etwas Reibung und kleine Konflikte lassen Sie weiterwachsen. Ein Streit kann Spannung und Verwundbarkeit erhöhen, doch wenn man richtig damit umgeht, wird Ihre Partnerschaft dadurch gewinnen. Sie lernen, offener zueinander zu sein. Sie bestimmen sich selbst und Ihre Bedürfnisse klarer. Letzten Endes, wenn sich die Hormone in Ihrer Partnerin wieder beruhigt haben, wird Ihre Beziehung vielleicht stärker und ausgewogener sein als je zuvor und eine Dimension angenommen haben, die Sie nie in ihr vermutet hätten.

Nicht selten glaubt der Partner der Frau, er wäre verantwortlich dafür, daß sie in der *Pause* eine so schwierige Zeit durchmacht. Vielleicht sorgen Sie sich, daß Sie ihre starken Emotionen oder ihren Rückzug aus der Partnerschaft durch eine unbedachte Handlung ausgelöst haben. Das ist oft nicht der Fall. Vielfach ist die Frau nicht in der Lage, ihre Emotionen voll unter Kontrolle zu halten, weil ihre Erschöpfung und innere Unruhe ihr übel mitspielen.

Emotionale und physische Probleme können irgendwann zwischen zwei und zehn Jahren oder sogar noch länger vor der letzten Regelblutung der Frau ihren Anfang nehmen und noch bis ein oder zwei Jahre nach dem letzten Zyklus andauern. In diesem Zeitraum, wenn die Eierstöcke ihre Funktion allmählich einstellen, verändern sich der Östrogen-, der

Progesteron- und häufig auch der Testosteronspiegel. Ein geringer Östrogenspiegel ist für den Großteil der Probleme im nichtsexuellen Bereich und sogar für einige Unannehmlichkeiten im Sexualleben verantwortlich.

Jede Frau hat einen individuellen Östrogen-Normalwert, das heißt einen ganz bestimmten Östrogenspiegel, den sie für ein beschwerdefreies Leben braucht. Da sich das Östrogen auf das Gehirn, das Nervensystem sowie eine Reihe anderer Körperfunktionen auswirkt, ist es wahrscheinlich, daß sie emotionale und auch physische Probleme verspürt, wenn ihr Normalspiegel unterschritten wird. Sie wirkt vielleicht gereizt, ängstlich, deprimiert, ungeduldig, vergeßlich, durcheinander oder erschöpft. Diese Erscheinungen werden sich noch stärker ausprägen, wenn der Östrogenmangel zudem Schlaflosigkeit und Hitzewallungen bewirkt. Teilweise kommt es zu Kopf- und Gelenkschmerzen, zu Magenverstimmung, Schmerzen beim Geschlechtsverkehr oder zu einem mangelnden Interesse am Sex. Bei den wenigsten Frauen werden *alle* diese Symptome auftreten, die zumeist lästig sind, aber die Frau nicht völlig außer Gefecht setzen. Dennoch werden die Beschwerden als so störend empfunden, daß sich beinahe 40 Prozent der Frauen in ärztliche Behandlung begeben.

Es hilft Ihnen vielleicht, wenn Sie Ihre Partnerin mit jemandem vergleichen, der von einer Droge entwöhnt werden muß. Tatsächlich »entwöhnt« sie sich selbst von ihrer eigenen Östrogenproduktion. Wenn Sie eine Droge absetzen, werden sich Beschwerden einstellen, weil die Rezeptoren, die an das Mittel gewöhnt waren, einen Mangel signalisieren. Verringern Sie die Dosis nur langsam, sind auch die Symptome nicht so stark. Doch der Östrogenspiegel einer Frau sinkt für gewöhnlich nicht gleichmäßig ab. Eine Zeitlang erzeugt sie Unmengen von Östrogen, dann wieder nicht. Wenn ihr Eisprung beispielsweise besonders gut funktioniert, steigt ihr Hormonspiegel stark an. Dieses sprunghafte Ansteigen des Östrogenspiegels ist wie ein neuer »Schuß« für den Drogensüchtigen, der eine Entziehungskur macht. Die Frau kann sich nicht auf den verringerten Östrogenspiegel einstellen, wenn dieser immer wieder einmal nach oben schnellt. Und selbst bei einer allmählichen Entwöhnung bleiben Symptome nicht aus. Ihres Östrogen beraubt, schlagen die Rezeptoren im Körper Alarm, und Beschwerden stellen sich ein. Nach einem längeren Östrogenmangel sterben die Rezeptoren ab, und die Symptome hören endlich auf. Wenn jetzt der Östrogenspiegel wieder ansteigt, werden neue Rezeptoren gebildet – die wieder Beschwerden auslösen, wenn der Hormonspiegel dann unvermeidlich und auf Dauer absinkt.

Die Frau ist ihrem schwankenden Hormonspiegel ausgeliefert. Sie wäre viel lieber nicht so mürrisch, so erschöpft, so empfindlich oder wütend. Das sind direkte Folgen des Östrogenmangels. Mit Kopfschmerzen, Gelenkschmerzen oder empfindlichen Brüsten ist nicht zu spaßen; diese Schmerzen können Ihrer Partnerin schon auf die Stimmung schlagen. Es macht Ihnen auch angst, wenn Sie merken, wie Ihr Herz ohne Grund so donnernd pocht. Können Sie sich das entnervende Gefühl vorstellen, wenn Ihr Körper, gerade wenn Sie es überhaupt nicht erwarten – Tag und Nacht – erst brennend heiß und dann in Schweiß gebadet ist?

Die eine Frau hat weniger Schwierigkeiten in der Menopause als die andere. Diese Frau reagiert entweder nicht so stark auf das sich ändernde hormonelle Gleichgewicht, oder sie besitzt ausreichend Fettzellen (Östrogen wird in den Fettzellen sowie in einigen Muskel- und Gehirnzellen produziert), die den Östrogenspiegel hochhalten. Es liegt im ureigensten Interesse der Frau, *etwas* an Gewicht zuzulegen, wenn die Eierstöcke die Östrogenproduktion drosseln. Die meisten Frauen nehmen während der Pause an Gewicht zu, so als ob die Natur ihnen bei der Anpassung behilflich sein will.

Während die überwiegende Mehrheit der Frauen nur leichte bis mittlere Symptome verspürt, werden die Beschwerden in 10 bis 15 Prozent der Fälle als äußerst kräftezehrend empfunden. Diese Frauen sind nicht etwa schwach oder neurotisch, sie reagieren einfach stärker auf die Hormonumstellung. Wenn Ihre Partnerin unter der *Pause* leidet, können Sie sie ermutigen, sich an einen Akupunkteur, Homöopathen oder Arzt zu wenden, der sich auf die Behandlung von Frauen in dieser Übergangsphase spezialisiert hat. Ein Psychiater wäre hier nicht der richtige Ansprechpartner. Ebenfalls helfen können Sie ihr mit einer gesunden Ernährung und Sport, was beides zur Linderung der Beschwerden beiträgt.

Forschungsergebnisse haben gezeigt, daß eine regelmäßige sportliche Betätigung den Östrogenspiegel erhöht und Hitzewallungen und andere Symptome der *Pause* mindert. Sport gibt nicht nur neue Energie, er läßt Sie auch besser schlafen und schüttet Endorphine aus, die Ihre Stimmung heben. Spazierengehen, Jogging oder Fahrradfahren – Sportarten, bei denen die Last des eigenen Körpergewichts getragen wird – verringern das Risiko einer Osteoporose. Aerobicübungen mindern das Risiko einer Herzerkrankung wesentlich.

Am besten helfen Sie Ihrer Partnerin kurzfristig und auch auf lange Sicht, wenn Sie sie zum Sport ermutigen. Sie sollte mindestens 20 Minuten täglich oder dreimal in der Woche je eine Stunde körperlich aktiv sein. Vielleicht bieten Sie ihr an, einige ihrer Pflichten oder Aufgaben zu übernehmen, damit sie Zeit für den Sport hat. Und wenn sie sich deprimiert fühlt oder stimmungsmäßig nicht auf der Höhe ist, nehmen Sie sie einfach bei der Hand, und machen Sie einen flotten Spaziergang mit ihr. Treiben Sie doch ruhig gemeinsam Sport, dann erhalten Sie sich beide Ihre Gesundheit und sehen attraktiver aus.

Außerdem wird eine für Ihre Partnerin gesunde Ernährung auch für Sie selbst von Vorteil sein. Fettarmes Essen schützt Sie beide vor Herzinfarkt. Ein Speisezettel, der nur ein Minimum an Fleisch enthält, ist auch gut für Ihren Knochenbau. Ein geringer Zuckerverbrauch hält Sie beide gut in Form und lindert ihre prämenstruellen Symptome. Die gleiche Wirkung erzielen Sie bei ihr, wenn sie weniger Milchprodukte zu sich nimmt.

Doch Sie sollten Ihre Partnerin nicht nur darin bestärken, sich bei der Zubereitung der Mahlzeiten an diese Richtlinien zu halten. Sie selbst könnten ebenfalls den Kochlöffel in die Hand nehmen oder für die Küche einkaufen. Je mehr Gemüse, Obst, Teigwaren und Getreidespeisen sie ißt, desto gesünder wird sie wahrscheinlich sein. Und je stabiler ihr Gesundheitszustand, desto weniger Zeit müssen Sie in Ihren späteren Jahren für sie aufwenden, um sie zu pflegen. Alles was für Ihre Partnerin gut ist, ist letzten Endes auch gut für Sie – von welcher Warte Sie es auch sehen. Wenn Sie das Gefühl haben, Ihnen würde tierisches Eiweiß fehlen, dann können Sie den Speisezettel durch eine kleine Portion in der Röhre gegrillten Fleisches, Fisch oder Geflügel ergänzen. Doch Fleisch und die Haut vom Geflügel ist auch Ihrem Herzen nicht zuträglich: Sie enthalten beträchtliche Mengen an Fett und Cholesterin.

Es gibt auch einige konkrete Dinge, die Sie gemeinsam tun können, um mit den Stimmungsumschwüngen besser zurechtzukommen. In Kapitel 3 sind einige der Verhaltensweisen aufgeführt, die sie ändern kann. Im folgenden möchte ich einige Verhaltensweisen aufführen, die Sie beeinflussen können.

Als erstes sagen Sie Ihrer Partnerin, daß sie Ihnen immer

mitteilen soll, wie sie sich fühlt. Etwa wie beim Wetterbericht: Wolkenloser Himmel oder Sturm im Anzug. Vereinbaren Sie mit ihr, daß sie Ihnen sagt, wenn sie gereizt ist, damit Sie ihr aus dem Weg gehen können.

»Ich weiß es wirklich zu schätzen, wenn sie mir sagt: ›Ich bin etwas aus der Fassung, also dräng mich nicht. Wenn es etwas gibt, über das du mit mir reden willst, dann schreib es auf, und wir besprechen es später.‹«

Diese Methode, sich Dinge aufzuschreiben und sie dann später zu klären, kann den Tag retten. Das gibt Ihnen die Möglichkeit, ein Problem erst einmal beiseite zu schieben, wenn Ihre Partnerin in emotionaler Hinsicht nicht für eine produktive Diskussion in Form ist, ohne daß Sie das Problem gänzlich aus den Augen verlieren. Schieben Sie Ihr Anliegen nicht einfach vom Tisch, weil Sie Angst haben, es anzusprechen. Daß sie in der *Pause* ist, gibt Ihrer Partnerin nicht das Recht, Ihnen sofort an die Kehle zu springen, wann immer ihr danach ist, doch hat sie Anspruch auf eine besondere Rücksichtnahme. Sagen Sie ihr, sie soll Sie wissen lassen, wann sie sich in der Lage fühlt, über das überzogene Konto zu reden oder zu klären, wer denn eigentlich die Kinder abholen soll. Möglicherweise müssen Sie dafür ein paar Tage warten, doch sollten Sie sich beide einigen, die Probleme nicht länger hinauszuschieben. Verstimmungen sind wie Unkraut, sie wuchern schnell, wenn man sie nicht beseitigt.

»Wenn mich heute etwas stört, und sie reagiert meiner Meinung nach unvernünftig, dann schreibe ich es auf. Ich gebe ihr den Zettel nicht immer, doch wenn ich es aufgeschrieben habe, kann ich später noch einmal draufsehen und überlegen, ob es wirklich so dringend ist, daß man es noch einmal

ansprechen muß. Wenn es dann doch nicht mehr so wichtig erscheint, nachdem ich etwas Abstand dazugewonnen habe, lass' ich es bleiben. Doch ein anderes Mal ist es ein dringendes Thema, das nicht unter ihren Gefühlsausbrüchen begraben werden darf.«

Wenn Sie der Meinung sind, die Reaktion Ihrer Partnerin ist unverhältnismäßig stark, sollten Sie vielleicht in Gedanken die Intensität ihrer Reaktion durch zehn teilen. Damit will ich Sie nicht auffordern, ihre Gefühle oder Sorgen einfach abzutun, doch die *Pause* verstärkt die Emotionen. Etwas, das sie früher kaum gestört hätte, bringt sie heute auf die Palme. Denken Sie daran, daß sie dazu neigen wird, Dynamit zu nehmen, wenn die Fliegenklatsche ausreichend wäre.

Es wäre besser, wenn es Ihnen gelingt, in der übersteigerten Reaktion Ihrer Partnerin den rationalen Kern zu entdecken und diesen zu *bewerten*, anstatt zum Gegenangriff überzugehen – zum Beispiel könnten Sie zugeben, daß Sie die Milch vergessen haben, und sie nicht in der Luft zerreißen, weil sie diese Nachlässigkeit zu einer Staatsaffäre aufbauscht. Suchen Sie nach dem Körnchen Wahrheit in ihren Worten, erkennen Sie diese Wahrheit auch an, und ziehen Sie sich vom Schlachtfeld zurück. Geben Sie ihr die Möglichkeit aus dem Abstand heraus, selbst ihr Gleichgewicht wiederzufinden.

»Verbeißen Sie sich nicht in ein Problem. Was mir am meisten half, war, als mein Mann aufhörte, mich festzunageln. Denn wenn er mir sagte, daß meine Hormone verrückt spielten, oder er gekränkt dreinblickte, so daß ich mich schuldig fühlte, war alles nur noch schlimmer. Wenn er nachgab, konnte ich es selbst abbiegen. Er sagte dann: ›War heute wohl ein harter Tag für dich. Kann ich dir irgendwie helfen?‹ Wenn

ich dann antwortete: ›Nein, da kannst du nichts machen‹,
war die Angelegenheit erledigt. Es war toll.«

Bei einer Freundin von mir war die Menopause sehr lang und
schwierig, und ihr Freund wußte einfach nicht, wie er sich verhalten sollte. Er war wütend, frustriert und sah keinen Ausweg.
Schließlich fragte ich ihn, wie er sich verhalten würde, wenn
sie eine chronische Krankheit hätte und sich die meiste Zeit
elend fühlen würde. Ich schlug ihm vor, *Mainstay* von Maggie
Strong zu lesen, die das Leben mit einem chronisch kranken
Menschen beschreibt. Zwar ist die Menopause ganz sicher
nicht mit einer lebenslangen Gebrechlichkeit zu vergleichen,
dennoch ist auch sie nicht nach ein paar Monaten vorbei.

»Es half mir, wenn ich sie mit einer chronisch Kranken ver-
glich. Ich erkannte, daß sie nicht freiwillig so war, sondern
eine schwierige Zeit durchmachte. Mir wurde klar, daß ich
Bedürfnisse hatte, um die sie sich kümmern sollte, doch sie
konnte damals nicht in dem Maße für mich dasein, wie ich es
von ihr wünschte. Auf diese Weise konnte ich ihr mehr Ruhe
geben, und das hat sehr geholfen.«

Später sagte mir meine Freundin:

»Ich hätte ihn umbringen können, als er mir das Buch zeigte.
Du wärst auch dran gewesen. Ich war wütend, daß er mich
mit einer Kranken verglich. Ich hasse es, krank zu sein. An-
dererseits, in meinen lichteren Augenblicken war ich ihm wirk-
lich dankbar, daß er bemüht war, sich auf mich einzustellen.
Es hat mir sehr geholfen.«

Nehmen Sie sich jeden Tag die Zeit, sich auf Ihre Partnerin
einzustellen. Erkundigen Sie sich, wie der Tag war, wie sie

sich fühlt – sowohl stimmungsmäßig als auch physisch. Bieten Sie ihr Ihre Hilfe an, dazu gehört wirklich nicht viel. Es tröstet die Frau zumeist, zu wissen, daß der Partner sie unterstützt, daß er zuhören will und sie in ihrer Bedrängnis ernst nimmt.

Mir ist durchaus klar, daß ich von Ihnen Geduld und Verständnis verlange und es einschließt, daß Sie Ihre eigenen Wünsche hinter den Sorgen Ihrer Partnerin zurückstellen. Doch im Laufe des Lebens gibt jeder Partner einmal mehr als der andere. Nach der Geburt Ihres Kindes haben vielleicht Sie mehr gegeben. Dafür hat Ihre Partnerin zu bestimmten Zeiten mehr Rücksicht auf Ihre berufliche Laufbahn genommen. Wenngleich die biologischen und psychologischen Zwänge Ihrer Partnerin jetzt stärker in den Vordergrund drängen, dürfen doch Ihre Wünsche nicht ganz untergehen. Ansonsten würden Sie Wege finden, Ihre Enttäuschung und Ihren Ärger zumindest indirekt zum Ausdruck zu bringen.

Eventuell stört es Sie, daß Ihre Partnerin für Sie weniger Zeit hat. Da sie von ihren eigenen Veränderungen so stark in Anspruch genommen wird, bleibt ihr eventuell weniger Energie, die sie Ihnen widmen könnte. Möglicherweise stellt sie auch ihre Wünsche nicht mehr in dem Maße wie früher hinter den Ihren zurück. Wenn Sie zehn oder mehr Jahre älter sind, könnte Sie dieses neue Selbstgefühl Ihrer Partnerin besonders stark vor den Kopf stoßen. Die Kinder sind aus dem Haus, und es zieht sie vielleicht mehr nach draußen, während Ihnen der Sinn nach einem ruhigen Lebensabend steht. Womöglich brauchen Sie Ihre Partnerin gerade jetzt mehr, wenn sie ihre Gefühle weniger auf Sie ausrichten kann.

Sollten Sie feststellen, daß Ihre Bedürfnisse vernachlässigt werden, lassen Sie den Ärger nicht unnötig in sich anstauen. Sprechen Sie mit Ihrer Partnerin, wenn sie sich physisch gesund fühlt und emotional auf festem Boden steht. Wählen

Sie das zu klärende Thema mit Bedacht aus, dann können Sie auch mit einem positiven Ergebnis rechnen. Es ist immer besser, sich auf ein klar abgegrenztes Problemfeld zu konzentrieren, als eine Vielzahl schwer definierbarer »Problemchen« aufzuwerfen. Fehlt Ihnen die zärtliche Berührung, oder möchten Sie mehr Sex? Glauben Sie, daß sie Ihre Bedenken hinsichtlich ihrer Gesundheit nicht ernst genug nimmt? Fühlen Sie sich durch ihre Ungeduld gekränkt?

Beim ersten Gespräch müssen Sie nicht sofort mit einer Lösung aufwarten. Eigentlich ist es oft sogar viel nützlicher, das Problem gemeinsam zu definieren. Dann denkt jeder für sich darüber nach, so daß Sie beide Alternativvorschläge unterbreiten können. Vergessen Sie nie, daß Sie diese Zeit gemeinsam durchmachen und daß Sie eine Lösung finden müssen, die für beide annehmbar ist.

Veränderungen im Leben von Mann und Frau

Zwar stützt die Fachliteratur gegenwärtig nicht die These von einer Übergangsphase des Mannes, die mit der Menopause der Frau vergleichbar wäre, dennoch ist unbestreitbar, daß die Männer ab Mitte Vierzig bis Mitte Fünfzig eine wichtige Periode der Neuorientierung erleben. Diese Neubesinnung kann genauso durch die Menopause der Partnerin ausgelöst werden. Für Sie beide ist die Menopause eine deutliche Erinnerung an die eigene Sterblichkeit. Sie kündigt an, daß sich der Herbst des Lebens nähert, mahnt, daß keiner von Ihnen ewig leben wird.

Zu dieser Zeit leiten viele Männer grundlegende Veränderungen in ihrer beruflichen Laufbahn ein, um ihr Leben auf den neuesten Stand zu bringen oder sich ihre geheimen Sehnsüchte zu erfüllen. Zu diesem teilweise risikoreichen Schritt fühlen sie sich veranlaßt, weil sie mit ihrem Leben unzufrieden sind, und sie erkennen, daß der Tod nicht länger eine abstrakte Vorstellung ist.

Für die Frau stellt die Menopause eine ähnliche Zeit der Neubewertung des Lebens dar. Jetzt verliert sie eine ihrer Hauptaufgaben – sie wird sozusagen arbeitslos, wenn die Kinder dazu übergehen, ihr Leben selbst in die Hand zu nehmen. Zu diesem Zeitpunkt muß die Frau einfach ihr Leben neu überdenken und die Ziele abstecken, die sie noch erfüllt sehen möchte, bevor es zu spät ist.

In dieser »Menopause« lassen Männer wie Frauen häufig ihre Ehe noch einmal Revue passieren. Dieser Prozeß kann für Ihre Partnerschaft zu einer harten Belastungsprobe werden. Dabei läßt sich nicht immer leicht herausfinden, ob das Problem direkt bei einem Partner selbst liegt oder ob es sich mehr um eine Reaktion auf die Zeit der Neubewertung handelt.

Leider kann Ihre Beziehung durch die Nebenwirkungen dieser inneren Wachstumsprobleme Schaden nehmen. Nicht alle Ehepaare sind in der Lage, sich auf die verändernden Bedürfnisse eines oder beider Partner einzustellen. Und die, die es schaffen könnten, geben einander manchmal gar nicht erst die Chance dazu. Diese Midlife-crisis ist so weit verbreitet, daß sie schon zum Klischee geworden ist. Doch sie ist eine ernst zu nehmende Angelegenheit. Familien zerbrechen daran, manchmal werden sogar Leben zerstört. Hüten Sie sich in dieser Zeit vor übereilten Entschlüssen.

Die Liebe

Die Menopause geht auch am Liebesleben der Frau nicht spurlos vorbei. Durch den Östrogenmangel wird die Scheidenschleimhaut dünner, verliert an Elastizität und wird zumeist auch viel trockener. Daher haben viele Frauen Schmerzen beim Geschlechtsverkehr. Diese Veränderungen können schon sehr früh in der *Pause* eintreten, mit Anfang Vierzig oder sogar schon Ende Dreißig.

Wenn Ihrer Partnerin der Verkehr Schmerzen bereitet, ist ihr möglicherweise die Freude am Sex genommen. Ihre Libido wird ebenfalls nachlassen, wenn die Hitzewallungen, die Schlaflosigkeit und andere Symptome des Östrogenmangels so schwerwiegend sind, daß sie ihr die Kraft nehmen und das Wohlbefinden stark beeinträchtigen. Niemand hat Spaß an der Liebe, wenn er sich krank fühlt.

Das Testosteron wirkt sich auf das sexuelle Verlangen der Frau auf die gleiche Weise wie beim Mann aus. Wir wissen nicht, warum, doch um die Zeit der Menopause kommt es bei etwa der Hälfte der Frauen zu einem drastischen Abfall in der Testosteronausschüttung durch die Eierstöcke. Das sexuelle Interesse dieser Frauen läßt stark nach. Die Frau ist also nicht über ihren Partner wütend oder liebt ihn nicht mehr – ihr Körper ist sich einfach keiner sexuellen Energie mehr bewußt. Oder, wie eine Frau es beschrieb: »Ich weiß nicht mehr, wozu Sex gut ist. Ich kann mir einfach nicht mehr vorstellen, warum um alles in der Welt man so etwas machen sollte. Mir ist dann klar, daß ich die Testosteroncreme wieder nehmen muß. Wenn ich sie nehme, ist alles wieder voll in Ordnung.«

Häufig haben die Männer Schwierigkeiten, zu akzeptieren, daß Hormone an dem nachlassenden sexuellen Interesse Schuld haben können. Sie nehmen es persönlich und meinen, sie wirken auf ihre Partnerin nicht mehr sexuell anziehend.

»Es fällt mit schwer, zu glauben, daß ihr Verlangen nach mir mit ihren Hormonen zu tun hat. Ich komme nicht davon los,

daß ihr sexuelles Interesse durch mich ausgelöst werden sollte.«

Doch als biologische Wesen werden wir, was den Sex anbelangt, nun einmal mehr von Hormonen gesteuert, als es den meisten von uns lieb ist.

Ihre Partnerin kann zusätzlich Testosteron zuführen, wenn ihr Verlangen durch einen niedrigen Testosteronspiegel verursacht sein sollte. Und sie kann Östrogen nehmen (oder nach dem Ausbleiben der Regelblutung auch Östrogen plus Progesteron), wenn ihre verminderte Libido auf die durch den gesunkenen Östrogenspiegel bedingten physischen Beschwerden zurückzuführen ist. Ist ein schmerzhafter Geschlechtsverkehr das einzige Problem, könnte sie eine Östrogencreme in die Vagina einführen und so die Scheidenschleimhaut regenerieren. Weitere Möglichkeiten sind die Akupunktur, Homöopathie und Kräuterzubereitungen.

Ein Gleitmittel hilft bei einer unzureichenden Gleitfähigkeit der Scheide. Ermutigen Sie Ihre Partnerin, das Gleitmittel auch zu nehmen. Mir hat der Verkehr monatelang Schmerzen bereitet, und ständig hatte ich über eine zu trockene Scheide geklagt. David war da anderer Meinung. Als Folge davon stellte sich wiederholt eine Hefepilzinfektion ein. Als er dann einsah, daß es an der unzureichenden Gleitfähigkeit der Scheide lag, hat er sich sehr um mich gekümmert. Er sorgt nicht nur dafür, daß das Gleitmittel griffbereit liegt, bevor wir mit dem Liebesspiel beginnen, er paßt auch auf, daß immer genug davon da ist.

Manche Frau verliert jedoch auch ihr Interesse am Sex, ohne daß die *Pause* damit etwas zu tun hat. Vielleicht hat Ihrer Partnerin die Liebe nie Freude bereitet – womöglich, weil sie vor langer Zeit einmal sexuell mißbraucht oder sehr puritanisch erzogen wurde. Jetzt hat sie das Gefühl, davon ganz legitim befreit zu sein. Oder ihr sexuelles Interesse wird gedämpft, weil sie über etwas verärgert ist. Gelingt es Ihnen, Ihre Unstimmigkeiten zu klären, oder hängt eine angestaute Wut wie dichter Nebel in der Luft? Treffen Sie alle Entscheidungen in Ihrer Partnerschaft, oder hat Ihre Partnerin auch etwas zu sagen? Zuweilen meint eine Frau, die glaubt, in ihrer Partnerschaft machtlos zu sein – nicht gehört zu werden, von Entscheidungen ausgeschlossen zu sein, nicht ernst genommen zu werden –, sich nur durch Verweigerung durchsetzen zu können. Im Schlafzimmer kann sie endlich auch einmal bestimmen, indem sie »nein« sagt.

Glauben Sie, daß Sie Ihre Partnerin in sexueller Hinsicht befriedigen? Wenn Sie Zweifel haben, fragen Sie sie einfach. Wenn Sie Ihrer Partnerin die sexuelle Befriedigung nicht geben, sieht sie vielleicht keinen Grund, sich aktiv an einem Liebesspiel zu beteiligen, das Ihnen Freude und Ihr Unbehagen bereitet. Und nur, weil sie sich nicht laut darüber beschwert, heißt das noch lange nicht, daß sie es auch genießt. Vielleicht will sie nur Ihr Ego schützen und behält so ihre Empfindungen für sich, ohne daß sie sich im klaren darüber ist, daß der Verlust des Liebeslebens einen größeren Schaden anrichtet als Ihr möglicherweise angekratztes Ego.

Achten Sie auf Ihr Äußeres? Kleiden Sie sich attraktiv, und halten Sie Ihren Körper fit und in Form? Duschen und rasieren Sie sich, bevor Sie zum Sex übergehen? Und wie steht es mit dem Zähneputzen vor dem Liebesspiel? Frauen reagieren oft empfindlicher auf Gerüche als Männer. Ich kann Ihnen gar nicht sagen, wie viele Frauen mir berichtet haben, daß bei ihnen die Erregung gleich auf Null geht, wenn ihr Partner starken Körper- oder Mundgeruch ausströmt.

Tragen Sie Ihr Scherflein dazu bei, die Romanze am Leben zu erhalten, sowohl im Schlafzimmer wie auch außerhalb, wenn Sie ein aktives Sexualleben beibehalten wollen.

Hinterlegen Sie liebevolle Nachrichten für Ihre Partnerin, rufen Sie sie tagsüber an, überraschen Sie sie mit kleinen Präsenten oder anderen Dingen, aus denen sie Ihre Zuneigung ablesen kann. Sagen Sie ihr, daß Sie sie lieben und daß sie schön ist – nicht nur einmal. Das Gefühl, geliebt zu werden, und der Wunsch, dieses Gefühl zu erwidern, stellt für Frauen einen wesentlichen sexuellen Stimulus dar und war vermutlich einer der wichtigsten Gründe, warum sie sich zu Ihnen hingezogen fühlte.

In manchen Fällen haben die Männer das Gefühl, daß bei der Partnerin das sexuelle Verlangen größer ist als bei ihnen selbst. Ungefähr 10 Prozent der Frauen verspüren während der Pause ein *verstärktes* sexuelles Verlangen. Das kann an einem erhöhten Testosteronspiegel liegen oder auch daran, daß sie sich jetzt nicht mehr um eine Schwangerschaft sorgen müssen oder darum, ob die Kinder im Nebenzimmer lauschen. Das stärkere Verlangen Ihrer Partnerin kann Sie positiv überraschen – oder Sie müssen feststellen, daß Ihre Partnerin grade jetzt sexuell stärker reagiert, wo bei Ihnen das Interesse nachläßt.

In dieser Zeit bemerken Sie vielleicht auch bei sich eine Veränderung im sexuellen Bereich. Möglicherweise brauchen Sie länger bis zur Erektionl, und Ihr Penis muß dafür stärker manuell stimuliert werden. Auch geht die Erektion schneller wieder zurück, als Sie es gewohnt sind. Der Penis wird nicht mehr so steif, das Ejakulat fließt nicht mehr so reichlich, und nicht jedesmal führt das Liebesspiel zum Orgasmus. Ein Teil dieser Veränderungen ist auf den sich langsam verringernden Spiegel des freien Testosteron zurückzuführen, der häufig den normalen Alterungsprozeß begleitet. Im Alter läuft eben alles etwas langsamer ab. Doch wenn wir darauf nicht vorbereitet sind, können diese natürlichen physiologischen Prozesse zu Angstgefühlen, Depressionen oder einem Gefühl der Unzulänglichkeit führen, was die sexuelle Reaktionsfähigkeit noch weiter beeinträchtigt.

Wenn Ihre Partnerin beim Verkehr Schmerzen hat oder sich scheinbar weniger für Sie als Liebhaber interessiert, könnte dies für Sie der Anlaß dafür sein, den Sex ganz aufzugeben ... oder zumindest mit ihr. Es ist vielleicht bequemer, die Liebe ganz zu begraben, als sich der Möglichkeit eines sexuellen »Versagens« zu stellen.

In dieser Phase des Lebens treibt die Angst um den Verlust der eigenen Attraktivität und Virilität manchen Mann in eine Affäre mit einer jüngeren Frau. Ein Verhältnis mit einer jüngeren Frau von Mitte Zwanzig oder Dreißig kann Ihre sexuellen Empfindungen und Reaktionen ankurbeln und für Sie ein wahrer Jungbrunnen sein. Doch kann diese tiefgreifende Entscheidung das Ende für eine jede Partnerschaft bedeuten. Ich muß sicher nicht betonen, daß es wichtig ist, sich zu vergewissern, ob die sexuellen oder ehelichen Probleme wirklich nur durch die Midlife-crisis bedingt sind oder ob sie die Folge von Komplikationen in der Partnerschaft sind, bevor Sie durch unbedachte Handlungen nicht wiedergutzumachenden Schaden anrichten.

»Ich achte und liebe meine Frau, und wir haben zwei wundervolle Kinder, und doch habe ich sie beinahe wegen einer anderen Frau sitzengelassen. In dieser anderen Beziehung lag eine Erregung und eine Tiefe, wie ich sie nie vorher erlebt hatte. Ich glaubte wirklich, wir wären füreinander geschaffen. Sie fehlt mir unwahrscheinlich. Natürlich kann ich nicht sagen, wie es sich entwickelt hätte, denn ich habe mich für meine Ehe entschieden. Meine Affäre hat eine Krise heraufbeschworen, die uns zwang, einige wesentliche Veränderungen vorzunehmen. Ich glaube, wir sind jetzt glücklicher miteinander. Und ich kann gar nicht sagen, wie dankbar ich

meiner Frau bin, daß sie durchgehalten hat, so daß wir beide dorthin gelangen konnten, wo wir jetzt sind.«

Wenn Sie Ihre sexuellen Kontakte nicht aufgeben möchten, werden Sie die physischen Veränderungen, die in Ihnen beiden vor sich gehen, in der Liebe berücksichtigen müssen. Für viele Paare bedeutet das, weniger Geschlechtsverkehr und mehr Berührung, Selbstbefriedigung und oraler Sex. Es heißt ebenfalls, sich von der Überzeugung zu lösen, daß die Liebe ohne Orgasmus nicht befriedigend sein kann.

Der Sex wird jetzt in vielen Fällen auch anders erlebt. So stellte das Magazin *Longevity* in einer Umfrage fest, daß für die jüngeren Männer zwar der Koitus und der Orgasmus an erster Stelle kamen, wenn die Männer jedoch die Vierzig erreichten, es für sie am wichtigsten wurde, dem Partner zu gefallen und ihrer Liebe Ausdruck zu verleihen.

Gefühlsmäßige Nähe, liebevolle Zweisamkeit und sexuelle Freuden können uns das ganze Leben hindurch begleiten, wenn wir den nichtsexuellen Teil unserer Beziehung zu unserer gegenseitigen Zufriedenheit gestalten und wir uns unsere Gesundheit erhalten.

Wenden Sie sich an einen Therapeuten, wenn die Probleme in der Ehe Sie zu überwältigen drohen. Selbst nach 25 Jahren freudloser Ehe gelingt vielen Paaren noch der Neuanfang, nachdem sie sich die notwendigen Fertigkeiten angeeignet haben, ihre Probleme zu lösen. Jede Partnerschaft hat ihre ganz eigenen Schwachstellen. Man hat schon genug mit sich selbst zu tun – wenn Sie jetzt noch Ihre Partnerin dazu nehmen, die ihre eigenen Wünsche und Vorstellungen hat, vervielfachen sich die Reibungspunkte.

Das soll nicht heißen, daß alle Paare unbedingt zusammenbleiben müssen. Es gibt Ehen, die sich beispielsweise ganz gut zum Kindergroßziehen eignen. Sind die Kinder dann aus dem Hause, stellt man fest, daß es kaum Gemeinsamkeiten gibt. Und doch hat es etwas für sich, wenn man sagt, daß es sich am besten alt werden läßt, wenn man jemanden hat, dem man vertraut, den man liebt, mit dem Sie die vielen unausbleiblichen Stürme des Lebens durchgestanden haben. Wenn Sie sich gemeinsam, getragen von gegenseitiger Liebe und Unterstützung, durch die *Pause* hindurcharbeiten, bis Sie beide auf der anderen Seite ankommen, kann das zu einer festen Basis für eine lebenslange Partnerschaft werden.

ANHANG

Übersicht der Beschwerden und Behandlungsempfehlungen

Prämenstruelles Syndrom (PMS), Stimmungsumschwünge, Gereiztheit, Depressionen

Ernährung:	Meiden Sie Alkohol, Zucker, Salz, Molkereiprodukte (sind zur Osteoporoseprophylaxe jedoch zu empfehlen).
Sport:	täglich.
Verhalten:	Entspannen Sie sich, wann immer es notwendig ist. Rauchen Sie nicht. Versuchen Sie, Stress zu vermeiden. Informieren Sie die Familie und den Kollegenkreis über Ihre Probleme. Wenden Sie sich bei Bedarf an einen Psychotherapeuten.
Selbstmedikation:	Vitamin B_6 50–300 mg täglich. Magnesium 150–400 mg täglich.
Homöopathie:	individuelle Heilmittel.
Akupunktur:	individuelle Behandlung.
Kräuter:	Mönchspfeffer; Helmkraut gegen Gereiztheit; Johanniskraut gegen Depressionen.
Hormone:	Östrogen ist besonders wirksam; natürliches Progesteron.

Erschöpfung

Sport:	Gymnastik, Ausdauersportarten täglich.
Verhalten:	für ausreichenden Schlaf sorgen.
Homöopathie:	individuelle Heilmittel.
Akupunktur:	individuelle Behandlung.
Kräuter:	Mönchspfeffer.
Hormone:	Östrogen (zuweilen Testosteron).

Schlafstörungen

Ernährung:	Meiden Sie koffeinhaltige Getränke und üppige Abendmahlzeiten. Trinken Sie warme Milch vor dem Schlafengehen. Vorsicht mit alkoholischen Getränken.

Sport:	Yoga und andere Entspannungsübungen, täglich.
Verhalten:	warme Bäder, Lesen, Entspannungsübungen, Schlafrituale einhalten.
Homöopathie:	individuelle Heilmittel.
Akupunktur:	individuelle Behandlung.
Kräuter:	Baldrian, Hopfen, Herzgespann, Passionsblume, Johanniskraut.
Hormone:	Östrogen.

Konzentrationsprobleme

Verhalten:	bessere Organisation, Gedächtnistraining, Notizen machen.
Homöopathie:	individuelle Heilmittel.
Akupunktur:	individuelle Behandlung.
Kräuter:	Mönchspfeffer.
Hormone:	Östrogen ist besonders wirksam.

Gelenk- und Muskelschmerzen

Verhalten und Sport:	täglich Gymnastik, Wärmeanwendungen.
Homöopathie:	individuelle Heilmittel.
Akupunktur:	besonders wirksam, individuelle Behandlung.
Kräuter:	Klette, Wanzenkraut, Brennesseln, Klebkraut bei Gelenkschmerzen.
Hormone:	Östrogen.

Magenverstimmung, Verstopfung, Durchfall

Ernährung:	leichtverdauliche Kost.
Homöopathie:	individuelle Heilmittel.
Akupunktur:	individuelle Behandlung.
Kräuter:	Kamillentee, Pfefferminztee, bittere Kräuter bei Magenverstimmung, Flohsamen bei Verstopfung.
Hormone:	Östrogen.

Übelkeit und Schwindelgefühl

Ernährung und Verhalten:	wenig Kaffee, keinen Alkohol, nicht rauchen, plötzliche Lageveränderungen vermeiden.
Homöopathie:	individuelle Heilmittel sind besonders wirksam.
Akupunktur:	individuelle Behandlung.
Kräuter:	Mönchspfeffer.

Kopfschmerzen

Verhalten:	Spaziergänge in frischer Luft,
	Lärmbelästigung vermeiden.
Selbstmedikation:	ASS entsprechend Anweisung (Beipackzettel).
Homöopathie:	individuelle Heilmittel.
Akupunktur:	individuelle Behandlung.
Kräuter:	Mönchspfeffer, Pfefferminzöl, Mutterkraut.
Hormone:	Östrogen.

Empfindliche Haut

Selbstmedikation:	Hautpflegeöl, Vitamin A.
Homöopathie:	individuelle Heilmittel.
Akupunktur:	individuelle Behandlung.
Kräuter:	Mönchspfeffer.
Hormone:	Östrogen.

Empfindliche Brüste

Verhalten:	kalte Waschungen.
Selbstmedikation:	Vitamin E 100–800 I. E. täglich.
Homöopathie:	individuelle Heilmittel.
Akupunktur:	individuelle Behandlung.
Kräuter:	Mönchspfeffer.
Hormone:	Progesteron oder Testosteron.

Häufiges Wasserlassen

Ernährung:	keine Genußmittel.
Homöopathie:	individuelle Heilmittel.
Akupunktur:	individuelle Behandlung.
Kräuter:	Mönchspfeffer.
Hormone:	Östrogen – Östrogencreme ist möglicherweise ausreichend.

Harninkontinenz

Ernährung:	Trotz der Harnbeschwerden 2 l täglich (tagsüber) trinken,
	damit der Harn nicht so konzentriert wird.
Verhalten:	Beckenbodengymnastik.
	Entspannen Sie beim Entleeren der Blase;
	vom Arzt verordnete mechanische Hilfsmittel verwenden.
Homöopathie:	individuelle Heilmittel.

Akupunktur:	individuelle Behandlung.
Kräuter:	Mönchspfeffer.
Hormone:	Östrogen bei Dranginkontinenz.
Medizinische	
Maßnahmen:	Operation.

Hitzewallungen

Ernährung:	Meiden Sie Kaffee, Schokolade, Alkohol, stark gewürzte Speisen und Früchte mit hohem Säuregehalt. Kalte Getränke sollten immer vorhanden sein.
Sport:	täglich Gymnastik.
Verhalten:	Ziehen Sie mehrere Kleidungsstücke übereinander an. Ventilator oder Fächer benutzen. Jede Woche Geschlechtsverkehr ausüben.
Selbstmedikation:	Vitamin E 600–800 I. E. täglich, Vitamin C dreimal täglich 500–1000 mg.
Homöopathie:	individuelle Heilmittel.
Akupunktur:	individuelle Behandlung.
Kräuter:	Mönchspfeffer, Wanzenkraut, Dong Quai, Sibirisches Ginseng.
Hormone:	Östrogen ist besonders wirksam (manchmal auch Progesteron oder Testosteron).

Herzrasen

Ernährung:	Meiden Sie Kaffee, Alkohol, Nikotin.
Verhalten:	Entspannungsübungen, Stress vermeiden.
Homöopathie:	individuelle Heilmittel.
Akupuntur:	individuelle Behandlung.
Kräuter:	Mönchspfeffer, Wanzenkraut, Dong Quai.
Hormone:	Östrogen.

Starke Blutungen

Ernährung:	Eisenhaltige Nahrungsmittel (Kohlsorten).
Homöopathie:	individuelle Heilmittel.
Akupunktur:	individuelle Behandlung, besonders wirksam.
Kräuter:	Mönchspfeffer, Hirtentäschel, Benediktenkraut.
Hormone:	Progesteron.
Medizinische	
Maßnahmen:	Kürettage, Ablation oder Laserbehandlung der Gebärmutterschleimhaut, Hysterektomie.

Gewichtszunahme

Ernährung:	Aufnahme von Fett reduzieren, viel Wasser trinken.
Sport:	täglich.

Haarausfall

Selbstmedikation:	Zink und Vitamin A.
Homöopathie:	individuelle Heilmittel.
Akupunktur:	individuelle Behandlung.
Kräuter:	Mönchspfeffer.
Hormone:	Östrogen und Antitestosteronpräparate.

Verstärkte Körperbehaarung

Verhalten:	Bleichen.
Hormone:	Östrogen oder natürliches Progesteron, Antitestosteronpräparate.

Hautveränderungen

Ernährung und Verhalten:	viel Wasser trinken, vitaminreiche Kost, das Rauchen aufgeben, Sonnenschutz tragen.
Homöopathie:	individuelle Heilmittel.
Akupunktur:	individuelle Behandlung.
Kräuter:	Mönchspfeffer.
Hormone:	Östrogen bei trockener Haut, natürliche Progesteroncreme und Antitestosteronpräparate bei Akne.

Nachlassen des sexuellen Verlangen

Verhalten:	gegebenenfalls Psychotherapie.
Homöopathie:	individuelle Heilmittel.
Akupunktur:	individuelle Behandlung.
Kräuter:	Mönchspfeffer.
Hormone:	Östrogen und/oder Testosteron.

Schmerzen beim Geschlechtsverkehr

Verhalten:	Gleitmittel beim Verkehr. Masturbation und Dehnung der Vagina, gegebenenfalls Psychotherapie.
Selbstmedikation:	regelmäßig Vitamin E, Zink 15 mg täglich.

Homöopathie:	individuelle Heilmittel.
Akupunktur:	individuelle Behandlung.
Kräuter:	Mönchspfeffer.
Hormone:	Östrogen als Creme oder Tablette ist besonders wirksam, natürliche Progesteron- und Testosteroncreme.

Prävention von Herzbeschwerden

Ernährung:	fettarm, cholesterinarm (pflanzliche Fette), Ballaststoffe, nicht rauchen.
Sport:	Aerobic, Gymnastik mindestens dreimal die Woche.
Selbstmedikation:	Vitamin C 500–3000 mg täglich;
	Vitamin E mehr als 100 I. E. täglich;
	niedrigdosiertes ASS: eine Tablette täglich.
Hormone:	Östrogen.

Osteoporose

Ernährung:	geeignete Molkereiprodukte und andere kalziumreiche Lebensmittel (z.B. grünes Gemüse, Salate, Kräuter, Nüsse). Mit Kalzium angereicherte Fruchtsäfte trinken. Den Fleischverbrauch stark einschränken. Ihr Körper benötigt täglich (aus der Nahrung und aus Präparaten):
	• reines Kalzium: 800 mg mit Östrogen
	• reines Kalzium: 1200–1500 mg
	• Vitamin D: 400 I. E.
	• Magnesium: 150–400 mg.
	• Außerdem Apfelsäure, Borsäure, Mangan, Silizium, Kupfer, Zink.
Sport:	eigenes Körpergewicht bewegen: mindestens drei Stunden pro Woche. Geeignet sind alle Ausdauersportarten.
Hormone:	Östrogen und Testosteron, Östrogenpflaster.

Anmerkungen

WISSEN IST MACHT

31   »behielten dieses Gefühl während der *Pause* bei«: N. E. Avis und S.
M. McKinlay: A longitudinal analysis of women's attitudes toward
the menopause: results from the Massachusetts Women's Health
Study. *Maturitas* 13:1 (1991), S. 65–79.

»DIE PAUSE« ALS PROZESS

35   »steife Schultern«: B. M. du Toit: Aging and Menopause Among In-
dian South African Women. SUNY Series M Medical Anthropology,
State University of New York Press, 1990, S. 9.

35   »klagen … nicht über körperliche Beschwerden«: Y. Beyene: Cultural
significance and physiological manifestations of menopause: a biocultural analysis. *Culture, Med Psychiatry,* vol. 10 (1986), S. 58.

35   »in der westlichen Welt«: B. Moore und H. Kombe: Climacteric
symptoms in a Tanzanian community. *Maturitas, 13:3* (1991), S.232.

36   »ohne die geringsten Schwierigkeiten«: M. Flint: The menopause: re-
ward or punishment? *Psychosomatics, 16:3* (1975), S. 162; D. M.
Barbo: The physiology of the menopause. *Medical Clinics* of North
America, 71: 1 (1987), S. 11.

36   »nicht arbeiten können«: M. Flint: The menopause. D. M. Barbo: The
physiology of the menopause. Ebenda

48   »wenn es unbedingt notwendig ist«: W. B. Cutler: Die fragwürdige
Operation. Was Frauen vor und nach einer Gebärmutterentfernung
wissen sollten. 4. Aufl. 1994, Zürich.

49   »Beschwerden als zuvor«: J. B. McKinlay, S. M. McKinlay und D.
Brambilla: The relative contributions of endocrine changes and social
circumstances to depression in mid-aged women. *J Health and Behavior*, 28:4 (1987), S. 347.

54 »von etwa 81 Jahren«: Vital Statistics of the United States, 1988, life tables. U.S. Dept. of Health and Human Services Pub. No. (PHS) 91–1104, vol. 11, section 6.

55 »bereits durchlebt haben«: M. S. Hunter: Emotional well-being, sexual behavior and hormone replacement therapy. *Maturitas*, 12:3 (1990), S. 305.

55 »viele andere in ihrem Leben«: A. A. Quinn: A theoretical model of the perimenopausal process. *J Nurse-Midwifery*, 36:1 (1991) S. 28.

55 »auf ihr Seelenleben«: N. Datan: Aging into transitions: cross-cultural perspectives on women at midlife. In R. Formanek (ed.), *The Meanings of Menopause: Historical, Medical and Clinical Perspectives* (Hillsdale, NJ: Analytic Press, 1990), S. 129.

56 »im Beruf und im Haushalt«: D. J. Cooke: A psychological study of the climacteric. In A. Brooke und L. Wallace (eds.), *Psychology and Gynaecological Problems* (London: Tavistock Publications, 1984).

58 »eine Reihe von Studien«: C. A. Mose: Menopausal mood disorders. *Comprehensive Therapy*, 15:3 (1989), S, 24; und W. B. Cutler und C.-R. García, Rhythmus der Liebe. Die Zyklen der weiblichen und männlichen Hormone und ihr Einfluß auf eine erfüllte Sexualität. 1994, München.

61 »zu den Jahren davor«: M. Hunter, R. Battersby und M. Whitehead: Relationships between psychological symptoms, somatic complaints and menopausal status. *Maturitas*, 8 (1986), S. 217–28.

62 »besonders wehmütig«: M. Lock: Ambiguities of aging: Japanese experience and perceptions of menopause: *Culture, Med Psychiatry*, vol. 10 (1986), S. 23.

63 »Cambridge, Massachusetts«: J. B. McKinlay, S. M. McKinlay und D. Brambilla: The relative contributions of endocrine changes and social circumstances to depression in mid-aged women. *J Health and Behavior*, 28:4 (1987), S. 353.

64 »heftigere Depressionen«: D. Kritz-Silverstein, D. Wingard, E. Barrett-Connor, D. Morton: Hysterectomy, oophorectomy and depression in older women. Vorgestellt auf dem Fourth Annual Meeting of the North American Menopause Society, San Diego, California, Sept. 2–4, 1993.

65 »sein Tief erreicht«: E. S. Abramowitz, A. H. Bakerk und S. F. Fleischer: Onset of depressive psychiatric crisis and the menstrual cycle. *American Journal of Psychiatry*, vol. 139 (1982), S. 475–78.

65 »Suizidneigung nahm ab«: P. Sarrel: Ovarian hormones and the circulation, vorgestellt auf dem Third Annual Meeting of the North American Menopause Society, Case Western Reserve University, Cleveland, Ohio, Sept. 17–20, 1992.

70 »als wahrer Segen erweisen«: E. L. Klaiber, D. M. Broverman, W. Vogel und Y. Kobayashi: Estrogen therapy for severe persistent depressions in women. *Arch General Psych*, 36:5 (1978); S. 550; H. Hafner, S. Behrens, J. DeVry und W. F. Gattaz: An animal model for the effects of estradiol on dopamine-mediated behavior: implications for sex differences in schizophrenia. *Psychiatry Research*, 38:2 (1991), S. 125–34.

71 »die Stimmung bessert«: M. Aylward: Plasma tryptophan levels in perimenopausal patients. In S. Campbell (ed.), *The Management of the Menopause and Post-Menopausal Years* (Baltimore: University Park Press, 1976).

71 »schwerer Depressionen«: B. Sherwin: Sex hormones and mood: clinical research. Vorgestellt auf Fourth Annual meeting of the North American Menopause Society, San Diego, California, Sept. 2–4, 1993.

74 »emotionale PMS-Symptome«: H. Doll, S. Brown, A. Thurston und M. Vessey: Pyridoxine (vitamin B6) and the premenstrual syndrome: a randomized crossover trial. *Journal of the Royal College of General Practitioners*, 326:39 (1989), S. 364–68.

74 »hohen Dosierungen … Störungen«: J. E Brody: Natural remedies can help menopausal women. *San Diego Union-Tribune*, May 27, 1992, S. E-2; P.J. Fahey, J. M. Boltri und J. S. Monk: Key issues in nutrition: supplementation through adulthood and old age. *Postgraduate Med*, 81:6 (1987), S. 123–28.

75 »hilft … bei PMS-Symptomen«: G. S. Goei und G. E. Abraham: Effect of a nutritional supplement, Optivite, on symptoms of premenstrual tension. *J Reproductive Med*, 28:8 (1983), S.527.

75 »nervöser Anspannung«: G. E. Abraham: Nutritional factors in the etiology of the premenstrual tension syndromes, *J Reproductive Med*, 28:7 (1983), S. 451 bis 452.

75 »chronischen Magnesiummangel«: Fahey, Boltri, und Monk, S. 452.

76 »überhöhte Kaliumausscheidung«: D. Ullman: Homöopathie – die sanfte Heilkunst. 1992, München.

76 »Depressionen leiden«: M. S. Hunter: Somatic experience of the menopause: a prospective study. *Psychosom Med*, 52:3, S. 365.

76 »weniger schlechte Laune«: A. Collins und B. Landgren: Reproductive health, estrogen use and experience of symptoms in perimenopausal women. Vorgestellt auf dem Fourth Annual Meeting of the North American Menopause Society, San Diego, California, Sept. 2–4, 1993.

MÜDE UND KEIN ENDE?

84 »Begleiterscheinungen während«: M. Mauri, Ph.D: Sleep and the reproductive cycle: a review. *Health Care for Women Int'l*, 11:4 (1990), S. 416.

84 »im Haushalt und im Beruf«: Statistical Abstract of the United States, 1992, U.S. Bureau of the Census, 112th Edition.

87 »Schlafstörungen«: J. M. Fry: Sleep disorders. *Medical Clinics of North America*, 71:1 (1987), S. 100.

88 »Tiefpunkt erreicht hat«: Mauri: Sleep and the reproductive cycle. S. 410.

88 »am PMS leiden«: ebenda S. 412.

91 »Anfang der 60er Jahre«: E. Jacobson: *You Must Relax* (New York: McGraw-Hill, 1962).

91 »Entspannungsreaktion«: H. Bensons: *The Relaxation Response* (New York: Avon Books, 1976).

92 »nicht so häufig aufwachen«: J. M. Fry: Sleep disorders. *Medical Clinics of North America*, 71:1 (1987), S. 105.

92 »ausgeruht und wohl«: ebenda.

92 »oft mit Schlaf«: S. Mondini, M. Zucconi, F. Cirigonotta et al.: Snoring as a risk factor for cardiac and circulatory problems: an epidemiological study. In C. Guilleminault und E. Lugaresi (eds.), *Sleep/Wake Disorders: Natural History, Epidemiology, and Long-Term Evolution* (New York: Raven Press, 1983); J. Thomson: Doubleblind study on the effect of estrogen on sleep, anxiety and depression in perimenopausal women: preliminary results. *Royal Soc Med Proc*, vol. 69 (1976), S. 829–30; J. Thomson und I. Oswald: Effects of estrogen on the sleep, mood and anxiety of menopausal women. *Br Med J*, 2:6098 (1977), S. 1317–19.

95 »der kognitiven Funktionen«: B. B. Sherwin: Estrogen and memory in postmenopausal women. Vorgestellt auf dem Third Annual Meeting, North American Menopause Society, Case Western Reserve University, Cleveland, Ohio, Sept. 17–20, 1992.

96 »Verringerung um 93 Prozent«: S. J. Birge: The role of estrogens in falls, fractures and dementia. Vorgestellt auf dem Fourth Annual Meeting of the North American Menopause Society, San Diego, California, Sept. 2–4, 1993.

96 »Östrogenmangelsymptome«: S. Ballinger, D. Cobbin, J. Krivanek, and D. Saunders: Life stresses and depression in the menopause. *Maturitas*, 1 (1979), pp. 191–99; und S. Ballinger: The role of psychosocial stress in menopausal symptoms. In L. Carenza und L. Zichella (eds.), *Emotions and Reproduction*, vol. 20B, Proceedings of the Serono Symposia (London: Academic Press, 1979), S. 1239–45.

97 »Kinder noch im Hause haben«: S. B. Phillips: Reflections of self and other: men's views of menopausal women. In R. Formanek (ed.), *The Meanings of Menopause: Historical, Medical and Clinical Perspectives* (Hillsdale, NJ: Analytic Press, 1990), S. 288.

97 »persönlichen Befriedigung«: M. S. Hunter: Emotional well-being,

sexual behavior and hormone replacement therapy. *Maturitas*, 12:3 (1990), S. 304.

97 »Menopause erleben«: J. G. Greene: Psychosocial influences and life events at the time of the menopause. In R. Formanek (ed.), *The Meanings of Menopause*, pp. 86, 88; Y. Beyene: Cultural significance and physiological manifestations of menopause: a biocultural analysis. *Culture, Med Psychiatry*, vol. 10 (1986), S. 48; Hunter: Emotional well-being. P. A. van Keep und J. M. Kellerhals: The impact of sociocultural factors on symptom formation: some results of a study on aging women in Switzerland. *Psychother Psychosom*, vol. 23 (1–6) (1974), S. 251–63.

98 »körperliche Beschwerden«: Greene: Psychosocial influences. S 84.

98 »diese Zeit fallen«: L. Dennerstain: Depression in the menopause. *Obstetrics and Gynecology Clinics of North America*, 14:1 (1987), S. 44.

98 »Healing Yourself«: M. L. Rossman; *Healing Yourself* (New York: Pocket Books, 1987).

99 »zweimal täglich«: J. Crerand: Home remedy: insomnia. *Natural Health*, Mar./Apr. 1992, S. 100.

99 »Ebenfalls helfen kann«: P. J. Fahey, J. M. Boltri, und J. S. Monk: Key issues in nutrition: supplementation through adulthood and old age. *Postgraduate Med*, 81:6 (1987), S. 128.

KOPFSCHMERZEN, HITZEWALLUNGEN
UND ANDERE UNPÄSSLICHKEITEN

102 »Gelenken und Knochen«: F. E. Okonofua, A. Lawal, und J. K. Bambose: Features of menopause and menopausal age in Nigerian women. *Int'l Gynecol Obstet*, 31:4 (1990), S. 343

102 »steife Schultern«: M. Lock, P. Kaufert, und P. Gilbert: Cultural construction of the menopausal syndrome: the Japanese case. *Maturitas*, 10:4 (1988), S. 324.

102 »fibröse Schultersteife«: H. P. Kopell, W. A. Thompson, Pain and the frozen shoulder. *Surg Gynecol Obstet*, vol. 109 (1959), S. 92–96.

103 »Magenverstimmung auslösen«: T. Sakaguchi, M. Yamazaki, S. Itoh, N. Okamura, und T. Banko: Gastric acid secretion controlled by oestrogen in women. *J Int'l Med Res*, 19:5 (1991), S. 384–88.

104 »während der Pause«: C. k Mose: Menopausal mood disorders. *Comprehensive Therapy*, 15:3 (1989), S. 24.

111 »haben dieses Problem«: P. Rousseau und A. Fuentevilla-Clifton: Urinary incontinence in the aged, Part 1: patient evaluation *Geriatrics*, 47:6 (1992), S. 22.

112 »Eindämmung der Harninkontinenz«: A. H. Kegel: Progressive resi-

stance exercise in the functional restoration of the perineal muscles. *Am J Obstet Gynecol*, vol. 56 (1948), S. 238.

113 »weiblichen Patienten«: P. Rousseau und A. Fuentevilla-Clifton: Urinary incontinence in the aged, Part 2: management strategies. *Geriatrics*, 47:6 (1992), S. 37–39; J. Baigis-Smith, D. A. Jakovac Smith, M. Rose, und D. Kaschak Newman: Managing urinary incontinence in community-residing elderly persons. *Gerontologist*, 29:2 (1989), S. 229– 233.

113 »den PC-Muskel«: K. L. Burgio, J. C. Robinson, und B. T. Engel: The role of biofeedback in Kegel exercise training for stress urinary incontinence. *Am J Obstet Gynecol*, 154:1 (1986), S. 60.

116 »zur richtigen Schleimhautmilch«: M. M. Gelfand und E. Wendman: An evaluation of a bioadhesive vaginal moisturizing gel in women with breast cancer. Vorgestellt auf dem Second Annual Meeting of the North American Menopause Society, Montreal, Canada, Sept. 25–28, 1991.

116 »in der Pause«: C. A. Mose: Menopausal mood disorders. *Comprehensive Therapy*, 15:3 (1989), S. 24.

116 »Behandlung begeben«: ebenda S. 23.

122 »sporadischen Abständen über Jahrzehnte«: D. M. Barbo: The physiology of the menopause. *Medical Clinics of North America*, 71:1 (1987), S. 15.

123 »japanisches Wort dafür«: M. Lock: Ambiguities of aging: Japanese experience and perceptions of menopause. *Culture, Med Psychiatry*, vol 10 (1986), S. 37.

123 »berichten von aufsteigender Hitze«: F. E. Okonofua, A. Lawal, und J. K. Bamgbose: Features of menopause and menopausal age in Nigerian women. *Int'l J Gynecol Obstet*, 31:4 (1990), S. 344.

123 »westlichen Kultur«: M. Fling und R. S. Samil: Cultural and subcultural meanings of the menopause. *New York Academy of Sciences*, vol. 592 (1990), S. 143.

124 »Häufigkeit der Hitzewallungen«: L. Swartzman, R. Edelberg, und E. Kemmann: Impact of stress on objectively recorded menopausal hot flushes and on flush report bias. *Health Psychology*, 9:5 (1990), S. 529–45.

124 »ihre Hitzewallungen«: J. P. Wallace, S. Lovell, C. Talano, M. L. Webb, und J. L. Hodgson: Changes in menstrual function, climacteric syndrome, and serum concentrations of sex hormones in pre- and postmenopausal women following a moderate intensity conditioning program. *Med Sci in Sports & Exercise*, vol. 14 (1982), S. 154.

124 »Biofeedback-Studie«: R. R. Freedman und S. Woodward: Behavioral treatment of menopausal hot flushes: Evaluation by ambulatory monitoring. *Am J Obstet Gynecol*, 167:2 (1992), S. 436–39.

127 »nicht so intensive«: N. McCoy, W. Cutler und J. M. Davidson: Relationships among sexual behavior, hot flashes and hormone levels in peri-menopausal women. *Arch Sex Beh*, vol. 14 (1985), S. 385–94

128 »1000 Milligramm täglich«: J. Reichenberg-Ullman: Menopause naturally. *Natural Health*, Mar./ Apr. (1992), S. 78.

128 »Elektroakupunktur-Behandlung«: A. M. Hammar, R. Lindgren, Y. Wyon und T. Lundberg: Does acupuncture influence the frequency of post menopausal hot flushes? Vorgestellt auf Second Annual Meeting of the North American Menopause Society, Montreal, Canada, Sept. 25–28, 1991.

136 »anderen Ländern Europas«, »unter das Messer legen«: W. B. Cutler: Die fragwürdige Operation. Was Frauen vor und nach einer Gebärmutterentfernung wissen sollten. 4. Aufl. 1994, Zürich.

137 »zum Orgasmus bei«: W. B. Cutler: The behavioral endocrinology of sexuality as women age. Vorgestellt auf dem Second Annual Meeting of the North American Menopause Society, Montreal, Canada, Sept. 25–28, 1991.

137 »Eierstöcke mit entfernt«: R. G. Dicker, M. J. Scally, J. R. Greenspan, P. M. Layde, und J. M. Maze: Hysterectomy among women of reproductive age. *JAMA*, vol. 243 (1982), S. 323–27.

137 »Eisentabletten«: Reichenberg-Ullman: Menopause naturallye. *Natural Health* (Mar./Apr. 1992), S. 80.

138 »endgültig vorbei ist«: S. M. McKinlay und M. Jefferys: The menopausal syndrome. *Br J Prev Soc Med,* 28:2 (1974), S. 108–15; M. McKinlay und J. B. McKinlay: Health status and health care utilization by menopausal women. In M. Notelovitz und P. A. Van Keep (eds.), *The Climacteric in Perspective: Proceedings of the fourth international congress on the menopause* (Lancaster, England: MTP Press Ltd, 1986); K. Garde und I. Lunde: Female sexual behavior. A study in a random sample of 40-year-old women. *Maturitas*, 2 (1980), S. 225–40.

138 »verschiedener Generationen«: S. M. McKinlay und M. Jefferys: The menopausal syndrome. *Br J Prev Soc Med*, 28 (1974), S. 108–15.

138 »unterschiedlicher Zivilisationen«: M. Lock: Ambiguities of aging: Japanese experience and perceptions of menopause. *Culture Med Psychiatry*, vol. 10 (1986), S. 23–46.

SPIEGLEIN, SPIEGLEIN AN DER WAND

142 »Gewicht zunahmen«: J. Wurtman, J. Cobb, J. McDermott, und R. Gleason: Menopause and weight gain among normal and obese women. Vorgestellt auf dem Third Annual Meeting of the North American Menopause Society, Case Western Reserve University, Cleveland, Ohio, Sept. 17–20, 1992.

143 »Gewichtskontrolle«: C. S. Berkun: In behalf of women over 40: Un-
     dentanding the importance of the menopause. *Social Work*, Sept./Oct.
     1986, S. 380.
144 »eines Erwachsenen«: M. R. Sutnick: Nutrition: calcium, cholesterol
     and calories. *Medical Clinics of North America*, 71:1 (1987), S.130.
144 »mehr zu als Männer«: J. Wurtman et al.: Menopause and weight gain
     among normal and obese women.
144 »sinkt der Progesteronspiegel«: W. B. Cutler und C.-R. García, *Love
     Cycles: The Science of Intimacy* (New York: Villard Books, 1991), S. 70.
147 »Infarktgefährdung«: J. Haarbo, U. Marslew, A. Gotfredsen und C.
     Christiansen: Postmenopausal hormone replacement therapy pre-
     vents central distribution of body fat after menopause. *Metabolism*,
     40:12 (1991), S. 1323–26.
147 »am wenigsten Sport treiben«: R. R. Wing, K. A. Matthews, L. H.
     Kuller, E. N. Meilahn, und P. L. Plantings: Weight gain at the time of
     menopause. *Arch Intern Med*, 151:1 (1991), S. 101.
152 »unter 93 Prozent«: A. Ostrzenski: Treatment of androgenetic alope-
     cia in postmenopausal women. Vorgestellt auf Third Annual Meeting
     of the North American Menopause Society, Case Western Reserve
     University, Cleveland, Ohio, Sept. 17–20, 1992.
154 »antiöstrogene Wirkung«: D. L. Cassidente, A. G. Vijod, M. A. Vi-
     jod, F. Z. Stoncgyk und R. A. Lobo: Short term effects of smoking on
     the pharmacokinetic profiles of micronized estradiol in postmeno-
     pausal women. *Am J Obstet Gynecol*, vol. 163 (1990), S. 1953–60.
155 »öfter als früher«: A. Kahn: A guide for women and the men who love
     them. *San Francisco Chronicle*, Apr. 17, 1992, S. D-3–5.
157 »über 50 sein«: Statistical abstracts of the United States 1991. U.S.
     Department of Commerce, Economics and Statistics Administration,
     Bureau of the Census.

AUS FÜR DIE LIEBE?

159 »80 Prozent der Frauen«: M. S. Hunter, R. Battersby und M. White-
     head: Relationships between psychological symptoms, somatic com-
     plaints and menopausal status, *Maturitas* 8 (1986), S. 217–28; M. S.
     Hunter: Psychological and somatic experience of the menopause: A
     prospective study. *Psychosom Med*, vol. 52 (1990), S. 357–67.
159 »sichere und wirksame Lösungen«: P. M. Sarrel: Sexuality and
     menopause. *Obstet Gynecol*, 75:4 (1990), S. 29.
162 »nimmt im Alter noch ab«: P. M. Sarrel: Sexuality and menopause. R.
     K. McCraw: Psychosexual changes associated with the perimenopau-
     sal period. *J Nurse-Midwifery*, 36:1 (1991), S. 18.

165   »Wohlbefinden beim Geschlechtsverkehr«: M. M. Gelfand und E. Wendman: An evaluation of a bioadhesive vaginal moisturizing gel in women with breast cancer. Vorgestellt auf dem Second Annual Meeting of the North American Menopause Society, Montreal, Canada, Sept. 25–28, 1991.

165   »Reich an Zink«: D. C. Harper: Perimenopause and aging. In R. Lichtman und S. Papera (eds.), *Gynecology: Well-Woman Care* (Norwalk, CT: Appleton & Lange, 1990).

167   »nach sechs Wochen«: G. Wilcox, M. L. Wahlqvist, H. G. Burger, G. Medley: Oestrogenic effects of plant foods in postmenopausal women. *Br Med J*, 301 (1990), S. 905–6.

169   »Testosteronmangels«: H. S. Kaplan: A neglected issue: The sexual side effects of current treatments for breast cancer. *J Sex & Marital Therapy*, 18:1 (1992), S. 8.

169   »eine untergeordnete Rolle«: M. S. Hunter Emotional well-being, sexual behavior and hormone replacement therapy. *Maturitas*, 12:3 (1990), S. 303.

169   »nicht notwendigerweise beeinträchtigen«: ebenda

173   »Vagina gesund erhält«: S. Leiblum, G. Bachmann, E. Kemmann, D. Colburn und L. Swartzman: Vaginal atrophy in the postmenopausal woman: the importance of sexual activity and hormones. *JAMA*, vol. 249 (1983), S. 2195–98.

174   »mindestens 35 Prozent«: G. A. Bachmann: Sexual problems during the menopause. Vorgestellt auf Menopausal Syndrome Symposium, Scottsdale, AZ, Jan. 27, 1990.

174   »andere wiederum auf Dauer«: S. E. Ballinger und E. C. Howe: Sexual problems in a menopause clinic: Some ideas on aetiology and incidence. Vorgestellt auf dem Third International Congress on the Menopause, Ostend, Belgium, 1981; W. B. Cutler und C.-R. García: *Menopause: A Guide for Women and the Men Who Love Them* (New York: W. W. Norton, 1992).

176   »drei- bis sechsmonatigen«: P. M. Sarrel: Sex and Menopause. Vorgestellt auf Second Annual Meeting of the North American Menopause Society, Montreal, Canada, Sept. 25–28, 1991.

177   »vor der eigentlichen Menopause«: Chris Longcope, M.D., persönliche Mitteilung

180   »oder Blutfettwerte«: G. G. Burger, J. Hailes, M. Menelaus, J. Nelson, B. Hudson, und N. Balazs: The management of persistent menopausal symptoms with oestradiol-testosterone implants: clinical, lipid and hormonal results. *Maturitas*, 6 (1984), S. 351–58; B. B. Sherwin, M. M. Gelfand, R. Schucher und J. Gabor: Postmenopausal estrogen and androgen replacement and lipoprotein lipid concentrations. *Am J Obstet Gynec*, 156:2 (1987), S. 414–19; R. Greenblatt: Androgens in

clinical practice: Part I – In the female. *Today's Therapeutic Trends*, 4:1 (1986), S. 31–47.

182 »nach der Pause«: A. Koster: Change of life anticipations, attitudes and experiences arnong rniddle-aged Danish women. *Health Care for Wormen Int'l*, 12:1 (1991), S. 8.

184 »verspüren als Frauen«: G. T. Bungay, M. P. Vessay und C. K. McPherson: Study of symptoms in middle life with special reference to the menopause. *Br Med J*, vol. 2 (1980), S. 181–83.

184 »sexuellen Beziehungen«: E. Pfeiffer, A. Verwoerdt und G. C. Davis: Sexual behavior in middle life. *Am J Psychiatry*, vol. 128 (1972), S. 1262–67.

187 »das wichtigste wäre«: B. Starr and M. Weiner: *The Star-Weiner-Report on Sex and Sexualität in the Nature Years* (New York: McGraw-Hill, 1981), S. 254.

189 »nicht so starken Hitzewallungen«: W. B. Cutler und C.-R. García: Rhythmus der Liebe. Die Zyklen der weiblichen und männlichen Hormone und ihr Einfluß auf eine erfüllte Sexualität. 1994, München.

189 »ein Nachlassen des«: Koster: Change of life anticipations. S. 8–9.

HORMONE:
FÜR UND WIDER UND NEUE ERKENNTNISSE

201 »keine Hormonsubstitution erhalten«: M. I. Whitehead: Prevention of endometrial abnormalities. *Acta Obstet Gynaecol Scand, supp.* vol. 134 (1986), S. 81 bis 91; B. E. Ettinger: Hormone replacement therapy and coronary heart disease. *Obstetrisc and Gynecology Clinics of North America,* 17:4 (1990), S 749.

202 »verringerte Libido«: L. Dennerstein, G. D. Burrows, G. J. Hyman et al.: Hormone therapy and affect. *Maturistas* 1 (1979), S. 247–59; und S. Hammarback, T. Backstrom, J. Holst, et al.: Cyclical mood changes as in the premenstrual syndrome during sequential estrogen-progestogen postmenopausal replacement therapy. *Acta Obstet Gynaecol Scand,* vol. 64 (1985), S. 393–97.

205 »nach diesem Zeitpunkt auf«: A. Birkenfeld und N. G. Kase: Menopause medicine: Current treatment options and trends. *Comprehensive Therapy,* 17:7 (1991), S. 42.

208 »oraler Einnahme«: J. T. Hargrove, S. C. Sharp, E. Eisenberg und K. G. Osteen: Endometrial evaluation by transvaginal ultrasonography after 5 years of menopausal hormone replacement therapy with continuous estradiol and progesterone. Vorgestellt auf dem Fourth Annual

Meeting of the North American Menopause Society, San Diego, California, Sept. 2–4, 1993.

209 »Östrogenspiegel«: E. Darj, S. Nilsson, O. Axelsson und D. Hellberg: Clinical and endometrial effects of oestradiol and progesterone in post-menopausal women. *Maturitas*, 13 (1991), S. 109–15; J. T. Hargrove, W. S. Maxson, A. C. Wentz und L. S. Burnett: Menopausal hormone replacement therapy with continuous daily oral micronized estradiol and progesterone. *Obstet Gynecol*, vol. 23 (1989), S. 606.

209 »noch Hitzewallungen«: R. Sitruk-Ware, C. Bricaire, B. DeLignieres, H. Yaneva und P. Mauvais-Jarvis: Oral micronized progesterone. *Contraception*, 36:4 (1987), S. 395.

211 »vollkommen ausreichend«: J. F. Kemp, J. A. Fryer, und R. J. Baber: An alternative regimen of hormone replacement therapy to improve patient compliance. *Australia New Zealand J Obstet Gynecol*, vol. 29 (1989), S. 66–69; B. Ettinger, J. Selby und J. T. Citron: Hormone replacement therapy using daily Premarin with medroxy progesterone added every 3 months. Vorgestellt auf dem Second Annual Meeting of the North American Menopause Society, Montreal, Canada, Sept. 25–28, 1991.

211 »Einnahme von Progestin«: M. Sillero-Arenas, M. Delgado Rodriguez, R. Rodrigues-Canteras, A. Bueno-Cavanillas und R. Galvez-Vargas: Menopausal hormone replacement therapy and breast cancer: a meta-analysis, *Obstet Gynecol*, 79:2 (1992), S. 292.

217 *»Understanding Breast Cancer«*: P. Kelly: *Understanding Breast Cancer* (Philadelphia: Temple University Press, 1992).

218 »Wahrscheinlichkeit, an Brustkrebs«: B. Zumoff: Hormonal profiles in women with breast cancer. *Anticancer Research*, vol. 8 (1988), S. 627–36.

218 »30. Lebensjahr«: Birkenfeld und Kase: Menopause medicine: current treatment options and trends. *Comprehensive Therapy*, 17:7 (1991), S. 40; American Cancer Society, »Cancer Facts and Figures – 1992.«

218 »keinen nahen Verwandten«: Kelly: *Understanding Breast Cancer*, S. 103; D. E. Anderson und M. D. Badzioch, Risk of familial breast cancer. *Cancer*, vol. 56 (1985), S. 383–87.

218 »30 Prozent erhöhen«: Birkenfeld und Kase: Menopause medicine. American Cancer Society, »Cancer Facts and Figures – 1992.«

222 »Ausbildung von Brustkrebs«: M. J. Stampfer, S. D. Bechtel und O. J. Hunter: Fat, alcohol, selenium and breast cancer risk, *Contemporary Ob/GYN*, vol. 20 (1992), S. 42–47.

222 »gleichermaßen zuzutreffen«: R. A. Hiatt, A. Klatsky und M. A. Armstrong: Alcohol and breast cancer. *Preventive Medicine*, 17:6 (1988), S. 683.

223 »gegen Brustkrebs«: D. P. Rose: Dietary fiber, phytoestrogens, and breast cancer. *Nutrition*, 8:1 (1992), S. 47–51.

225 »später nicht schwanger wurden«: P. J. DiSaia: Hormone-replacement therapy in patients with breast cancer. *Cancer Supplement*, 71:4 (1993), S. 1490–1500.

225 »ohne Hormonsubstitutionstherapie«: P. A. Wingo, P. M. Layde, N. C. Lee, G. Rubin und H. W. Ory: The risk of breast cancer in postmenopausal women who have used estrogen replacement therapy. *JAMA* 257:2 (1987), S. 209–15; W. D. Dupont und D. L. Page: Menopausal estrogen replacement therapy and breast cancer. *Arch Intern Med,* vol. 151 (1991), S. 67–72.

225 »tägliche Progestindosis«: J. A. Eden, B. G. Wren und S. Nand: A study of the effect of hormonereplacement therapy on all-cause mortality and recurrence rate in women with breast carcinoma. Vorgestellt auf dem Fourth Annual Meeting of the North American Menopause Society, San Diego, California, Sept. 2–4, 1993.

ALTERNATIVEN IM BLICKPUNKT: HOMÖOPATHIE, AKUPUNKTUR UND KRÄUTER

230 »Patienten an Homöopathen«: D. Ullman: Homöopathie – die sanfte Heilkunst. 1992, München. Bouchayer: Alternative medicines: a general approach to the French situation. *Complementary Medical Research*, vol. 4 (1990), S. 4–8; R. Wharton und G. Lewith: *Complementary* Medicine and the General Practitioner. *Br Med J*, vol. 292 (1986), S. 1498–1500.

231 »*Guide to Homeopathic Medicines*«: S. Cummings und D. Ullman: Das Hausbuch der Homöopathie. 1987, München.

232 »*British Medical Journal*«: J. Kleijnen, P. Knipschild und G. ter Riet. Clinical trials of homeopathy *Br Med J*, vol. 302 (1991), S. 316–23.

237 »Female Glandular«: Female Glandular wird hergestellt von Dolisos, 3014 Rigel Ave., Las Vegas, NV 89102.

240 »*A Guide to Chinese Medicine*«: H. Beinfield und E. Korngold: *Between Heaven and Earth: A Guide to Chinese Medicine* (New York: Ballantine Books, 1991).

247 »die er benötigt«: S. S. Weed: *Menopausal Years* (Woodstock, NY: Ash Tree Publishing, 1992), S. 43.

247 »sehr viel Tofu essen«: H. Adlercreutz, E. Hamalainen, S. Gorbach und B. Goldin: Dietary phyto-estrogens and the menopause in Japan. *Lancet*, vol. 339 (1992), S. 1233.

330

251 »Herz-Kreislauferkrankung sterben«: J. D. Cohen: Cardiovascular disease: The case for prevention. Vorgestellt auf dem Third Annual Meeting of the North American Menopause Society, Case Western Reserve University, Cleveland, Ohio, Sept. 17–20, 1992, S. 52.

252 »als bei Männern«: J. Sachs, *What Women Should Know About Menopause* (New York: Dell, 1991), S. 58.

252 »aller Herzinfarkte«: Cohen: Cardiovascular disease. S. 52.

252 »Herzkranzgefäße vergrößert«: B. Ettinger: Hormone replacement therapy and coronary heart disease. *Obstetrics and Gynecology Clinics of North America*, 17:4 (1990), S. 746.

253 »rund 50 Prozent«: E. R. Eichner: Clearing the confusion about cholesterol. *Your Patient and Fitness*, 4:3 (1990), S. 16; Ettinger: Hormone replacement therapy and coronary heart disease.

253 »mit einer Östrogenbehandlung«: M. J. Stampfer, W. C. Willett, G. A. Colditz et al.: Postmenopausal estrogen therapy and cardiovascular disease. *N Eng J Med,* vol. 325 (1991), S. 756–62.

254 »nach der oralen Einnahme«: J. Jensen et al.: Long-term effects of percutaneous estrogens and oral progesterone on serum lipoproteins in postmenopausal women. *Am J Obstet Gynecol*, 156:1 (1987), S. 66–71.

255 »Sport treiben würde«: S. N. Blair, H. W. Kohl III, R. S. Paffenbarger, D. G. Clark, K. Cooper und L. W. Gibbons: Physical fitness and all-cause mortality: A prospective study of healthy men and women. *JAMA*, 262:17 (1989), S. 2400.

255 »Lebensqualität erhöhen«: B. L. Drinkwater: Physical activity and the aging woman. Vorgestellt auf Third Annual Meeting of the North American Menopause Society, Case Western Reserve University, Cleveland, Ohio, Sept. 17–20, 1992, S. 66.

256 »Übungen profitieren«: Blair et al.: Physical fitness and all-cause mortality, S. 2395–2401.

257 »LDL-Cholesterins«: Eichner: Clearing the confusion about cholesterol, S. 15.

257 »um 10 bis 15 Prozent«: ebenda S. 16.

259 »länger als zwei Jahre«: M. J. Stampfer et al.: Vitamin E consumption and the risk of coronary disease in women. *N Eng J Med*, 338:20 (1993), S. 1444–49.

262 »die Hälfte reduziert«: B. Ettinger: A practical guide to preventing osteoporosis. *Western J Med*, vol. 149 (1988), S. 692.

264 »Milligramm Kalzium«: B. Ettinger, H. K. Genant und C. E. Cann:

Postmenopausal bone loss is prevented by treatment with low-dosage estrogen with calcium. *Ann Intern Med,* vol. 106 (1987), S. 44.

265 »Knochenmasse sogar erhöht«: J. Reichenberg-Ullman: Menopause naturally. *Natural Health,* Mar./Apr. 1992, S. 79.

265 »3,3 Prozent abnahm«: E. L. Smith, W. Reddan und P. E. Smith: Physical activity and calcium modalities for bone mineral increase in aged women. *Med Sci in Sports & Exercise,* vol. 13 (1981), S. 60–64.

265 »Zugewinn verloren«: J. Aloia: Exercise and skeletal health. *J Am Geriatr Soc,* vol. 29 (1981), pp. 104–7; und Smith: Physical activity and calcium modalities for bone mineral increase in aged women.

265 »im Laufe der Zeit langsamer«: W. S. Pollitzer und J. J. B. Anderson: Ethnic and genetic differences in bone mass: a review with a hereditary vs. environmental perspective. *Am J Clin Nutr,* 50:6 (1989), S. 1244–59.

266 »als weiße Frauen«: ebenda S. 1245.

266 »dreimal häufiger«: G. E. Lewinnek, J. Kelsey, A. A. White III und N. J. Kreiger: The significance and a comparative analysis of the epidemiology of hip fractures. *Clinical Orthopaedics and Related Research,* no. 152 (1980).

266 »Rauchen«: M. Hernandez-Avila, G. A. Colditz, M. J. Stampfer, B. Rosner, F. E. Speizer und W. C. Willett: Caffeine, moderate alcohol intake, and risk of fractures of the hip and forearm in middle-aged women. *Am J Clin Nutr,* 54:1 (1991), S. 157–63; M. A. Hansen, K. Overgaard, B. J. Riis und C. Christiansen: Potential risk factors for development of postmenopausal osteoporosis – examined over a 12-year period. *Osteoporosis International,* 1:2 (1991), S. 95 bis 102; E. A. Krall und B. Dawson-Hughes: Smoking and bone loss among postmenopausal women. *J Bone and Mineral Research,* 6:4 (1991), S. 331–38.

266 »häufiger zu Stürzen kommt«: D. D. Bikle, H. K. Genant, C. Cann, R. R. Recker, B. P. Halloran und G. J. Strewler: Bone disease in alcohol abuse. *Ann Intern Med,* vol. 103 (1985), S. 42–48; M. Hernandez-Avila, et al.: Caffeine, moderate alcohol intake, and risk of fractures.

266 »koffeinhaltige Getränke«: D. P. Kiel, D. T. Felson, M. T. Hannan, J. J. Anderson und P. W. Wilson: Caffeine and the risk of hip fracture: the Framingham Study. *Am J Epidemiol,* 132:4 (1990), S. 675–84.

266 »reich an Phosphaten«: R. R. Bell, H. H. Draper, D. Y. M. Tszeng, H. K. Shin und G. R Schmidt: Physiological responses of human adults to foods containing phosphate additives. *J Nutr,* vol. 107 (1977), S. 42–50; H. H. Draper und C. A. Scythes: Calcium, phosphorus, and osteoporosis. *Federation* Proc, 40:9 (1981), S. 2434–38.

266 »mehr Kalzium ausscheiden«: J. Reichenberg-Ullman: Menopause naturally. *Natural Health,* Mar./Apr. 1992, S. 78.

267 »negativen Kalziumbilanz«: R. M. Walker und H. M. Linkswiler: Calcium retention in the adult human male as affected by protein intake. 102:10 (1972).

267 »bei Nichtvegetariern«: A. G. Marsh, T. V Sanchez, O. Mickelsen, J. Keiser und G. Mayor: Cortical bone density of adult lacto-ovo-vegetarian and omnivorous women. *J Am Dietetic Assn*, 76:2 (1980).

267 »Rate an Knochenbrüchen«: B. J. Abelow, T. R. Holford und K. L. Insogna: Cross-cultural association between dietary animal protein and hip fracture: a hypothesis. *Calcified Tissue Int'l*, 50:1 (1992).

267 »Ernährungsgewohnheiten«: R. Smith: Epidemiologic studies of osteoporosis in women of Puerto Rico and Southeastern Michigan with special reference to age, race, national origin and to other related or associated findings. *Clin Orthop*, vol. 45 (1966), S. 31.

267 »in denen wenig Fleisch«: A. Walker: The human requirement of calcium: Should low intakes be supplemented? *Am J Clin Nutr*, vol. 25 (1972), S. 518; G. Lewinnek: The significance and a comparative analysis of the epidemiology of hip fractures. *Clin Ortho Related Res*, vol. 152 (1980), S. 35; Food balance sheets, 1979–1981 average, Food and Agriculture Organization of the United Nations, Rome, 1984; FAO production yearbook, vol. 37 (1984), S. 263.

267 »der gleichen Gemeinschaft«: J. Hu, X. Zhao, J. Jia, B. Parpia und T. C. Campbell: Dietary calcium and bone density among middle aged and elderly women in China. *Am J Clin Nutr* (in Druck).

267 »of the United States«: J. A. McDougall: *McDougall's Medicine: A Challenging Second Opinion* (Clinton, NJ: New Win, 1985), S. 83.

267 »positive Kalziumbilanz«: C. D. Arnaud und S. D. Sanchez: The role of calcium in osteoporosis. *An Rev Nutr*, vol. 10 (1990), S. 405.

268 »Molkereiprodukte mieden«: J. Hu, X. Zhao, J. Chen, B. Parpia und T. C. Campbell: Associations between daily nutrient intake, flesh food consumption and bone mass of pre- and post-menopausal women. *FASEB J*, 6:5 (1992), paper no. 4951.

269 »zumeist teurer ist«: Choosing a calcium supplement. *Health After 50* (Feb. 1991), S. 3.

270 »zur Menopause«: B. Ettinger: Benefits of long term hormone replacement therapy, persönliche Mitteilung, nicht veröffentlichter Artikel.

VORWÄRTS UND IMMER WEITER

275 »Stachelschwein und Affe«: H. A. Junod: *The Life of a South African Tribe* vol. 2 (London: Macmillan, 1927), S. 185.

275 »Männern gleichgestellt«: L. J. Pospisil: *Kapauku Papuans and Their Law* (New Haven: Yale University Press, 1958), S. 59; M. J. Levy;

The Family Revolution in Modern China. (Cambridge, MA: Harvard University Press, 1949), S. 129.

275 »wie sie der Mann genießt«: J. Griffen: A cross-cultural investigation of behavioral changes at menopause. *Soc Sci J*, 14:2 (1977), S. 52.

275 »der letzten Regel anhält«: ebenda S . 51.

275 »Heilkräfte«: ebenda S. 53.

276 »sinnvoll ihr gewidmet«: M. M. Buck und L. N. Gottlieb: The meaning of time: Mohawk women at midlife. *Health Care Jor Women Int'l*, 12:1 (1991), S. 41.

279 »erhöht sich mitunter«: L. Speroff, R. Glass und N. Kase: *Clinical Gynecologic Endocrinology and Infertility*.(Baltimore, MD: Williams und Wilkins, 1989), S. 128.

280 »In einer Studie«: Empty Nest Syndrome. *Regarding Women and Healthcare*, Fall 1989, S. 1.

281 »diesem Lebensabschnitt«: L. Banner: The meaning of menopause: Aging and historical contexts in the twentieth century. Working paper #3, University of Wisconsin, Center for 20th Century Studies, 1989/90, S. 25.

282 *»Most Valuable Asset«*: S. Johnson: *One Minute for Myself: How to Manage Your Most Valuable Asset* (New York: Avon, 1987).

286 »psychischen Beschwerden«: A. A. Haspels und H. Musaph: Psychosexual aspects of mid-life. In P. A. Van Keep, W. H. Utian und A. Vermeulen (eds.): *The Controversial Climacteric* (Lancaster, England: MTP Press, 1982).

286 »Menopause-Zentren«: M. I. Whitehead: The menopause. Part A: hormone ›replacement‹ therapy – the controversies. In L. Dennerstein und G. Burrows (eds.): *Handbook of Psychosomatic Obstetrics and Gynaecology* (New York: Elsevier, 1983).

EPILOG

293 »ärztliche Behandlung begeben«: G. Cowdan, L. Warren und J. Young: Medical perceptions of menopausal symptoms. *Psychol Women Quart*, vol. 9 (1985), S. 3–14.

295 »äußerst kräftezehrend«: B. M. Barbo: The physiology of the menopause. *Medical Clinics of North America*, 71:1 (1987), S. 11.

299 »Mainstay«: M. Strong: *Mainstay. For the Well Spouse of the Chronically Ill* (New York: Penguin, 1988).

301 »Mitte Fünfzig«: D. J. Levinson: *The Seasons oga Man's Life* (New York: Ballantine, 1978).

308 »am wichtigsten wurde«: *Longevity*, Feb. 1992.

Literaturhinweise

Deutsche Übersetzungen der Bücher, die Lonnie Barbach zitiert und empfiehlt:

Lonnie Barbach und David L. Geisinger: Zusammenleben wäre eine gute Alternative. 1993 Hamburg.
Lonnie Barbach, Welche Farbe hat die Lust? 1990 Berlin.
Lonnie Barbach, For Yourself, 1982 Berlin.
Stephen Cummings und Dana Ullman: Das Hausbuch der Homöopathie. 1987 München.
Winnifred B. Cutler: Die fragwürdige Operation. Was Frauen vor und nach einer Gebärmutteroperation wissen sollten. 4. Auflage, 1994 Zürich.
Winnifred B. Cutler und C.-R. García: Rhythmus der Liebe. Die Zyklen der weiblichen und männlichen Hormone und ihr Einfluß auf eine erfüllte Sexualität. 1994 München.
Spencer Johnson: Eine Minute für mich. 1987 Reinbek.
Lois Jovanovic und Genell J. Subak-Sharpe: Hormone. Das medizinische Handbuch für Frauen. 1989 Hamburg.
Lila Nachtigall und Joan R. Heilman: Östrogen. Was heutige sichere Therapie zu bewirken vermag. 1993 Genf.
Linda Ojeda: Wechseljahre – der andere Weg. 1990 München.
Dana Ullman: Homöopathie – die sanfte Heilkunst. 1992 München.
Naomi Wolf: Der Mythos Schönheit. 1993 Reinbek.
Bernie Zilbergeld: Die neue männliche Sexualität. Was (nicht) alle schon immer über Männer wußten. 1994 Tübingen.

Stichwortverzeichnis

Einundzwanzig erotische
Erz hlungen von Frauen
hat die amerikanische
Sextherapeutin Lonnie
Barbach in diesem Buch
zusammengestellt. Ein
Spektakulum intelligenter,
spannungsvoller Erotik
und ein Einblick in eine
weibliche Sexualit t,
wie sie bisher selten
beschrieben wurde.

"Lonnie Barbach—
eine K mpferin,
die uns Mut macht.
Cosmopolitan

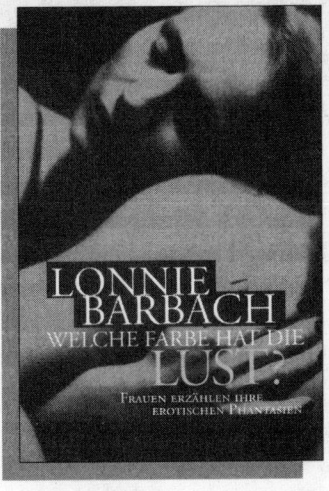

Lonnie Barbach

Welche Farbe hat die Lust?
Frauen erz hlen ihre
erotischen Phantasien

Econ | **ULLSTEIN** | List